Kohlhammer

Die Autoren

Prof. a. D. Dr. Dr. h. c. mult. Joachim Hentze
Technische Universität Braunschweig.

Dr. Erich Kehres
Ehem. Prokurist der WRG – Wirtschaftsberatungs- und Revisionsgesellschaft mbH in Hannover.

Prof. Dr. Björn Maier
Duale Hochschule Baden-Württemberg Mannheim

Joachim Hentze
Erich Kehres
Björn Maier

Kosten- und Leistungsrechnung in Krankenhäusern

Systematische Einführung

6., überarbeitete Auflage

Verlag W. Kohlhammer

Dieses Werk einschließlich aller seiner Teile ist urheberrechtlich geschützt. Jede Verwendung außerhalb der engen Grenzen des Urheberrechts ist ohne Zustimmung des Verlags unzulässig und strafbar. Das gilt insbesondere für Vervielfältigungen, Übersetzungen, Mikroverfilmungen und für die Einspeicherung und Verarbeitung in elektronischen Systemen.

Die Wiedergabe von Warenbezeichnungen, Handelsnamen und sonstigen Kennzeichen in diesem Buch berechtigt nicht zu der Annahme, dass diese von jedermann frei benutzt werden dürfen. Vielmehr kann es sich auch dann um eingetragene Warenzeichen oder sonstige geschützte Kennzeichen handeln, wenn sie nicht eigens als solche gekennzeichnet sind.

Es konnten nicht alle Rechtsinhaber von Abbildungen ermittelt werden. Sollte dem Verlag gegenüber der Nachweis der Rechtsinhaberschaft geführt werden, wird das branchenübliche Honorar nachträglich gezahlt.

Dieses Werk enthält Hinweise/Links zu externen Websites Dritter, auf deren Inhalt der Verlag keinen Einfluss hat und die der Haftung der jeweiligen Seitenanbieter oder -betreiber unterliegen. Zum Zeitpunkt der Verlinkung wurden die externen Websites auf mögliche Rechtsverstöße überprüft und dabei keine Rechtsverletzung festgestellt. Ohne konkrete Hinweise auf eine solche Rechtsverletzung ist eine permanente inhaltliche Kontrolle der verlinkten Seiten nicht zumutbar. Sollten jedoch Rechtsverletzungen bekannt werden, werden die betroffenen externen Links soweit möglich unverzüglich entfernt.

6., überarbeitete Auflage 2022

Alle Rechte vorbehalten
© W. Kohlhammer GmbH, Stuttgart
Gesamtherstellung: W. Kohlhammer GmbH, Stuttgart

Print:
ISBN 978-3-17-026110-5

E-Book-Formate:
pdf: ISBN 978-3-17-026111-2
epub: ISBN 978-3-17-032616-3

Vorwort zur 6. Auflage

Die letzten beiden Jahre vor Drucklegung dieses Buches waren geprägt durch die pandemische Situation in der Bundesrepublik Deutschland und überall auf der Welt. In diesem Zuge ist das Gut »Gesundheit« und die Daseinsvorsorge für die Menschen im Sinne des Wertes der Gesundheit und der Verfügbarkeit von Gesundheitsleistungen viel deutlicher in den Mittelpunkt der öffentlichen Diskussion getreten als jemals zuvor.

Allerdings kann auch in der abklingenden Corona Pandemie gesagt werden, dass die Gesundheitsversorgung in der Bundesrepublik Deutschland weiter den tatsächlichen Bedürfnissen der Bevölkerung angepasst werden muss. Zwar ist derzeit der Ruf vieler Experten, die davon ausgehen, dass die Versorgung mit weniger Akutkliniken und vor allem weniger stationären Betten deutlich effizienter organisiert werden könnte, etwas verhaltener, aber auch die Pandemie hat gezeigt, dass die vorgehaltenen Kapazitäten sehr unterschiedlich nachgefragt werden.

Das Ziel einer effektiveren und damit qualitativ hochwertigeren Versorgung hat der Gesetzgeber nicht aus dem Auge verloren, aber vor einer wirklich geplanten Strukturreform sind die unterschiedlichen staatlichen Instanzen noch ein Stück des Weges entfernt oder scheuen entschieden zurück. Nichtsdestotrotz setzt sich die ungeplante Veränderung der Strukturen aufgrund der bestehenden regulatorischen Vorgaben und des daraus entstehenden wirtschaftlichen Drucks fort.

Krankenhäuser und Krankenhausverbünde können darauf nur reagieren, in dem sie versuchen, ihre wirtschaftliche Situation durch Anpassung des Leistungsangebots, Verbesserung der Kostenstrukturen und Versorgungsprozesse zu verbessern. Aus diesem Grund hat die Kosten- und Leistungsrechnung und darauf aufbauend das Controlling eine wichtige und in ihrer Relevanz weiter steigende Bedeutung für die Krankenhäuser. Denn nur wer Geschäftsvorfälle und damit Kosten und Leistungen genau dokumentiert, wird auch etwas über die Wirkungen seines Handelns herausfinden können und damit in der Lage sein, neben der Wirtschaftlichkeit auch seine Performance bzw. seinen Outcome entsprechend zu beurteilen.

Die gesetzlichen Reformen der letzten Jahre – wie das Krankenhausstrukturgesetz (KHSG) aus 2016 oder das Pflegepersonalstärkungsgesetz (PPSG) und die Pflegepersonaluntergrenzenverordnung (PPUgV) seit 2019 – haben dazu geführt, dass etwa Kalkutions-, aber auch die Kontrollaufgabe der KLR eher noch relevanter geworden sind.

Vorwort zur 6. Auflage

Diesen Entwicklungen und Reformen wird in der Überarbeitung und Neuauflage des Buches Rechnung getragen. Außerdem wurde ein eigenes Kapitel Controlling angefügt, um nicht nur die Informationsgewinnung und -aufbereitung intensiv zu beleuchten, sondern auch die daraus resultierende Entscheidungsunterstützung noch deutlicher herauszuarbeiten. Ein weiterer neuer Aspekt, der Eingang in dieses Buch gefunden hat, sind die zusätzlichen und zukünftigen neuen Reportingerfordernisse von Krankenhäusern im Bereich der Qualitätssteuerung und der Nachhaltigkeitsberichterstattung.

Unser Dank gilt insbesondere Herrn Dr. Dirk Lauscher, Herrn Marcel Bordt (M. A.) und Frau Anna Schock (M.A.) für die Unterstützung der Recherche und Umsetzung des Buches (insbesondere der Abbildungen) sowie die zielführenden Diskussionen zur Weiterentwicklung des Buches.

Mannheim, im November 2021

Björn Maier

Vorwort zur 5. Auflage

Nach einer Studie der McKinsey-Unternehmensberatung aus dem Jahr 2006 ist jedes dritte Krankenhaus in Deutschland auf mittlere Sicht von Zusammenlegungen oder gar Schließung bedroht. Trotz intensiver Sanierungsanstrengungen, erfolgreicher Privatisierung und einer deutlich verbesserten Wettbewerbsfähigkeit können viele Kliniken nicht kostendeckend betrieben werden. Die Krankenhäuser benötigen für die Umstrukturierungen und die Verbesserung der Prozesse geeignete zielgerichtete Steuerungsinstrumente, um wirtschaftlich zu arbeiten. Damit erhält die Kosten- und Leistungsrechnung mit den so genannten Fallpauschalen als Führungsinstrument einen sehr hohen Stellenwert. Der Gesetzgeber geht davon aus, dass die schrittweise Umstellung der Vergütung von der Einzelleistungserstattung auf einheitliche Honorare für Behandlungen in den Kliniken zu nachhaltigen Kostensenkungen führen wird.

Die Kosten- und Leistungsrechnung in Krankenhäusern erhält durch die auf dem Fallpauschalengesetz basierende DRG-bezogene Leistungsvergütung einen neuen Schwerpunkt. Eine Patientenkalkulation, die auf einer patientenbezogenen Leistungsverrechnung aufbaut, wird nun unverzichtbar.

Die Verdichtung der leistungs- und kostenbezogenen Patientendaten zu Patientenkategorien, insbesondere Fallpauschalen, ermöglicht die Nachkalkulation der extern vorgegebenen Preise und unterstützt die Krankenhausleitung bei der Leistungs- und Kostenplanung.

Die Patientenkalkulation schafft eine bisher nicht da gewesene Transparenz, die ihrerseits die Grundlage ist, um die Wirtschaftlichkeit und Leistungsfähigkeit des Krankenhauses zu erhöhen.

Konzeptionell und inhaltlich hat Frau Dr. Regina Ahlbrecht engagiert an der Neuauflage mitgearbeitet. Die mühevollen redaktionellen Arbeiten oblagen Frau Anna Soisch. Unser Dank gilt nicht zuletzt Herrn Marko Roeske vom Lektorat Krankenhaus des W. Kohlhammer GmbH Verlags, der uns mit großem Engagement unterstützt hat.

Braunschweig, im Mai 2007

Joachim Hentze
Erich Kehres

Vorwort zur 2. Auflage

Mit der zweiten neu bearbeiteten Auflage wird zum einen der Entwicklung der Kosten- und Leistungsrechnung im Krankenhaus Rechnung getragen, die geprägt ist durch die zunehmende Bedeutung des instrumentalen Charakters der Kosten- und Leistungsrechnung. Zum anderen werden Fragestellungen der Kostenträgerrechnung aufgegriffen, die sich aus der Novellierung des Krankenhausfinanzierungsrechts durch das Gesundheitsstrukturgesetz (GSG) und durch die erwartete Novellierung der Bundespflegesatzverordnung ergeben.

Mit dem vorliegenden Buch wird eine systematische Einführung in die Kosten- und Leistungsrechnung in Krankenhäusern gegeben. Dabei wird der praktischen Umsetzbarkeit besondere Beachtung geschenkt, so dass dieses Lehrbuch vor allem für die Anwender der Kosten- und Leistungsrechnung im Krankenhaus gedacht ist. Daneben ist es auch für diejenigen geeignet, die sich in Studium oder Selbststudium mit den Aufgaben und der Methodik der Kosten- und Leistungsrechnung in Krankenhäusern vertraut machen wollen.

Wir sind uns der Tatsache bewusst, dass die Rahmenbedingungen für die Kosten- und Leistungsrechnung in Form des Krankenhausfinanzierungsrechts derzeit noch in Bewegung sind. Aber gerade in einer derartigen Situation gewinnt die Auseinandersetzung mit dem Instrument Kosten- und Leistungsrechnung, mit dessen Hilfe das Leistungs- und Kostengeschehen im Krankenhaus transparent gemacht und abgebildet wird, an Bedeutung, denn nur bei Kenntnis der Zusammenhänge zwischen Leistungen und Kosten lassen sich Bestimmungen des Krankenhausfinanzierungsrechts in ihren möglichen materiellen Auswirkungen abschätzen und so umsetzen, dass die wirtschaftliche Sicherung der Krankenhäuser gewährleistet wird.

Unser Dank gilt Frau Brigitte Kier für die mühevolle Schreibarbeit und Herrn Christian Kier für die Anfertigung der Abbildungen.

Braunschweig und Nienburg, im Oktober 1993

Joachim Hentze
Erich Kehres

Inhaltsverzeichnis

Vorwort zur 6. Auflage 5

Vorwort zur 5. Auflage 7

Vorwort zur 2. Auflage 8

Abkürzungsverzeichnis 13

I   Aufgaben der Kosten- und Leistungsrechnung im Krankenhaus

II   Grundlagen der Kosten- und Leistungsrechnung im Krankenhaus

1   Grundbegriffe des betrieblichen Rechnungswesens 27

2   Spezielle Kosten-, Leistungs- und Erlösbegriffe 31
     2.1   Spezielle Kostenbegriffe 31
     2.2   Spezielle Leistungs- und Erlösbegriffe 34

3   Teilgebiete der Kosten- und Leistungsrechnung 36

4   Prinzipien der Kostenzuordnung, Kosten- und Erlösverteilung   38

5   Systeme der Kostenrechnung 42
     5.1   Überblick 42
     5.2   Ist-, Normal- und Plankostenrechnung 43
           5.2.1   Istkostenrechnung 43
           5.2.2   Normalkostenrechnung 44
           5.2.3   Plankostenrechnung 44
     5.3   Vollkostenrechnung und Teilkostenrechnung 46

III Erlös- und Kostenerfassung sowie Erlös- und Kostenverteilung

1   Erlös- und Kostenartenrechnung 51
     1.1   Gliederung der Erlös- und Kostenarten 51

	1.2	Erfassung der Erlös- und Kostenarten	53
		1.2.1 Allgemeine Hinweise	53
		1.2.2 Erfassung der Personalkosten	55
		1.2.3 Erfassung der Sachkosten	59
		1.2.4 Erfassung der Zinsen für Betriebsmittelkredite	62
	1.3	Abgrenzung zwischen Finanzbuchführung sowie der Erlös- und Kostenrechnung	63
2	**Kostenstellenrechnung**		**64**
	2.1	Aufgaben der Kostenstellenrechnung	64
	2.2	Die Gestaltung der Kostenstellenrechnung	65
		2.2.1 Überblick	65
		2.2.2 Bildung und Einteilung von Kostenstellen	65
		2.2.3 Kostenstellenkontierung	68
		2.2.4 Verteilung der Kosten innerhalb des Kostenstellensystems	80
3	**Kostenträgerrechnung**		**107**
	3.1	Aufgaben und Grundbegriffe der Kostenträgerrechnung	107
	3.2	Verfahren der Kostenträgerstückrechnung (Kalkulation)	109
		3.2.1 Überblick	109
		3.2.2 Divisionskalkulation	110
		3.2.3 Zuschlagskalkulation	112
		3.2.4 Verrechnungssatzkalkulation	115
		3.2.5 Kuppelkalkulation	116
	3.3	Kostenträger im Krankenhaus	118
	3.4	Patienten- und Fallkalkulation	124
		3.4.1 Überblick	124
		3.4.2 Kategorisierung und Zuordnung der Kostenstellen	126
		3.4.3 Umsetzung des Nettoprinzips	126
		3.4.4 Verrechnung der Kosten der allgemeinen Kostenstellen	130
		3.4.5 Verteilung der indirekten Kosten	131
		3.4.6 Kostenträgereinzelkosten	131
		3.4.7 Ermittlung der Verrechnungssätze und der Kosten der Betriebsleistungen	132
		3.4.8 Kalkulation der Marktleistungen	148
	3.5	Wertung von Fallpauschalen im Hinblick auf die Erhöhung der Wirtschaftlichkeit	152
4	**Erlösrechnung**		**154**
5	**Kostenträgerzeitrechnung**		**158**

IV Kostenplanung und Kostenkontrolle

1 Aufgaben und Überblick 163

2 Kostenplanung 165
    2.1   Produktions- und kostentheoretische Grundlagen 165
         2.1.1 Produktions- und Kostentheorie sowie Kosten- und Leistungsrechnung 165
         2.1.2 Hauptkosteneinflussgrößen 167
         2.1.3 Kostenverhalten bei Beschäftigungsänderungen 170
    2.2   Teilschritte der Kostenplanung 176
         2.2.1 Überblick und Verfahren der Kostenplanung 176
         2.2.2 Leistungsplanung 177
         2.2.3 Planung der Personalkosten 180
         2.2.4 Planung der Sachkosten 188
         2.2.5 Bereitschaftskosten und Leistungskosten 193

3 Kostenkontrolle 198
    3.1   Grundlagen der Kostenkontrolle 198
    3.2   Abweichungen beim Soll-/Istvergleich 200
         3.2.1 Preisabweichungen 200
         3.2.2 Verbrauchsabweichung 201
         3.2.3 Beschäftigungsabweichung 202
    3.3   Abweichungsauswertung 203

4 Plankalkulation und Planerfolgsrechnung 205
    4.1   Plankalkulation 205
    4.2   Planerfolgsrechnung 205

5 Kostenplanung, externes Budget und Kostenkontrolle 208

V Von der Kosten- und Leistungsrechnung zur Steuerung

1 Controllingsysteme im Krankenhaus 213
    1.1   Aufgaben des Controllings 214
    1.2   Struktur und Aufbau des Controllings 215
    1.3   Informationsbeschaffung, Informationsaufbereitung und Entscheidungsunterstützung 215

2 Ergebnisrechnungen im Krankenhaus 219
    2.1. Ziele und Aufgabe von Standards 219
    2.2   Nachhaltiges Betriebsergebnis nach Standard CS 100 220
         2.2.1 Paradigmen des Standards CS 100 220
         2.2.2 Berechnungslogik des Standards CS 100 220
         2.2.3 Steuerungswirkung 221
    2.3   Bereichsergebnisse nach Standard CS 200 221

		2.3.1 Grundlegende Paradigmen	221
		2.3.2 Berechnungslogik	222
3	Controllinginstrumente im Krankenhaus		227
4	Betriebsvergleiche und Benchmarking		231
	4.1	InEK Betriebsvergleich bzw. Benchmarking	232
	4.2	Andere Benchmarkingansätze	233
5	Balanced Scorecard (BSC) als Steuerungsinstrument		234
VI	**Neue Entwicklungen in der Steuerungssystematik**		
1	Qualitätsberichterstattung		239
2	Nachhaltigkeitsberichterstattung		240
VII	**Anhang**		
1	Kontenrahmen (Kontenklassen 0–8) lt. Anlage 4 der KHBV		245
2	Kostenstellenrahmen lt. Anlage 5 der KHBV		257
3	IBLV-Verrechnungsschlüssel		260
4	Aufstellung der Entgelte und Budgetermittlung (AEB) lt. KHEntG		263
5	Übersicht der Hauptdiagnosegruppen MDC		269

Abbildungs- und Tabellenverzeichnis 271

Literaturverzeichnis 273

Stichwortverzeichnis 277

Abkürzungsverzeichnis

AEB	Aufstellung der Entgelte für Budgetermittlung
AVR	Richtlinien für Arbeitsverträge in den Einrichtungen des Deutschen Caritasverbandes
BAB	Betriebsabrechnungsbogen
BAT	Bundes-Angestelltentarifvertrag
BfuP	Betriebswirtschaftliche Forschung und Praxis
BG-T	Krankenhaus-Nebenkostentarif für die Abrechnung mit den gesetzlichen Unfallversicherungsträgern
BGBl	Bundesgesetzblatt
BMA	Bundesministerium für Arbeit und Soziales
BMÄ	Bewertungsmaßstab für kassenärztliche Leistungen
BPflV	Bundespflegesatzverordnung
CC	Complication and Comorbidity
CCL	Complication and Comorbidity Level
CSR	Corporate Social Responsibility
CTG	Cardiotokogramm
DBW	Die Betriebswirtschaft
DKG	Deutsche Krankenhausgesellschaft
DKG-NT	Tarif der Deutschen Krankenhausgesellschaft für die Abrechnung erbrachter Leistungen und für die Kostenerstattung vom Arzt an das Krankenhaus
DRG	Diagnosis Related Group
EEG	Elektroenzephalogramm
EGO	Ersatzkassen-Gebührenordnung
EKG	Elektrokardiogramm
EMG	Elektromyogramm
EU	Europäische Union (EU)
FPG	Fallpauschalengesetz
f&w	führen und wirtschaften im Krankenhaus
GBA	Gemeinsamer Bundesausschuss
GOÄ	Gebührenordnung für Ärzte
GSG	Gesundheitsstrukturgesetz
(GRI)	Global Reporting Initiative
HWR	Handwörterbuch des Rechnungswesens
ICD	International Classification of Diseases
ICPM	International Classification of Procedures in Medicine

InEK	Institut für das Entgeltsystem im Krankenhaus
IQTIG	Institut für Qualitätssicherung und Transparenz im Gesundheitswesen
KHBV	Krankenhaus-Buchführungsverordnung
KHEntG	Krankenhausentgeltgesetz
KHG	Krankenhausfinanzierungsgesetz
KLN	Kosten- und Leistungsnachweis
LKA	Leistungs- und Kalkulationsaufstellung
MDC	Major Diagnostic Category
NUB	Neue Untersuchungs- und Behandlungsmethoden
OP	Operation, Operationssaal
PMC	Patient Management Category
PPSG	Pflegepersonal-Stärkungs-Gesetz
PPR	Pflege-Personalregelung
PPUgV	Pflegepersonal-Untergrenzen-Verordnung
SGB V	Sozialgesetzbuch, Fünftes Buch – Gesetzliche Krankenversicherung
SR	Sonderregelung
SOP	Standard Operating Procedure
TVöD	Tarifvertrag öffentlicher Dienst ab 1.10.2005
TVö-K	Arbeitszeit für Krankenhäuser
ZfB	Zeitschrift für Betriebswirtschaft
ZfbF	Zeitschrift für betriebswirtschaftliche Forschung
ZfhF	Zeitschrift für handelswissenschaftliche Forschung
ZögU	Zeitschrift für öffentliche und gemeinwirtschaftliche Unternehmen

I Aufgaben der Kosten- und Leistungsrechnung im Krankenhaus

Hauptaufgabe der Krankenhäuser ist die stationäre Behandlung von Patienten, die neben der Diagnose und Therapie auch Unterkunft und Pflege der Patienten umfasst.

Daneben werden in unterschiedlichem Umfang ambulante Patienten behandelt sowie Forschung und Lehre betrieben. Die ambulante Behandlung im Krankenhaus ergänzt die ambulante Behandlung durch niedergelassene Ärzte.

Vor- und nachstationäre Behandlung im Krankenhaus verbinden die ambulante Behandlung durch niedergelassene Ärzte und die stationäre Behandlung im Krankenhaus.

Rechtsgrundlage für den Umfang der von Krankenhäusern wahrzunehmenden Aufgaben und ihrer Finanzierung bilden das *Krankenhausfinanzierungsgesetz (KHG)*[1], die *Bundespflegesatzverordnung (BpflV)*[2] und das *Krankenhausentgeltgesetz (KHEntG)*[3] sowie die Krankenhausbuchführungsverordnung (KHBV)[4].

Krankenhäuser sind überwiegend gemeinwirtschaftliche Betriebe, die durch die Wahrnehmung der ihnen zugeordneten Aufgaben öffentliche Bedürfnisse befriedigen und Aufgaben der Daseinsfürsorge übernehmen.

Die gesellschaftliche Bedeutung des Angebotes von Krankenhausleistungen hat zur Folge, dass im Krankenhaus die *Bedarfsdeckung* oberste Maxime wirt-

---

1 Gesetz zur wirtschaftlichen Sicherung der Krankenhäuser und zur Regelung der Krankenhauspflegesätze (Krankenhausfinanzierungsgesetz – KHG) in der Fassung der Bekanntmachung vom 10. April 1991 (BGBl. I S. 886), zuletzt geändert durch Art. 3 des Gesetzes vom 10. Dezember 2021 (BGBl. I S. 5162).
2 Verordnung zur Regelung der Krankenhauspflegesätze (Bundespflegesatzverordnung – BPflV) vom 26. September 1994 (BGBl. I S. 2750), zuletzt geändert durch Art. 14 des Gesetzes vom 11. Juli 2021 (BGBl. I S. 2754).
3 Gesetz über die Entgelte für voll- und teilstationäre Krankenhausleistungen (Krankenhausentgeltgesetz – KHEntgG) vom 23. April 2002 (BGBl. I S. 1412, 1422), zuletzt geändert durch Art. 6 des Gesetzes vom 11. Juli 2021 (BGBl. I S. 2754).
4 Verordnung über die Rechnungs- und Buchführungspflichten von Krankenhäusern (Krankenhausbuchführungsverordnung – KHBV) vom 10.04.1978, zuletzt geändert durch Art. 2 V v. 21.12.2016 I 3076.

schaftlichen Handelns ist. Das bedeutet eine Dominanz des Sachziels. Dabei darf aber nicht übersehen werden, dass Krankenhäuser zu mehr als einem Drittel inzwischen in privater Trägerschaft sind und damit auch eine privatwirtschaftliche an Formalzielen orientierte Steuerung, inkl. entsprechender Interessen der Anteilseigner, einhergeht.[5] Auch ist die Formalzielorientierung bei frei-gemeinnützigen und öffentlichen Krankenhäusern in den letzten Jahren sicherlich deutlich stärker geworden. Dies geschieht nicht zuletzt auf Grundlagen eines ansteigenden Wirtschaftlichkeits- und Wettbewerbsdrucks[6]. Krankenhäuser werden wirtschaftlich dadurch gesichert, dass ihre Investitionskosten im Wege öffentlicher Förderung übernommen werden, »leistungsgerechte« Erlöse aus Pflegesätzen sowie Vergütungen für vor- und nachstationäre Behandlung und für ambulantes Operieren erhalten (*Duale Finanzierung*).[7] Zu den Pflegesätzen zählen insbesondere auch die Fallpauschalen im Sinne des Krankenhausentgeltgesetzes.

Der Krankenhausprozess zur Erreichung seines Sachziels ist aber nichtsdestotrotz auch ein Entscheidungsprozess, der Planung, Durchführung und Kontrolle umfasst, Informationen benötigt und sich in Zahlen niederschlägt.

Als Informationssystem der Unternehmung dient das *betriebliche Rechnungswesen* dazu, wirtschaftlich bedeutsame Informationen an die Informationsadressaten weiterzugeben. Die Geschäftsvorfälle und -ergebnisse sind zu erfassen, zu planen und zu kontrollieren.[8]

Aus der Verschiedenheit der Aufgaben des betrieblichen Rechnungswesens ergibt sich eine Zweiteilung in *externes Rechnungswesen* (Finanzbuchführung und Jahresabschluss) und *internes Rechnungswesen* (Kosten- und Leistungsrechnung).

Gegenstand der *Finanzbuchführung* sind alle monetären Vorgänge zwischen dem Krankenhaus und der Umwelt. Die *Kosten- und Leistungsrechnung* erfasst den Prozess der Leistungserstellung und Leistungsverwertung, insbesondere innerhalb des Krankenhauses.

Während bei der nach außen gerichteten Finanzbuchführung die *Rechenschaftslegungs- und Informationsaufgabe* im Vordergrund steht, bildet die Kosten- und Leistungsrechnung den Betriebsprozess in Kosten- und Leistungsgrößen ab. Damit wird vor allem auf zwei Aufgaben abgestellt:

- *Steuerung und Kontrolle des Betriebsgeschehens,*
- *Preisbildung.*

Haberstock ergänzt diese beiden Hauptaufgaben um eine dritte Aufgabe, nämlich das Bereitstellen von Zahlenmaterial für *dispositive Zwecke*. Diesen Aspekt der Kosten- und Leistungsrechnung stellt auch Kosiol heraus, wenn er den instrumentalpragmatischen Charakter der Kosten- und Leistungsrechnung im Zusammenhang mit unternehmerischen Entscheidungs- und Steuerungsaufgaben betont.

---

5 Vgl. zu Trägerschaften: www.gesundheitsberichterstattung.de
6 Berger, R. Krankenhausstudie 2019
7 Vgl. § 4 KHG
8 Vgl. Haberstock, L. bearbeitet von Breithecker, V.: Kostenrechnung I., 12. Aufl., Berlin 2005, S. 3

Für das Krankenhaus muss die Kosten- und Leistungsrechnung im Rahmen der Planung, Steuerung und Kontrolle des Betriebsprozesses insbesondere Informationen über die Wirtschaftlichkeit zur Verfügung stellen. Die Leistungsmenge wird dabei theoretisch prospektiv mit den Kostenträgern im Rahmen der Budgetverhandlung auf Grundlage des § 4 KHEntgG vereinbart.[9] An die Stelle der Preisbildung als wesentliche Funktion der KLR, die extern durch das Institut für das Entgeltsystem im Krankenhaus (InEK) durchgeführt wird, tritt die Nachkalkulation der extern vorgegebenen Preise in Form der *Fallpauschalen*.

Die Aufgaben der Kosten- und Leistungsrechnung im Krankenhaus stehen in engem Zusammenhang mit dem Krankenhausfinanzierungssystem. Daher enthält das Krankenhausfinanzierungsrecht im § 16 Abs. 1 Nr. 7 KHG die Rechtsgrundlage für die Verordnung über die Rechnungs- und Buchführungspflichten von Krankenhäusern (Krankenhausbuchführungsverordnung – KHBV).[10]

Die materielle Bedeutung erhält die KHBV durch § 17 Abs. 2 KHG, der festlegt, dass die Kosten der Krankenhausleistungen nach Maßgabe der KHBV auf der Grundlage der kaufmännischen Buchführung und einer Kosten- und Leistungsrechnung zu ermitteln sind.

Hinsichtlich der Kosten- und Leistungsrechnung konkretisiert § 8 KHBV die Bestimmungen des KHG und legt die *Aufgaben der Kosten- und Leistungsrechnung im Krankenhaus* fest:

(1) Betriebsinterne Steuerung
(2) Beurteilung der Wirtschaftlichkeit und Leistungsfähigkeit des Krankenhauses
(3) Ermittlung der pflegesatzfähigen Kosten (bis zum Jahr 2016 musste sie darüber hinaus die Erstellung der Leistungs- und Kalkulationsaufstellung ermöglichen).

Zu (1): Betriebsinterne Steuerung

Die betriebsinterne Steuerung stellt auf das Erreichen von Zielen ab, die operational, d. h. nach Zielinhalt, Zielausmaß und zeitlichem Bezug vorgegeben sind.

Die Kosten- und Leistungsrechnung als Kontroll- und Steuerungsinstrument erfüllt nur dann die ihr gestellten Aufgaben, wenn sie sich nicht nur auf die Analyse der Vergangenheit beschränkt, sondern die Kostenplanung einbezieht. Dieser Forderung wird nur eine zukunftsorientierte (Plan-)Kostenrechnung gerecht.

Zu (2): Beurteilung der Wirtschaftlichkeit und Leistungsfähigkeit des Krankenhauses

Entsprechend der Aufgabenstellung der Krankenhäuser, nämlich Krankheiten festzustellen, zu heilen oder Schmerzen zu lindern, kommt die Leistungsfähig-

---

9 Zum Grundprinzip »medizinisch leistungsgerechte Entgelte« ▶ Kap. III 3.3
10 Verordnung über die Rechnungs- und Buchführungspflichten von Krankenhäusern (Krankenhausbuchführungsverordnung-KHBV) vom 10.04.1978, zuletzt geändert durch Art. 2 V v. 21.12.2016 I 3076 in der Fassung der Verordnung zur Neuordnung des Pflegesatzrechts vom 26.09.1994 (BGBl. I S. 2750)

keit eines Krankenhauses primär darin zum Ausdruck, inwieweit es gelingt, den Gesundheitszustand von Patienten positiv zu verändern (Primärleistung).[11]
Da sich die so verstandene Primärleistung nur schwer messen lässt und noch schwerer ein ursächlicher Zusammenhang herzustellen ist zwischen ärztlichem und pflegerischem Bemühen und der Verbesserung des Gesundheitszustandes von Patienten, kommt die Leistungsfähigkeit eines Krankenhauses durch die erbrachten oder möglichen Leistungen insbesondere in den Bereichen Diagnostik und Therapie (Sekundärleistungen) zum Ausdruck. Diese Leistungen sollten sich an den Leitlinien der Fachgesellschaft orientieren.

Den Zusammenhang zwischen Primär- und Sekundärleistung im Rahmen des Krankenhausprozesses zeigt die nachfolgende Abbildung (▶ Abb. 1).[12]

Praktische Bedeutung für die Kosten- und Leistungsrechnung im Krankenhaus haben nur messbare Leistungen und zwar *Betriebsleistungen*, die in den verschiedenen Kostenstellen (Leistungsbereichen) des Krankenhauses erbracht werden und *Marktleistungen*[13], die gegenüber den Patienten abrechenbar sind und eine Vielzahl von Betriebsleistungen beinhalten bzw. beinhalten können.

Im Krankenhaus ist die Leistungsfähigkeit immer gekoppelt mit der Forderung nach wirtschaftlicher Leistungserbringung und der Beschränkung auf medizinisch notwendige und zweckmäßige Leistungen.

Das *Wirtschaftlichkeitsprinzip* hat im Hinblick auf die Erreichung des Formalzieles Kostendeckung instrumentalen Charakter, dessen Bedeutung dadurch noch herausgehoben wird, dass Wirtschaftlichkeit Voraussetzung für die Kostendeckung ist.

Das Wirtschaftlichkeitsprinzip greift im Krankenhaus hinsichtlich der Leistungserbringung in der Regel in Form des Minimumprinzips, d. h. die medizinisch notwendigen und zweckmäßigen Leistungen sollen mit möglichst geringen Kosten erbracht werden.[14] Denkbar ist allerdings im Rahmen einer Planung auch die Anwendung des Maximumprinzips, das bedeutet: Wie viele medizinisch notwendige und zweckmäßige Leistungen sind mit einer gegeben Personal- und Sachausstattung zu erbringen.

Schwierig ist die Messung und Beurteilung der Wirtschaftlichkeit im Krankenhaus. § 13 BPflV a. F. nannte in diesem Zusammenhang die Kosten und Leistungen vergleichbarer Krankenhäuser sowie die Maßstäbe und Grundsätze zur Beurteilung der Wirtschaftlichkeit und Leistungsfähigkeit der Krankenhäuser nach § 19 KHG[15], die jedoch bisher nur für Teilbereiche existieren bzw. exis-

---

11 Vgl. Eichhorn, S.: Krankenhausbetriebslehre. Theorie und Praxis der Krankenhausleistungsrechnung, Bd. 3, Stuttgart 1987, S. 28–31
12 Vgl. Eichhorn, S.: Krankenhausbetriebslehre. Theorie und Praxis des Krankenhausbetriebes, Bd.1, 3. Aufl., Stuttgart 1975, S. 12
13 Die Marktleistungen werden beschrieben durch die Entgeltformen der Krankenhausleistungen, die Kostenträger im Sinne der Kostenrechnung darstellen (▶ Kap. III 3.3).
14 Zum instrumentalen Charakter des Wirtschaftlichkeitsprinzips vgl. Gutenberg, E.: Grundlagen der Betriebswirtschaftslehre, 1. Bd.: Die Produktion, 22. Aufl., Berlin 1976, S. 457ff.
15 § 19 KHG sieht vor, dass die Deutsche Krankenhausgesellschaft und die Spitzenverbände der gesetzlichen Krankenversicherung Empfehlungen über Maßstäbe und Grundsät-

I Aufgaben der Kosten- und Leistungsrechnung im Krankenhaus

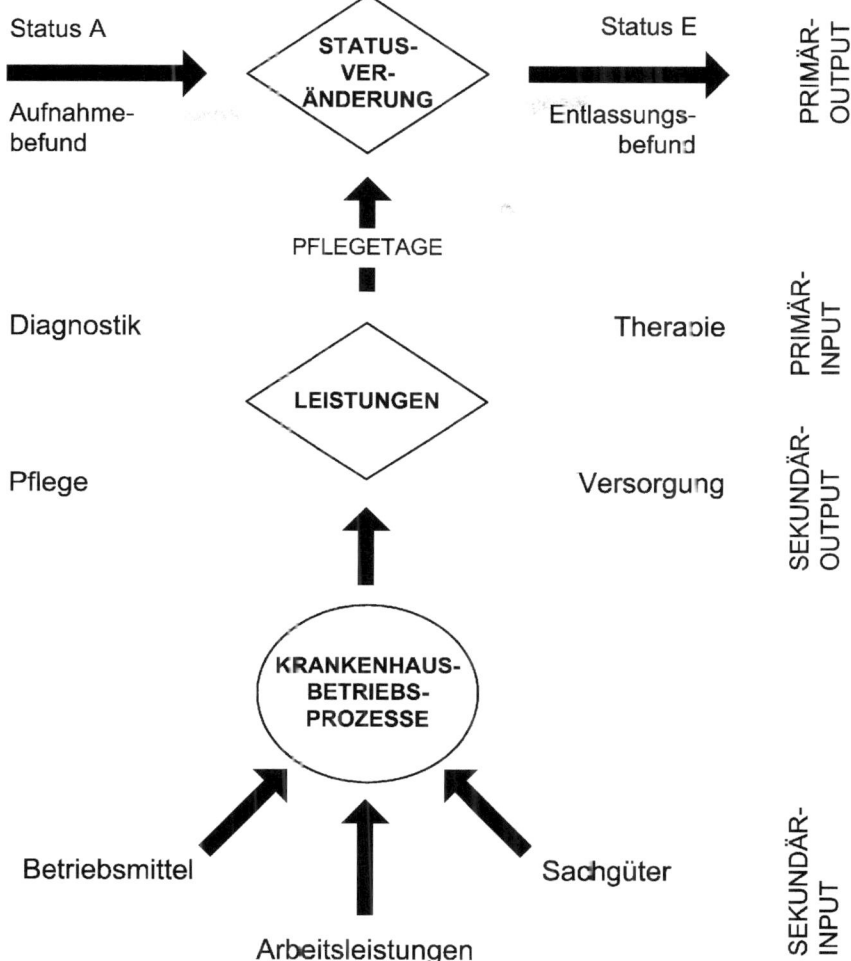

Abb. 1: Input und Output des Krankenhausprozesses

tierten.[16] Auch nach Wegfall des Selbstkostendeckungsprinzips und dessen Ersatz durch das Prinzip »medizinisch leistungsgerechter Entgelte« hat das Wirtschaftlichkeitsprinzip unverminderte Bedeutung als »Kostendeckungsvoraussetzung«.

Die Wirtschaftlichkeit als Relation von Sollkosten zu Istkosten zu definieren, verlagert das Problem der Messung der Wirtschaftlichkeit lediglich in Richtung

---

ze für die Wirtschaftlichkeit der Krankenhäuser, insbesondere für den Personalbedarf und die Sachkosten, erarbeiten.
16 Z. B. für den Pflegedienst in Form der Pflege-Personalregelung (PPR), die mit der Änderung der BPflV ihre Verbindlichkeit verloren hat.

der Ermittlung der (vorzugebenden) Sollkosten. Diese wiederum kann sich orientieren an:

- dem Zeitvergleich, d.h. den Kosten und Leistungen vorangegangener Perioden
- dem zwischenbetrieblichen Vergleich, d.h. den Kosten und Leistungen vergleichbarer Krankenhäuser bzw. an den extern vorgegebenen Vergütungen für Krankenhausleistungen, insbesondere den Fallpauschalen

Zu (3): Ermittlung der Selbstkosten nach den Vorschriften der Bundespflegesatzverordnung

Dies ist insbesondere für die Vergütung nach § 17d des KHG relevant. Entsprechend dem dualen Finanzierungssystem im Krankenhaus werden die Investitionskosten im Wege öffentlicher Förderung übernommen und die übrigen Kosten über Budget und Pflegesätze sowie durch die Vergütungen für vor- und nachstationäre Behandlung und ambulantes Operieren gedeckt.

Krankenhausleistungen im Sinne des Krankenhaus Entgeltgesetzes (KHEntgG) und der Bundespflegesatzverordnung umfassen allgemeine Krankenhausleistungen und Wahlleistungen.[17]

Allgemeine Krankenhausleistungen sind die Krankenhausleistungen, die unter Berücksichtigung der Leistungsfähigkeit des Krankenhauses für eine nach Art und Schwere der Erkrankung des Patienten medizinisch zweckmäßige und ausreichende Versorgung notwendig sind.[18]

Allgemeine Krankenhausleistungen im somatischen Bereich werden grundsätzlich vergütet durch die im § 7 Abs. 1 KHEntgG aufgezählten Entgeltarten:

(1) Fallpauschalen nach dem auf Bundesebene vereinbarten Entgeltkatalog (§ 9),
(2) Zusatzentgelte nach dem auf Bundesebene vereinbarten Entgeltkatalog (§ 9),
(3) gesonderte Zusatzentgelte nach § 6 Abs. 2a,
(4) Zu- und Abschläge nach § 17b Abs. 1a des Krankenhausfinanzierungsgesetzes und nach diesem Gesetz sowie nach § 33 Abs. 3 Satz 1 des Pflegeberufegesetzes,
(5) Entgelte für besondere Einrichtungen und für Leistungen, die noch nicht von den auf Bundesebene vereinbarten Fallpauschalen und Zusatzentgelten erfasst werden (§ 6 Abs. 1),
(6) Entgelte für neue Untersuchungs- und Behandlungsmethoden, die noch nicht in die Entgeltkataloge nach § 9 Abs. 1 Satz 1 Nrn.1 und 2 aufgenommen worden sind (§ 6 Abs. 2),
(6a) tagesbezogene Pflegeentgelte zur Abzahlung des Pflegebudgets nach § 6a,
(7) Pflegezuschlag nach § 8 Abs. 10.

---

17 Vgl. § 2 Abs. 1 KHEntgG
18 Vgl. § 2 Abs. 1 KHEntgG

Insbesondere mit den *Fallpauschalen* werden die allgemeinen Krankenhausleistungen (im Sinne von Betriebsleistungen) für einen nach Diagnose und Therapie bestimmten Behandlungsfall (Patienten) vergütet.
Leistungen für psychiatrische und psychosomatische Einrichtungen bzw. Abteilungen werden auf Grundlage des § 17d KHG vergütet.[19] Die Vergütung erfolgt nach § 3 BPflV ab dem Jahr 2020 in folgender Form. Es wird ein Gesamtbetrag für die Vergütung vereinbart (Grundlage ist der Gesamtbetrag des Vorjahres), dabei wird insbesondere berücksichtigt:

(1) Veränderungen von Art und Menge der Leistungen des Krankenhauses (Grundlage sind die auf Bundesebene vereinbarten Katalogen nach § 9 Abs. 1 Nrn. 1 und 2).
(2) Veränderungen von Art und Menge der krankenhausindividuell zu vereinbarenden Leistungen, einschließlich regionaler oder struktureller Besonderheiten in der Leistungserbringung.
(3) Kostenentwicklungen sowie Verkürzungen von Verweildauern, Ergebnisse von Fehlbelegungsprüfungen und Leistungsverlagerungen, zum Beispiel in die ambulante Versorgung.
(4) die Ergebnisse des leistungsbezogenen Vergleichs nach § 4
(5) die Umsetzung der vom Gemeinsamen Bundesausschuss nach § 136a Abs. 2 des Fünften Buches Sozialgesetzbuch festgelegten Anforderungen zur Ausstattung mit dem für die Behandlung erforderlichen therapeutischen Personal sowie eine darüber hinaus gehende erforderliche Ausstattung mit therapeutischem Personal (PsychPV).
(6) Vorgenommene Anpassungsvereinbarung.
(7) Ausbildungsvergütungen nach Maßgabe des § 27 Abs. 4 des Psychotherapeutengesetzes in Höhe von 1.000 Euro pro Monat.

Der vereinbarte Gesamtbetrag für die Einrichtungen ist sachgerecht aufzuteilen auf

- das Erlösbudget und
- die Erlössumme.

Wahlleistungen (§ 17 KHEntgG) sind neben den allgemeinen Krankenhausleistungen auch weitere Krankenhausleistungen. Zu den Wahlleistungen gehören insbesondere die wahl-ärztlichen Leistungen, d. h. die Behandlung durch den liquidationsberechtigten Chefarzt und die gesondert berechenbare Unterkunft im Einbett- oder Zweibettzimmer.
Welche Kosten des Krankenhauses zu den Kosten der allgemeinen Krankenhausleistungen gehören und durch die stationäre Krankenhausfinanzierung gedeckt sind regeln die gesetzlichen und verordnungsmäßigen Grundlagen der ein-

---

19 Diese Umstellung wurde ab 2018 mit einer budgetneutralen Phase verpflichtend. Zu den Grundlagen des Systems, vgl. u. a. https://www.g-drg.de/Kalkulation2/Pauschaliertes_Entgeltsystem_Psychiatrie_17d_KHG

zelnen Bereiche. Grundsätzlich nicht durch die Fallpauschalen bzw. Zusatzentgelte oder die Vergütung durch § 17d LHG gedeckt sind folgende Kosten des Krankenhauses:

- die Kosten der vor- und nachstationären Behandlung,
- Kosten der ambulanten Leistungen des Krankenhauses,
- die Kosten für im Krankenhaus erbrachte ambulante ärztliche Leistungen von Ärzten des Krankenhauses,
- die Kosten wahlärztlicher Leistungen,
- die Kosten sonstiger Wahlleistungen, insbesondere die Kosten für gesondert berechenbare Unterkunft.

Die Deckung der Kosten durch Erlöse dieser Leistungen ist wie folgt geregelt (▶ Tab. 1):

Tab. 1: Leistungen und Erlösquellen für die einzelnen Kostenblöcke

Leistungen	Erlösquellen für Kostenblöcke
- vor- und nachstationäre Behandlung - ambulante ärztliche Leistungen des Krankenhauses - ambulante ärztliche Leistungen der Ärzte des Krankenhauses - wahlärztliche Leistungen - gesondert berechenbare Unterkunft	- Vergütung lt. § 115a SGB V - Gebühren nach der jeweils geltenden Gebührenordnung - Kostenerstattung durch die Ärzte - Selbstzahler - tagesbezogenes Leistungsentgelt

Der Antrag des Krankenhauses auf medizinisch leistungsgerechte Entgelte für die Krankenhausleistungen erfolgt in Form der Aufstellung der Entgelte und Budgetermittlung (AEB), die als Anlage 1 Bestandteil des Krankenhausentgeltgesetzes ist.

Nach dem Wegfall des Selbstkostendeckungsprinzips[20] kommt es bei der Leistungsvergütung nicht mehr primär auf die Kosten des einzelnen Krankenhauses an, denn die geforderte Vergütung muss medizinisch leistungsgerecht sein, d. h. ein (unbestimmtes) Krankenhaus muss die Leistung mit dieser Vergütung erbringen können. Bei den Vergütungen durch Fallpauschalen wird diese Leistungsgerechtigkeit unterstellt. Trotz Wegfall des Kostendeckungsprinzips sind die geplanten Kosten des einzelnen Krankenhauses von entscheidender Bedeutung, um in Verbindung mit den zu erwartenden Leistungsvergütungen durch Erlöse das Ausmaß der Kostendeckung und damit der Wirtschaftlichkeit erkennen zu können. Hierbei ist insbesondere zu beachten, dass sich die beantragte Leistungsvergütung in Form der AEB auf die Kosten stationärer Leistungen (Nettoprinzip)

---

20 Im Bereich der »Pflege am Bett« ist dieses Prinzip durch das Pflegepersonalstärkungsgesetz (PPSG) teilweise seit 01.01.2020 wieder eingeführt worden.

beschränkt; d. h. aus den Gesamtkosten des Krankenhauses (Bruttokosten) sind die Nettokosten abzuleiten.[21]

Allerdings darf nicht übersehen werden, dass das reine Kostendeckungsprinzip für Krankenhäuser in den letzten Jahren im praktischen Betrieb in den Hintergrund getreten ist. Durch die häufig nur zu unzureichende Finanzierung der Investitionen durch die Bundesländer (Investitionslücke)[22] sind die Krankenhäuser zum Erhalt der Zukunftsfähigkeit Investitionen durch Aufnahme externer Mittel (z. B. Bankkredite) zu finanzieren. Für Zins- und Tilgung dieser Kredite müssen Überschüsse im Bereich der Betriebsmittelfinanzierung erwirtschaftet werden. Dies bedeutet konkret, dass die Erlöse (z. B. aus Fallpauschalen) gemindert um den für die Nettoinvestitionen notwendigen Betrag als Zielkosten für eine »Kostendeckung« angesetzt werden müssen. Nur so bleibt die Zukunftsfähigkeit, aber auch die Kreditfähigkeit des Krankenhauses erhalten.

---

21 ▶ Kap. III 2.2.4.3
22 Vgl. dazu u. a. Untersuchung der BDO / DKI (Hrsg.): »Investitionsfähigkeit der deutschen Krankenhäuser« 2015, S. 7

II Grundlagen der Kosten- und Leistungsrechnung im Krankenhaus

1 Grundbegriffe des betrieblichen Rechnungswesens

In den verschiedenen Teilgebieten des betrieblichen Rechnungswesens wird mit unterschiedlichen ökonomischen Größen gerechnet, die teils übereinstimmende und teils abweichende Inhalte haben und für die sich spezifische Begriffe herausgebildet haben.

Die Begriffe der Kosten- und Leistungsrechnung sind zu definieren und inhaltlich abzugrenzen von den Begriffen des externen Rechnungswesens, insbesondere der Finanzbuchführung.

Kosten sind bewerteter Verzehr von Gütern und Dienstleistungen, der zur Erreichung des Betriebszweckes sowie zur Aufrechterhaltung der erforderlichen Kapazitäten entsteht.

Diese Definition des so genannten *wertmäßigen Kostenbegriffes*[23] enthält drei Merkmale:

(1) Güterverbrauch

Zum Güterverbrauch zählt nicht nur der Verbrauch an Roh-, Hilfs- und Betriebsstoffen, sondern auch die Nutzung von Betriebsmitteln, die Inanspruchnahme von Dienstleistungen sowie die Entrichtung öffentlicher Abgaben.

(2) Leistungsbezogenheit

Nicht jeder Güterverbrauch stellt Kosten dar, sondern nur der Güterverbrauch, der im Zusammenhang mit der Erstellung betrieblicher Leistungen anfällt, d. h. der Leistungen, die in Erfüllung des Sachzieles des Betriebes erbracht werden.

---

23 Der wertmäßige Kostenbegriff geht auf Schmalenbach zurück. Für diesen steht der mengenmäßige Güterverbrauch im Vordergrund. Die Bewertung der leistungsbezogenen Verbräuche hat sich am Rechnungszweck zu orientieren, der den Wertansatz bestimmt. Vgl. Schmalenbach, E.: Kostenrechnung und Preispolitik, 8. Aufl., Köln, Opladen 1963, S. 15ff. Im Gegensatz dazu stehen beim pagatorischen Kostenbegriff von Koch die leistungsbezogenen Ausgaben im Vordergrund. Damit entfallen rechnungszweckorientierte Wertansätze und das Rechnen mit kalkulatorischen Kosten, insbesondere jenen kalkulatorischen Kosten, denen keinerlei Ausgaben gegenüberstehen, wie z. B. kalkulatorische Zinsen auf das Eigenkapital und kalkulatorischer Unternehmerlohn. Vgl. dazu insbesondere Koch, H.: Zur Diskussion über den Kostenbegriff, in: ZfhF, 10.Jg., (1958), S. 355–365

(3) Bewertung

Durch die Bewertung werden aus Mengengrößen Geldgrößen (Wertgrößen). Wie die Bewertung zu erfolgen hat (z. B. Anschaffungspreise, Wiederbeschaffungspreise, Festpreise), richtet sich nach dem Zweck der Rechnung. »Die völlige Offenheit des die Menge bewertenden Preisansatzes«[24] ist charakteristisch für den wertmäßigen Kostenbegriff.

Häufig wird die den Kosten gegenüberstehende Rechengröße als Leistung bezeichnet.

Der Leistungsbegriff wird jedoch nicht ausschließlich wertmäßig, sondern auch mengenmäßig gebraucht.[25]

Die Leistungsrechnung im Krankenhaus ist in erster Linie eine Mengenrechnung. Der Begriff der Leistung wird daher im Folgenden im Sinne von Mengenleistung gebraucht. Für die Wertleistung[26] wird der Begriff Erlös benutzt[27].

Die Begriffe Kosten und Leistungen (Erlös) sind Begriffe des internen Rechnungswesens oder, wie Kosiol sagt, der kalkulatorischen Rechnung,[28] bei der Realgüterbewegungen im Vordergrund stehen. Diese Begriffe sind abzugrenzen von Begriffen der pagatorischen Rechnung, die auf die Erfassung von Zahlungsströmen abstellt.[29] Bei den von den »Kosten« abzugrenzenden Begriffen handelt es sich um:

- Auszahlungen, Ausgaben, Aufwand.

Vom Begriff der Leistung (Erlös) sind zu trennen:

- Einzahlungen, Einnahmen, Ertrag.

Auszahlungen und *Einzahlungen* betreffen den Abfluss bzw. Zufluss liquider Mittel. Ausgaben und Einnahmen umfassen zusätzlich Kreditvorgänge. Entsprechend gelten folgende Beziehungen:

---

24 Kosiol, E.: Kosten- und Leistungsrechnung, Berlin 1979, S. 27. Kosiol benutzt nicht den Begriff »wertmäßig«. Für ihn gibt es einen allgemeinen Kostenbegriff; die Bezeichnung »wertmäßig« geht seiner Ansicht nach auf Koch zurück, der dem »wertmäßigen« Kostenbegriff seinen »pagatorischen« Kostenbegriff gegenüberstellt, der nach Auffassung Kosiols nichts anderes darstellt als Zweckaufwand, vgl. Kosiol, E.: ebenda, S. 28f.
25 Vgl. Schmalenbach, E.: a. a. O., S. 12, Kosiol, E.: Kosten- und Leistungsrechnung, Berlin 1979, S. 13, Hummel, S., Männel, W.: Kostenrechnung Bd. 1, a. a. O., S. 84
26 Vgl. Schmalenbach, E.: a. a. O., S. 12
27 Der Begriff der wertmäßigen Leistung ist im Allgemeinen umfassender als der Begriff Erlös. Es gilt folgende Beziehung: Leistung = Erlöse + Lagerbestandsveränderungen. Da jedoch im Krankenhaus als Dienstleistungsbetrieb Lagerbestandsveränderungen entfallen, ist die Gleichsetzung von wertmäßiger Leistung und Erlös vertretbar und ein praktikabler Weg, um Wertleistung und Mengenleistung zu unterscheiden.
28 Im Gegensatz zur pagatorischen Rechnung, vgl. Kosiol, E.: Kosten- und Leistungsrechnung, a. a. O., S. 5
29 Vgl. Hummel, S., Männel, W.: Kostenrechnung Bd. 1, a. a. O., S. 8

Ausgabe = Auszahlung + Forderungsabgang + Schuldenzugang
Einnahme = Einzahlung + Forderungszugang + Schuldenabgang

Aufwand ist ein zentraler Begriff der Finanzbuchführung.

»Der Aufwand eines bestimmten Zeitabschnittes stellt sich als periodisierte, erfolgswirksame Ausgabe dar. Er ist der Wertverzehr oder der Wertverbrauch einer bestimmten Abrechnungsperiode, der in der Finanz- und Geschäftsbuchhaltung erfasst und am Jahresende in der Gewinn- und Verlustrechnung ausgewiesen wird.«[30]

Der größte Teil der Aufwendungen fällt im Zusammenhang mit der Erfüllung des Betriebszweckes an. Es handelt sich um *Zweckaufwand*, der von der Aufwandsrechnung unmittelbar als Grundkosten in die Kostenrechnung übernommen werden kann.

Keinen Kostencharakter haben die so genannten *neutralen Aufwendungen*. Es handelt sich dabei um

- *betriebsfremde Aufwendungen*, d. h. Aufwendungen, die nicht den Betriebszweck betreffen
- *außerordentliche Aufwendungen*, die zwar im Zusammenhang mit dem Betriebszweck entstehen, wegen ihrer außerordentlichen Höhe oder ihres Anfalls in schwankender Höhe die Aussagefähigkeit der Erfolgsrechnung beeinträchtigen, wenn sie in ihrer tatsächlichen Höhe erfasst und berücksichtigt werden
- *periodenfremde Aufwendungen*, die frühere Perioden betreffen und deswegen die Erfolgsrechnung der laufenden Periode nicht beeinträchtigen sollen

Nach der bisherigen Betrachtung ist der Aufwand gegenüber den Kosten der umfassendere Begriff.

Diese Aussage wird relativiert, wenn man berücksichtigt, dass es Kosten gibt, die nicht gleichzeitig Aufwand darstellen, weil sie nicht von Ausgaben oder von Ausgaben in abweichender Höhe begleitet sind.

Diese *(kalkulatorischen) Kosten* dienen dazu, die in der Kostenrechnung anzusetzenden Werte zu normalisieren *(Anderskosten)* und Betriebe kostenrechnerisch vergleichbarer zu machen *(Zusatzkosten)*. Ersteres betrifft abweichende Wertansätze für in der Finanzbuchführung verarbeitete Aufwendungen, z. B. Abschreibungen und/oder bestimmte außerordentliche Aufwendungen. Letzteres bezieht sich insbesondere auf kalkulatorische Eigenkapitalzinsen, kalkulatorische Eigenmiete und kalkulatorischen Unternehmerlohn, denen keine Aufwendungen gegenüberstehen.

Soweit im Krankenhaus entstehende Kosten durch Budget und Pflegesätze gedeckt werden, sind sie »aus der Buchführung nachprüfbar herzuleiten«.[31]

---

30 Hummel, S., Männel, W.: Kostenrechnung Bd. 1, a. a. O., S. 69. Der Ausweis in der Gewinn- und Verlustrechnung bedeutet, dass Aufwendungen erfolgswirksame Ausgaben sind. Erfolgsneutrale Ausgaben schlagen sich in der Bilanz nieder.
31 § 8 Abs.1 Nr. 2 KHBV

Diese Formulierung macht deutlich, dass *Kosten im Sinne des Krankenhausfinanzierungsgesetzes* Zweckaufwand (= Grundkosten) bzw. pagatorische Kosten darstellen.[32] Diese Aussage schließt jedoch nicht aus, für Zwecke der Betriebssteuerung und Kontrolle auch von einem anderen (wertmäßigen) Kostenbegriff auszugehen.[33] Die Abgrenzung von Kosten und Aufwand zeigt die folgende Abbildung (▶ Abb. 2).

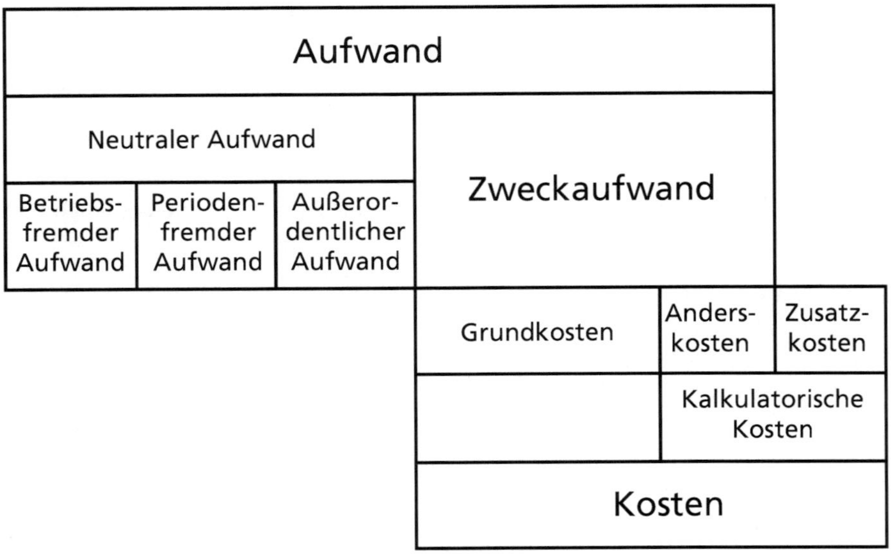

Aufwand					
Neutraler Aufwand			Zweckaufwand		
Betriebsfremder Aufwand	Periodenfremder Aufwand	Außerordentlicher Aufwand			
			Grundkosten	Anderskosten	Zusatzkosten
				Kalkulatorische Kosten	
			Kosten		

Abb. 2: Abgrenzung von Kosten und Aufwand

Die in der *Erfolgsrechnung* der Finanzbuchführung dem Aufwand gegenüberstehende Größe ist der Ertrag. Die Abgrenzung zwischen Ertrag und wertmäßiger Leistung erfolgt in gleicher Weise wie die Abgrenzung zwischen Aufwand und Kosten.

---

32 Vgl. hierzu auch Hildebrand, R.: Kostenrechnung, in: Eichhorn, S. (Hrsg.): Handbuch Krankenhaus-Rechnungswesen, 2. Aufl., Wiesbaden 1988, S. 376, Hübner, H.: Kostenrechnung im Krankenhaus, 2. Aufl., Stuttgart 1980, S. 29. Obwohl die pagatorischen Kosten lt. Kosiol – vgl. Fußnote 3 – einen Spezialfall im Rahmen der Definition des allgemeinen Kostenbegriffes darstellen, ist die Unterscheidung in einem wertmäßigen und einen pagatorischen Kostenbegriff weit verbreitet. Zusatzkosten, die im Krankenhaus keine oder nur eine untergeordnete Rolle spielen, sind nur mit dem wertmäßigen, nicht jedoch mit dem pagatorischen Kostenbegriff vereinbar.

33 Darauf, dass das Ziel der Kostenrechnung nicht nur deren Form und Inhalt bestimmt, sondern auch den »Umfang« des Begriffes »Kosten«, weist Thiemeyer hin. Vgl. Thiemeyer, Th.: Finanzierungsstrategische »Deformation« der Kostenrechnung in Krankenhäusern zum Zwecke der Bildung des Pflegesatzes, in: Gronemann, J., Keldenick, K. (Hrsg.): Krankenhausökonomie in Wissenschaft und Praxis, Festschrift für Siegfried Eichhorn, Kulmbach 1988, S. 412.

2 Spezielle Kosten-, Leistungs- und Erlösbegriffe

2.1 Spezielle Kostenbegriffe

In Kapitel II 1 wurden Kosten allgemein als bewerteter, leistungsbezogener Güterverbrauch definiert.[34]

Im Zusammenhang mit der Lösung kostentheoretischer und kostenrechnerischer Probleme bedarf es einer weitergehenden Systematisierung der Kosten im Hinblick auf unterschiedliche Kriterien. Diese Kriterien bestimmen die Strukturierung der Gesamtkosten und führen zu besonderen Kostenbegriffen.[35]

Nach der Zurechenbarkeit bzw. Zurechnung von Kosten auf Kalkulationsobjekte unterscheidet man Einzelkosten und Gemeinkosten.

Einzelkosten sind die Kosten, die ausschließlich für ein bestimmtes Kalkulationsobjekt anfallen und somit diesem direkt zurechenbar sind.

Als Kalkulationsobjekte gelten in erster Linie die am Markt abgesetzten Produkte oder Leistungen (Kostenträger), mit denen man primär den Begriff der Einzelkosten in Verbindung bringt. Daneben gibt es jedoch auch andere Kalkulationsobjekte. Im Zusammenhang mit der Wirtschaftlichkeitskontrolle sind dies insbesondere die Kostenstellen (Leistungsbereiche) des Krankenhauses. Insofern ist bei den Begriffen Einzelkosten und Gemeinkosten anzugeben, auf welches Kalkulationsobjekt sie sich beziehen. Entsprechend gibt es Kostenträgerstellengemeinkosten und Kostenstelleneinzelkosten.

In Abgrenzung zum Begriff der Einzelkosten sind Gemeinkosten solche Kosten, die für mehrere Kalkulationsobjekte gemeinsam anfallen und daher nicht unmittelbar dem einzelnen Kalkulationsobjekt zugeordnet werden können.

Wie bei den Einzelkosten wird auch der Begriff der Gemeinkosten vor allem kostenträgerbezogen verwendet. Sind Kostenstellen die Kalkulationsobjekte, so ergibt sich der Begriff Kostenstellengemeinkosten als Gegenbegriff zu den Kostenstelleneinzelkosten.

Diese umfassendere Definition der Begriffe Einzel- und Gemeinkosten folgt neueren Ansätzen der Kosten- und Leistungsrechnung, insbesondere in Form

---

34 ▶ Kap. II 1
35 Zu den folgenden speziellen Kostenbegriffen vgl. insbesondere Hummel, S., Männel, W.: Kostenrechnung Bd. 1, a. a. O., S. 96ff., Haberstock, L bearbeitet von Breithecker, V.: Kostenrechnung I, 12. Aufl., Berlin 2005, S. 56ff.

der von Riebel entwickelten Rechnung mit Einzelkosten und Deckungsbeiträgen.[36]

Die auf Riebel zurückgehende Relativierung des Begriffes Einzelkosten bringt Hummel wie folgt zum Ausdruck: »Ganz allgemein, also ohne eine bestimmte Relativierung sind Einzelkosten solche Kosten, die man dem jeweils betrachteten Kalkulationsobjekt eindeutig zurechnen kann. Kosten, die sich einem betrachteten Kalkulationsobjekt nicht eindeutig zurechnen lassen, sind innerhalb dieses Beziehungsverhältnisses Gemeinkosten. Zugleich sind sie allerdings Einzelkosten jener übergeordneten Gesamtheit von Kalkulationsobjekten, denen sie gemeinsam zurechenbar sind.«[37]

Die begriffliche Differenzierung in Einzelkosten und Gemeinkosten führt zu der die Kostenrechnung dominierenden *Zurechnungsproblematik*, auf die unten noch im Einzelnen eingegangen wird.[38]

Die Gliederung der Kosten nach ihrem Verhalten bei Veränderungen des Leistungsvolumens (Beschäftigung) führt zu den Begriffen *variable Kosten und fixe Kosten*.

In diesem Sinne sind *variable Kosten* abhängig vom Leistungsvolumen und die *fixen Kosten* unabhängig vom Leistungsvolumen, d. h. sie fallen zeitraumbezogen in bestimmter Höhe an.

Wegen der Schwierigkeiten bei der exakten Abgrenzung fixer und variabler Kosten wird stattdessen auch zwischen Leistungskosten und Bereitschaftskosten unterschieden.[39]

So wie die Begriffe Einzel- und Gemeinkosten zunächst kostenträgerorientiert definiert wurden und dann eine Erweiterung auf Kalkulationsobjekte generell erfahren haben, verhält es sich auch mit den variablen und fixen Kosten, deren enge Definition sich auf das Verhalten bei Leistungsänderungen (Beschäftigungsänderungen) als der kurzfristig wichtigsten Kosteneinflussgröße bezieht.

Da es neben der Leistungsmenge auch noch andere Kosteneinflussgrößen gibt,[40] lassen sich die Begriffe variable Kosten und fixe Kosten weiter fassen, indem man die angesprochene Kosteneinflussgröße ausdrücklich angibt. Ohne gesonderte Angabe einer Kosteneinflussgröße versteht man unter variablen und fixen Kosten beschäftigungsvariable und beschäftigungsfixe Kosten.

Beschäftigungsfixe Kosten (Bereitschaftskosten, Kosten der Betriebsbereitschaft) sind zwar leistungsunabhängig, werden aber von der vorgehaltenen Kapazität und vom Ausmaß der angestrebten Betriebsbereitschaft eines Krankenhauses bestimmt.

Da die *fixen Kosten* von der Entscheidung über das Ausmaß der Betriebsbereitschaft bestimmt werden, ist ihre Höhe nur kurzfristig fix. Mittel- und langfristig

---

36 Vgl. Riebel, P.: Einzelkosten und Deckungsbeitragsrechnung, 7., überarb. Aufl., Wiesbaden 1994, S. 36ff.
37 Hummel, S., Männel, W.: Kostenrechnung Bd. 1, a. a. O., S. 99
38 ▶ Kap. II 4
39 Vgl. Hummel, S., Männel, W.: Kostenrechnung Bd. 2, Moderne Verfahren und Systeme, 3.Aufl., Wiesbaden 1983, S. 51
40 ▶ Kap. II 5.2

lassen sich Bereitschaftskosten sehr wohl ändern, wenn man Kapazität und/oder Betriebsbereitschaft[41] veränderten Verhältnissen anpasst. Diese Anpassung ist wegen der beschränkten Teilbarkeit von Produktionsfaktoren in der Regel nicht kontinuierlich, sondern nur sprunghaft in bestimmten Intervallen und nur zu bestimmten Terminen möglich. Der Anpassungsprozess vollzieht sich in »Sprüngen«. Hieraus ergibt sich die Differenzierung in *absolut fixe Kosten und sprungfixe Kosten*.

Welcher Kostenkategorie sich eine bestimmte Kostenart zuordnen lässt, kann nicht allgemein verbindlich festgelegt werden.[42] Insbesondere bezogen auf einzelne Leistungsbereiche eines Betriebes werden verschiedene Kostenarten sowohl fixe als auch variable Bestandteile aufweisen.

Das Begriffspaar variable Kosten und fixe Kosten hat besondere Bedeutung für die Produktions- und Kostenplanung.

Ein weiterer wichtiger spezieller Kostenbegriff ist der Begriff Grenzkosten. Sie geben an, um wie viel die Gesamtkosten zunehmen, wenn von einer bestimmten Produktmenge an die Ausbringung um einen sehr kleinen Betrag vermehrt wird.[43]

Diese Definition des Begriffes Grenzkosten ist abstrakter Natur. In der praktischen Handhabung werden Grenzkosten häufig gleichgesetzt mit Differenzkosten, d. h., einer zusätzlich erzeugten Leistungsmenge werden die dadurch verursachten zusätzlichen Kosten gegenübergestellt.

Berücksichtigt man, dass einer Veränderung der Leistungsmenge eine Entscheidung zugrunde liegt, so erhält man den Übergang zu einem weiteren Kostenbegriff, nämlich zum Begriff entscheidungsrelevanter Kosten (kurz: *Relevante Kosten*).

Die *relevanten Kosten* definiert Hummel wie folgt: »Als relevant sind Kosten zu bezeichnen, die von einer Entscheidung über eine bestimmte Aktion (Handlungsmöglichkeit, Maßnahme) zusätzlich ausgelöst werden und die demzufolge auch bei der kostenmäßigen Beurteilung dieser Disposition zu berücksichtigen sind. Im Gegensatz dazu werden solche Wertverzehre, die von der Entscheidung über eine Handlungsalternative unabhängig sind und deshalb in der Entscheidungsrechnung auch nicht berücksichtigt werden dürfen, als irrelevante Kosten bezeichnet.«[44]

Mit dieser Definition ist die Beziehung zu Riebels entscheidungsorientiertem Kostenbegriff und dem Problem der Kostenzurechnung hergestellt.[45]

---

41 Die Abgrenzung zwischen Kapazität und Betriebsbereitschaft wird so vorgenommen, dass Kapazität die maximal mögliche »Betriebsbereitschaft« bezeichnet.
42 Der unklare Inhalt des Begriffes »kurzfristig« führt immer wieder zu Problemen, wenn es um konkrete Aussagen geht, welche Kosten im Einzelnen als fix zu betrachten sind. Das Problem lässt sich dadurch lösen, dass man die Fristigkeit konkret angibt. Hummel/Männel unterscheiden in diesem Sinne Bereitschaftskosten verschiedener Bindungsintervalle. Vgl. Hummel, S., Männel, W.: Kostenrechnung Bd. 2, a. a. O., S. 64f.
43 Vgl. Gutenberg, E.: Grundlagen der Betriebswirtschaftslehre, 1. Bd.: Die Produktion, 22. Aufl., Berlin 1976, S. 342f.
44 Hummel, S., Männel, W.: Kostenrechnung Bd. 1, a. a. O., S. 116

Differenziert man die Kosten in Bezug auf die Zeit, so lassen sich Istkosten, *Normalkosten und Plankosten* unterscheiden:[46]

Istkosten sind die in einer Periode tatsächlich angefallenen Kosten, d. h. die mit Istpreisen (Anschaffungspreisen) bewerteten Istverbrauchsmengen.

Normalkosten werden aus den Istkosten vergangener Perioden abgeleitet, indem man ihre Mengen- und Preiskomponente normalisiert (Durchschnittsbildung).

»*Plankosten* sind die im Voraus für eine geplante Beschäftigung methodisch ermittelten, bei ordnungsmäßigem Betriebsablauf und unter gegebenen Produktionsverhältnissen als erreichbar betrachteten Kosten, die dadurch Norm- und Vorgabecharakter besitzen.«[47]

Von den Plankosten sind begrifflich die Sollkosten sowie die Budget- oder Vorgabekosten abzugrenzen:

Sollkosten ergeben sich durch Umrechnung der für die Planbeschäftigung ermittelten Plankosten auf die Istbeschäftigung.[48]

Budget- oder Vorgabekosten beziehen sich auf eine bestimmte Kostenstelle, insbesondere auf solche Kostenstellen, für die keine leistungsbezogenen Plankosten ermittelt werden bzw. ermittelt werden können.

2.2 Spezielle Leistungs- und Erlösbegriffe

Neben der Kostenrechnung wird auch die Leistungsrechnung in der Literatur inzwischen deutlich differenzierter betrachtet, im allgemeinen betriebswirtschaftlichen Schrifttum neben der Leistungsrechnung auch von der Erlösrechnung gesprochen.[49] Im Bereich des Krankenhauses entsteht aus der klassischen Kosten- und Leistungsrechnung (KLR) eine KLEE – eine Kosten-, Leistungs-, Erlös- und Ergebnisrechnung.[50] Im Rahmen dieses Buches ist mit der Kosten- und Leistungsrechnung bzw. der KLR immer eine KLR i.w.S. inkl. der Erlös- und Ergebnisrechnung angesprochen.

Für die Zwecke dieser Rechnung werden neutrale von den unternehmerischen Erträgen unterschieden. Analog zu den unternehmerischen Aufwendun-

---

45 Vgl. Hummel, S.: Entscheidungsorientierter Kostenbegriff, Identitätsprinzip und Kostenzurechnung in: ZfB, 53. Jg. (1983), S. 1204f.
46 Vgl. Haberstock, L. bearbeitet von Breithecker, V.: Kostenrechnung I, Berlin 2005, S. 172–177., Hummel, S., Männel, W.: Kostenrechnung Bd. 1, a. a. O., S. 112ff.
47 Hummel, S., Männel, W.: Kostenrechnung Bd. 1, a. a. O., S. 114
48 ▶ Kap. IV 3.2.2
49 Vgl. zu Leistungs- und Erlösrechnung u. a. Wöhe, G.: Einführung in die Allgemeine Betriebswirtschaftslehre, 23. vollständig überarbeitete Auflage, München 2008, Verlag Franz Vahlen GmbH und zum Performance Management u. a. Horvárth und Gleich (2016)
50 Vgl. dazu u. a. Zapp (2016): Kosten-, Leistungs-, Erlös- und Ergebnisrechnung im Krankenhaus, S. 20ff.

gen stellen die unternehmerischen Erträge die Leistungen als Ergebnis der geplanten Leistungserstellung und -verwertung dar. Es handelt sich um die mit den Absatzpreisen bewertete, abgesetzte Leistungsmenge. Nach Kilger ist der Erlös als Nettomarktwerkt der innerhalb einer Periode abgesetzten Wirtschaftsgüter (Verkaufspreis abzüglich aller Erlösschmälerungen, zuzüglich der Erlöse aus neutralen Geschäftsfällen). Folgende Abgrenzung analog zu Aufwendungen und Kosten ist daraus resultierend möglich:[51] Der neutrale Ertrag geht nicht in die K<KLR der Unternehmung ein.

Die kalkulatorischen Leistungen lassen sich – ebenso wie die kalkulatorischen Kosten – in Anders- und Zusatzleistungen differenzieren. Stehen den Andersleistungen Erträge in anderer Höhe gegenüber (z. B. selbsterstellte verkaufte Patente, deren Erstellung unregelmäßig anfällt) sind Zusatzleistungen dadurch gekennzeichnet, dass ihnen überhaupt keine Erträge gegenüberstehen. Hier handelt es sich beispielsweise um selbsterstelle Patente, die in der Unternehmung genutzt, aber nicht rechnerisch berücksichtigt werden.

Die Leistung in der Dienstleistungsunternehmung Krankenhaus besteht primär in der Kuration des Gesundheitszustandes der Patienten. Diese Primärleistung ist jedoch nicht qualitativ messbar und eignet sich daher nur schwer als Zurechnungsobjekt für Kosten und Preise. Die Leistung im Krankenhaus wird daher mit der Summe der sogenannten Sekundärleistungen als Ergebnis der Betriebsmittelkombination gemessen. Dazu zählen die pflegerischen, diagnostischen und therapeutischen Leistungen sowie die Versorgungsleistungen und die Verweildauer. Spricht man im Krankenhaus von der Leistungsrechnung, verbindet man hiermit in erster Linie die Mengenrechnung. Für die Wertleistung wird der Erlösbegriff verwandt.

Die typische Tätigkeit eines Krankenhauses ist nach Eichhorn in Form eines zweistufigen Leistungserstellungsprozesses charakterisiert.[52] Nach diesem ist die Primärleistung eines Krankenhauses die Verbesserung des Gesundheitszustandes der Patienten. Neben der stationären Versorgung eines Krankenhauses zählt die ambulante Versorgung ebenfalls zu den Leistungen im Sinne des Betriebszwecks eines Krankenhauses. Diese Aussage steht zwar in Konkurrenz zur grundsätzlichen Definition der Krankenhausleistungen des KHG, die auch die Unterbringung sowie die Versorgung des Patienten beinhaltet, ist aber die eigentlich logische Folge aus dem Betriebszweck.[53]

---

51 Vgl. Kilger, W. (2012) Einführung in die Kostenrechnung, 13. durchgesehene Auflage. Wiesbaden: Betriebswirtschaftlicher Verlag Dr. Th. Gabler GmbH. bzw. Hesse, S., Boyke, J. & Zapp, W. (2013): Innerbetriebliche Leistungsverrechnung im Krankenhaus, Wiesbaden: Springer Gabler
52 Vgl. Eichhorn, S. (2008): Krankenhausbetriebliche Grundlagen, in: Schmidt-Rettig, B. & Eichhorn, S. (Hrsg.): Krankenhaus-Managementlehre, S. 81–82, Stuttgart: Kohlhammer
53 Allerdings spiegelt sich dieser Betriebszweck nicht in dieser logischen Form im gesetzlichen Auftrag wider, da es im Gesundheitssystem der Bundesrepublik Deutschland eine klare Trennung zwischen stationärer und ambulanter Versorgung gibt. Vgl. u. a. § 39 SGB V. Aufgeweicht wird diese Trennung aber insbesondere durch die §§ 116 und 115b SGB V.

3 Teilgebiete der Kosten- und Leistungsrechnung

Die Teilgebiete bzw. Stufen der Kosten- und Leistungsrechnung ergeben sich aus den Antworten auf drei Fragen hinsichtlich der Kostenentstehung:[54]

Welche?   Kostenartenrechnung

Wo?   Kostenstellenrechnung

Wofür?   Kostenträgerrechnung

Die *Kostenartenrechnung* erfasst alle im Laufe einer Periode angefallenen bzw. anfallenden Kosten.

In der *Kostenstellenrechnung* werden die einzelnen Kostenarten den Leistungsbereichen (Kostenstellen) zugeordnet, in denen sie entstehen.

Kostenarten- und Kostenstellenrechnung werden häufig unter dem Oberbegriff *Betriebsabrechnung* zusammengefasst.

In der *Kostenträgerrechnung* als letzter Stufe der Kostenrechnung werden die anfallenden Kosten auf die Kostenträger verteilt, nachdem sie in der Kostenartenrechnung erfasst und in der Kostenstellenrechnung auf die Endkostenstellen weiterverrechnet worden sind. Die Kostenträgerrechnung zeigt, wofür die Kosten in den verschiedenen Kostenstellen entstanden sind.

Die Kostenträgerrechnung kann eine Periodenrechnung sein. Diese Kostenträgerzeitrechnung stellt die in einer Rechnungsperiode angefallenen Kostenträgerkosten den Leistungswerten (Erlösen) der Kostenträger gegenüber oder ermittelt in einer Stückrechnung (Kalkulation im engeren Sinne) die Kosten je Leistungseinheit.

Die Kostenermittlung in den Stufen Kostenarten, Kostenstellen und Kostenträgerrechnung erfolgt rechnungstechnisch in den Phasen Kostenerfassung und Kostenverteilung. Diesen Zusammenhang macht die folgende Abbildung deutlich (▶ Abb. 3).[55]

---

54 Vgl. Schmalenbach, E.: a. a. O., S. 14, Haberstock, L. bearbeitet von Breithecker, V.: Kostenrechnung 1, Berlin 2005, S. 8–10
55 Entnommen aus: Schweitzer, M., Küpper, H.-U.: Systeme der Kosten- und Erlösrechnung, 11. Aufl., München 2016, S. 27

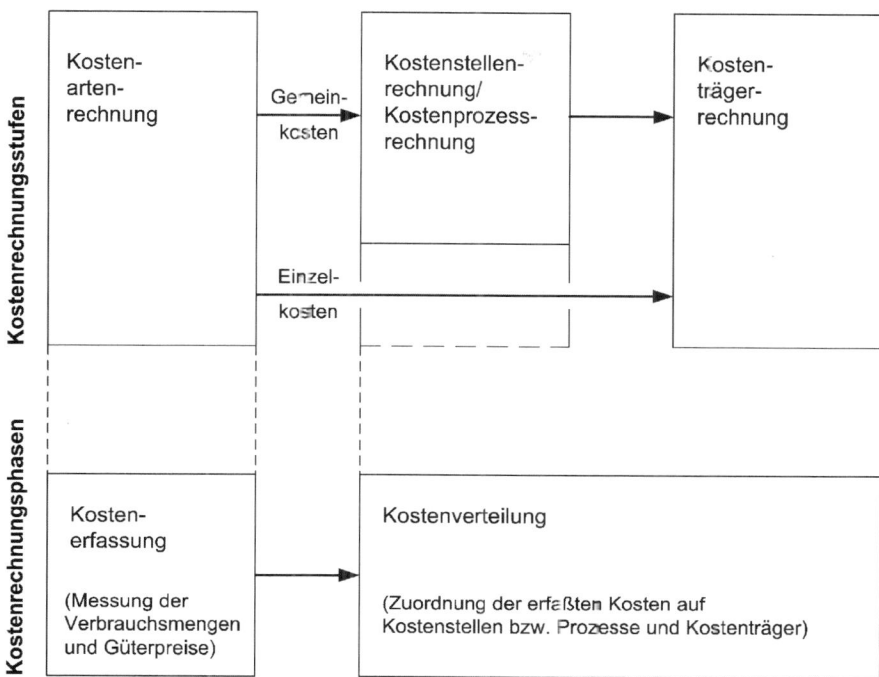

Abb. 3: Stufen und Phasen der Kostenrechnung

Diese Darstellung der Kostenerfassung und Kostenverteilung in den Kostenrechnungsstufen Kostenartenrechnung, Kostenstellenrechnung und Kostenträgerrechnung sieht die in Industrie und Handel übliche Zurechnung von Kostenträgereinzelkosten vor. Im Krankenhaus werden prinzipiell alle Kosten über die Kostenstellenrechnung geleitet. Das ergibt sich aus den Bestimmungen des § 8 KHBV und der Bedeutung der kostenstellenbezogenen Kostenkontrolle im Krankenhaus.

4 Prinzipien der Kostenzuordnung, Kosten- und Erlösverteilung

Eine elementare Frage der Kostenrechnung ist, welche Kosten einem Kalkulationsobjekt zugeordnet werden sollen bzw. dürfen, sei es einer Kostenstelle oder einem Kostenträger.

Als Grundprinzip der Kostenzuordnung wird allgemein das *Verursachungsprinzip* genannt, demzufolge einem Kalkulationsobjekt nur die Kosten zugeordnet werden dürfen, die es verursacht hat. Eine Erklärung des Verursachungsprinzips durch das Wort »verursachen«, ist weder in der Theorie noch in der Praxis hilfreich. Hummel/Männel sprechen in diesem Zusammenhang von einer »pseudonormativen Leerformel«.[56]

Gesucht sind also klare Regeln, die auf einen nachweisbaren Zusammenhang zwischen Leistungserbringung und Kostenentstehung abstellen, und die auf nicht beweisbare Annahmen verzichten und so sicherstellen, dass die Kostenrechnung die betrieblichen Realitäten unverfälscht abbildet.

In diesem Zusammenhang sind zunächst zwei Interpretationen bzw. Konkretisierungen des Verursachungsprinzips zu nennen: das Kausalprinzip und das Finalprinzip.

Das *Kausalprinzip* als Prinzip von Ursache und Wirkung wird in der Weise interpretiert, dass Kosten durch Leistungen verursacht werden. Diese Interpretation ist deswegen falsch bzw. unzulässig, weil die Ursache (Kostenentstehung) der Wirkung (Leistungserstellung) zeitlich vorausgeht. Insofern stellen die Kosten die Ursache und die Leistungen die Wirkung bei der kausalen Interpretation des Verursachungsprinzips dar.[57]

Eine *Finalbeziehung* (Mittel-Zweck-Beziehung) zwischen zwei Größen ist dann gegeben, wenn die eine Größe um der anderen willen bewusst in Kauf genommen wird. Übertragen auf die Probleme der Kostenrechnung bzw. auf die Beziehung zwischen Kosten und Leistungen, bedeutet das, dass einer Leistung die Kosten zugerechnet werden können bzw. müssen, die um dieser Leistung willen bewusst in Kauf genommen werden.[58]

---

56 Vgl. Hummel, S., Männel, W.: Kostenrechnung Bd. 1, a. a. O., S. 54
57 Vgl. Ehrt, R.: Die Zurechenbarkeit von Kosten- und Leistungen auf der Grundlage kausaler und finaler Beziehungen, Stuttgart 1967, S. 26
58 Vgl. Ehrt, R.: a. a. O., S. 30 und 31. Die finale Interpretation des Verursachungsprinzips bezeichnet Kosiol als Kosteneinwirkungsprinzip. Vgl. Kosiol, E.: Kosten- und Leistungsrechnung, a. a. O., S. 21. Gebräuchlich für die finale Interpretation des Verursachungsprinzips ist auch der Begriff Veranlassungsprinzip. Vgl. Hummel, S., Männel, W.: Kostenrechnung Bd. 1, a. a. O., S. 56

Während einige Autoren im Finalprinzip ein einheitliches Prinzip für die Kostenermittlung und die Kostenzurechnung sehen, stellt es für andere eine unzureichende Erklärung bzw. Interpretation des Verursachungsprinzips dar. Dies vor allem deswegen, weil Kosten bereits entstehen, wenn die Entscheidung über die Erstellung von Leistungen getroffen wird und nicht erst mit Aufnahme der Leistungserstellung selbst. Dieser Gedanke ist die Grundlage des von Riebel formulierten *Identitätsprinzips*, das er aus seinem *entscheidungsorientierten Kostenbegriff* ableitet. Für ihn sind Entscheidungen die eigentlichen Kalkulationsobjekte. Kosten sind deswegen die mit der Entscheidung über das betrachtete Objekt ausgelösten Ausgaben.[59]

Ursache für die Entstehung von Kosten und Leistungen ist demnach »... jene Entscheidung, die sowohl den Güterverbrauch als auch die Leistungsentstehung auslöst. Kosten und Leistungen sind gekoppelte Wirkungen derselben (identischen) Entscheidung. Die Verklammerung von Kosten und Leistungen über einen nachweisbaren gemeinsamen dispositiven Ursprung liefert die Begründung für die Kostenzurechnung.«[60]

Ausgehend von einem bestehenden Betrieb werden durch Entscheidungen Änderungen der Kosten ausgelöst. Das Abstellen auf Kostenänderungen basiert auf einem alten Denkansatz der Wirtschaftswissenschaften, der Marginalanalyse, und erhält als Marginalprinzip für die Kosten- und Leistungsrechnung erhebliche Bedeutung. Es verlangt, »... einem Kalkulationsobjekt stets genau jene Kosten und Erlöse zuzurechnen, die durch die Existenz dieses Kalkulationsobjektes zusätzlich ausgelöst werden (wurden) und die bei Nichtexistenz dieses Kalkulationsobjektes überhaupt nicht angefallen wären, also vollständig vermieden worden bzw. entgangen wären.«[61]

Da die Betrachtung zusätzlicher Kosten und zusätzlicher Erlöse auf relevante Größen abstellt, wird in diesem Zusammenhang auch vom *Relevanzprinzip* gesprochen.[62]

Auf die enge Beziehung zwischen Identitätsprinzip und Marginalprinzip weist Hummel hin. Während das Identitätsprinzip zum Ausdruck bringt, dass Kosten und Erlöse die gekoppelte Wirkung einer identischen Entscheidung sind, erklärt das Marginalprinzip, wie das Umsetzen von Entscheidungen in Aktivitäten zusätzliche Kosten und Erlöse auslöst.[63]

Auch dem Identitätsprinzip als schlüssige Interpretation des Verursachungsprinzips sind bei der Kostenzurechnung auf Kalkulationsobjekte Grenzen gesetzt, d. h., die Zurechnungsmöglichkeit ist abhängig von der Definition des Kalkulationsobjektes.

Dieser Sachverhalt führt zum Aufbau von *Bezugsgrößenhierarchien*.[64] Damit wird erreicht, dass jede Kostenart an irgendeiner Stelle des Betriebes als Einzel-

---

59 Vgl. Riebel, P.: Einzelkosten und Deckungsbeitragsrechnung, a. a. O., S. 76
60 Hummel, S., Männel, W.: Kostenrechnung Bd. 1, a. a. O., S. 56
61 Vgl. ebenda, a. a. O., S. 57
62 Vgl. ebenda, a. a. O., S. 57
63 Vgl. ebenda, S. 56ff.
64 Vgl. Riebel, P.: Einzelkosten und Deckungsbeitragsrechnung, a. a. O., S. 37

kosten erfasst werden kann. Gleiches gilt hinsichtlich der Kostenträger (einzelne Leistung, Leistungsart, Leistungsgruppe, gesamtes Leistungsprogramm).

Der Hinweis auf die Bezugsgrößenhierarchien macht deutlich, dass mit dem Verursachungsprinzip eine Verrechnung aller Kosten auf die einzelnen Leistungen nicht möglich ist. Will man also eine derartige vollständige Kostenverrechnung erreichen, so ist das Verursachungsprinzip durch andere Prinzipien der Kostenzuordnung bzw. Kostenverrechnung zu ergänzen. Diese Kostenanlastungsprinzipien[65] sind das Durchschnittsprinzip, insbesondere in Form des Leistungsentsprechungsprinzips, und das Kostentragfähigkeitsprinzip.

Beide Verfahren dienen dazu, Gemeinkosten, insbesondere fixe Gemeinkosten, auf Kalkulationsobjekte zu verteilen, für die sie nach dem Verursachungsprinzip nicht erfassbar sind.

Das *Durchschnittsprinzip* in seiner allgemeinen Form gibt nicht Antwort auf die Frage, welche Kosten durch ein Kalkulationsobjekt verursacht wurden, sondern lässt nur eine Aussage darüber zu, welche Kosten im Durchschnitt auf ein Kalkulationsobjekt entfallen.

In reiner Form findet das Durchschnittsprinzip Anwendung bei der Divisionskalkulation im Einproduktbetrieb, in dem die Stückkosten in der Weise ermittelt werden, dass man die Gesamtkosten durch die Anzahl der Leistungseinheiten dividiert.

Ist das Kostenanlastungsproblem komplexer (z. B. im Mehrproduktbetrieb oder bei der Verrechnung innerbetrieblicher Leistungen), so tritt an die rechnerische Beziehung zwischen Kosten- und Leistungen die Beziehung zwischen Kosten und Bezugsgrößen, die ihrerseits in einer Proportionalbeziehung zu den Leistungen steht.

Entscheidend für das Durchschnittsprinzip ist also, dass zwischen Kosten- und Leistungen direkt oder indirekt eine rechnerische Beziehung hergestellt wird, ohne Rücksicht darauf, ob eine Kostenzuordnung im Sinne des Verursachungsprinzips tatsächlich möglich ist.

Nach dem *Kostentragfähigkeitsprinzip* werden die nicht verursachungsgemäß zurechenbaren Kosten im Verhältnis der Marktpreise oder Deckungsbeiträge (= Marktpreise: direkt zurechenbare Kosten) auf die Kalkulationsobjekte verrechnet.[66]

Beide Kostenanlastungsprinzipien, sowohl das Durchschnittsprinzip als auch das Kostentragfähigkeitsprinzip, ermöglichen mit unterschiedlichem Grundgedanken und dementsprechend meist unterschiedlichen Ergebnissen die Verrechnung von nach dem Verursachungsprinzip nicht verrechenbaren Kosten.

In den letzten Jahren haben sich im Krankenhaus mehrere Formen der Verteilung von Erlösen auf unterschiedliche Fachabteilungen herausgebildet.[67] Dieses Erlössplitting genanntes Verfahren wird benutzt, um den Gesamterlös einer Fach-

---

65 Vgl. Hummel, S., Männel, W.: Kostenrechnung Bd. 1, a. a. O., S. 58
66 Vgl. Kilger, W.: Flexible Plankostenrechnung und Deckungsbeitragsrechnung, 13. Aufl., Wiesbaden 2012, S. 481f.
67 Vgl. dazu u. a. Wacker, F.: Grundlagen der Erlösverteilung im Krankenhaus in: Zapp, W., Terbeck, J. (Hrsg.), Kosten- versus Erlösverteilung im DRG-System, 2014

abteilung berechnen zu können. Diese Erlössplitting- bzw. Verteilungsansätze folgen der Logik, dass jede Fachabteilung ihren Anteilen an den vom Preissystem vorgesehenen Erlösen erhalten sollen (kein Kostenersatz). Keines dieser Verfahren hat bisher eine flächendeckende Verbreitung gefunden. Ein Überblick über die unterschiedlichen Verfahren findet sich u. a. bei Rapp.[68] Prinzipiell gibt es dabei Verfahren, die sich eher an den jeweils entstandenen individuellen Kostenanteilen je Abteilungen orientieren und Verfahren, die sich eher an der Verteilung der Kostenanteile in einem Referenzsystem, in der Regel INEK Kostenmatrix orientieren und darauf aufbauend die Verteilung der Erlösanteile vornehmen.[69] Insgesamt kann festgehalten werden, dass aus unterschiedlichen Gründen mehr als ein Drittel der Krankenhäuser ganz auf eine Erlösverteilung bzw. Verrechnung von Leistungen verzichten.[70]

Notwendig bzw. als sinnvoll angesehen werden diese Ansätze vor allem im Bereich der mehrstufigen Bereichsergebnisrechnungen. Diese mehrstufigen Bereichsergebnisrechnungen werden im Krankenhaus meist als mehrstufige Deckungsbeitragsrechnungen bezeichnet und unter die Teilkostenansätze subsumiert, obwohl es sich im Prinzip nicht um klassische Teilkostenansätze handelt. Ziel ist es jedoch mehrere Stufen des Abteilungsergebnisses (meist Deckungsbeiträge oder Bereichsergebnisstufen genannt) zu berechnen und somit den Erfolg der Fachabteilungen beurteilen zu können[71].

---

68 Rapp, B., Wahl, S.: DRG-Erlösverteilung, in: Rapp, B.: Praxiswissen DRG. Optimierung von Strukturen und Abläufen, 1. Auflage, Kohlhammer Verlag, 2010, S. 187-209 zu einer kritischen Auseinandersetzung mit den Verfahren, vgl. u. a. Wacker (2014), S.39ff.
69 Zu einer kritischen Auseinandersetzung mit den Verfahren, vgl. u. a. Wacker, 2014, S. 39ff.
70 Vgl. Crasselt, H., Heitmann, C., Maier, B., 2016
71 ▶ Kap. III 4

5 Systeme der Kostenrechnung

5.1 Überblick

Die Kosten- und Leistungsrechnung bildet den mengen- und wertmäßigen Güterverbrauch und die Leistungsentstehung ab, um Informationen zur Betriebssteuerung und Wirtschaftlichkeitskontrolle sowie für die Preisbildung zur Verfügung zu stellen.

Ausgehend von dieser Aufgabe sind Festlegungen zu treffen, die zu spezifischen Ausgestaltungsformen der Kosten- und Leistungsrechnung, den Kostenrechnungssystemen, führen.

Die Charakterisierung der spezifischen Ausgestaltungsform einer Kosten- und Leistungsrechnung orientiert sich an zwei Einteilungskriterien.

Nach dem zeitlichen Bezug der verrechneten Kosten (vergangenheitsbezogene oder zukunftsorientierte Kosten) unterscheidet man:

- *Istkostenrechnungssysteme*
- *Normalkostenrechnungssysteme*
- *Plankostenrechnungssysteme*

Die Differenzierung nach dem Sachumfang der auf die Kalkulationsobjekte verrechneten Kosten (Verrechnung aller Kosten oder Verrechnung nur eines Teils der Kosten) führt zu der Differenzierung in:

- *Vollkostenrechnungssysteme*
- *Teilkostenrechnungssysteme*

Werden alle Kosten eines Betriebes auf die Kalkulationsobjekte, insbesondere die Leistungen, weiter verrechnet, so liegt eine Vollkostenrechnung vor.

Teilkostenrechnungen beschränken sich bei der Verrechnung von Kosten auf Kalkulationsobjekte auf die Kosten, die sich nach dem Verursachungsprinzip zurechnen lassen. Das bedeutet im Umkehrschluss, dass bei einer Vollkostenrechnung die Kostenverrechnung auch nach dem Durchschnitts- bzw. Kostentragfähigkeitsprinzip erfolgt.[72]

---

[72] Vgl. Haberstock, L. bearbeitet von Breithecker, V.: Kostenrechnung I, Berlin 2005, S. 172 und S. 177 ff. und ▶ Kap. III 3

Zur abschließenden Charakterisierung eines Kostenrechnungssystems ist eine Kombination der Kriterien Zeitbezug und Sachumfang der verrechneten Kosten erforderlich, die zu folgender Einteilung der Kostenrechnungssysteme führt (▶ Tab. 2):

Tab. 2: Kostenrechnungssysteme

Sachumfang der verrechneten Kosten	Zeitbezug der verrechneten Kosten		
	Istkostenrechnung	Normalkostenrechnung	Plankostenrechnung
Vollkostenrechnung	Istkostenrechnung auf Vollkostenbasis	Normalkostenrechnung auf Vollkostenbasis	Plankostenrechnung auf Vollkostenbasis
Teilkostenrechnung	Istkostenrechnung auf Teilkostenbasis	Normalkostenrechnung auf Teilkostenbasis	Plankostenrechnung auf Teilkostenbasis

5.2 Ist-, Normal- und Plankostenrechnung

5.2.1 Istkostenrechnung

In der Istkostenrechnung werden die tatsächlich angefallenen Kosten verrechnet, d. h., es werden die effektiven Istmengen mit den Istpreisen der Periode multipliziert. Zufallserscheinungen in Form von Preis-, Mengen- und/oder Beschäftigungsgradschwankungen werden nicht eliminiert, so dass die Vergleichbarkeit des Zahlenmaterials der einzelnen Abrechnungsperioden nur bedingt möglich ist. Eine wirksame Wirtschaftlichkeitskontrolle ist mit einer Istkostenrechnung nicht möglich. Infolge der vergangenheitsbezogenen Zahlen ist dieses Kostenrechnungssystem auch zu Dispositionszwecken ungeeignet.

Die Istkostenrechnung wird am Ende einer Rechnungsperiode erstellt und dient als Ergebnisrechnung dem Ausweis des tatsächlichen Erfolges sowie als Nachkalkulation der nachträglichen Ermittlung der Selbstkosten der einzelnen Krankenhausleistungen. Hauptzweck der Istkostenrechnung ist die Feststellung der *effektiven Kosten einer Kostenstelle oder eines Kostenträgers*. Für eine Kostenplanung ist sie aufgrund des Istcharakters ihrer Zahlenwerte ungeeignet und ermöglicht keine effiziente und effektive Ressourcensteuerung. Aus diesem Grund ist sie um weitere Ansätze zu ergänzen.

5.2.2 Normalkostenrechnung

Der Normalkostenrechnung liegen Durchschnittswerte der Vergangenheit zugrunde. Dabei kann die Durchschnittsbildung (Normalisierung) für die Preise und/oder die Mengen erfolgen und die inzwischen eingetretenen oder prognostizierten Veränderungen der Kosteneinflussfaktoren (z. B. Lohn- und Gehaltserhöhungen) berücksichtigen. In diesem Zusammenhang spricht man von *Normalkostensätzen*, die als *Mittelwerte* aus den Istkosten und Beschäftigungen vergangener Perioden abgeleitet werden[73].

Die Kostennormalisierung erleichtert und beschleunigt die Abrechnungsarbeit und schaltet die Zufallsschwankungen der Kosteneinflussfaktoren aus. Die Normalkostenrechnung bietet Ansatzpunkte für eine Wirtschaftlichkeitskontrolle, indem die Abweichungen zwischen Normal- und Istkosten analysiert werden.

Die Normalkostenrechnung kann als *starre* und *flexible Rechnung* durchgeführt werden.

Die *starre Normalkostenrechnung* weist die Kosten für eine (geplante) Beschäftigung aus und trennt die geplanten Kosten nicht in fixe und variable Kosten.

Werden die Einflüsse von Beschäftigungsschwankungen auf die Kostenhöhe berücksichtigt, so spricht man von einer *flexiblen Normalkostenrechnung*. Die flexible Normalkostenrechnung ermöglicht eine differenziertere Kostenkontrolle.

5.2.3 Plankostenrechnung

Bei der Plankostenrechnung werden Kostenvorgaben auf der Basis von zukunftsorientierten Planzahlen vorgenommen, die das künftige wirtschaftliche Geschehen widerspiegeln. Hierbei werden im Voraus die Verbrauchsmengen und die Preise aller Kostengüter geplant und daraus die Plankosten abgeleitet. Die Plankosten werden also für eine zukünftige Abrechnungsperiode in einer Vorausrechnung erfasst.

Plankosten geben an, mit welchen Kostenbeträgen die Krankenhausleistungen erbracht werden können und sind damit auch ein Instrument der betrieblichen Steuerung. Sie werden aufgrund von Erfahrungen oder analytisch und damit unter Beachtung der Kosteneinflussgrößen[74] gewonnen.

Nach Ablauf der Abrechnungsperiode werden die geplanten Kosten den Istkosten gegenübergestellt, und es werden in einer Nachrechnung die *Abweichungen zwischen Plan- und Istkosten* ermittelt und die *Wirtschaftlichkeit* kontrolliert. Aus der Analyse der Abweichungen werden Erkenntnisse für die Steuerung und Rationalisierung des Krankenhausprozesses gewonnen. Somit ist die Plankostenrechnung ein wichtiges *Führungsinstrument*, das auch der Überwachung der krankenhausbetrieblichen Zielerreichung dient. Für Dispositions- und Kontrollaufga-

---

73 Vgl. Kilger, W.: Flexible Plankostenrechnung und Deckungsbeitragsrechnung, 13. Aufl., Wiesbaden 2012, S. 39f.
74 Zu den Kosteneinflussgrößen ▶ Kap. IV 2.1.2

ben ist der Ausbau der Istkostenrechnung zu einer Plankostenrechnung erforderlich, die außer den Plankosten auch die *Planleistungen* umfasst.

Als Hauptformen können die starre und die *flexible Plankostenrechnung* unterschieden werden.

Bei der *starren Plankostenrechnung* werden die Plankosten für eine bestimmte Planbeschäftigung der Abrechnungsperiode konstant (starr) gehalten, unabhängig davon, ob sich wesentliche Plandaten ändern (z. B. Bettenauslastung, Anzahl der diagnostischen und therapeutischen Leistungen). Die Plankosten können somit erheblich von den Istkosten abweichen. Dadurch wird die Aussagefähigkeit beeinträchtigt.

Wenn eine Abhängigkeit der Kosten von der Beschäftigung kaum gegeben ist oder nicht gemessen werden kann, hat eine starre Kostenplanung als Planungs- und Kontrollinstrument ebenfalls eine Steuerungsfunktion. Diese starre Kostenplanung, die sich dann auf die Kostenstelle bezieht, vollzieht sich in der *Budgetkostenrechnung*.

Bei der *flexiblen Plankostenrechnung* (▶ Abb. 4) werden sich ändernde Beschäftigungsgrade berücksichtigt. Die Plankosten, die für die jeweilige Istbeschäftigung bestimmt werden, werden als Sollkosten bezeichnet, die Vorgabecharakter haben.

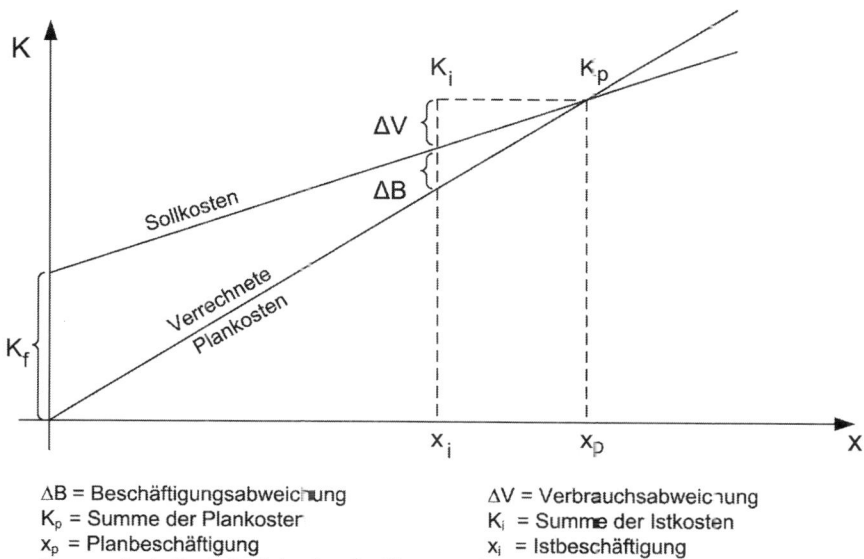

ΔB = Beschäftigungsabweichung
K_p = Summe der Plankosten
x_p = Planbeschäftigung
K_f = geplante Periodenfixkosten der Kostenstelle

ΔV = Verbrauchsabweichung
K_i = Summe der Istkosten
x_i = Istbeschäftigung

Abb. 4: Soll- und Plankostenkurven auf der Basis von Vollkosten in einer flexiblen Plankostenrechnung

Zur Bestimmung der Sollkosten ist eine *Trennung der Kosten in fixe und variable Bestandteile* notwendig, wobei die fixen Kosten in voller Höhe in die Sollkosten eingehen, während die variablen Kosten nur mit dem Anteil berücksichtigt werden, der durch die Istbeschäftigung verursacht wird.

Durch den Vergleich von Istkosten und Sollkosten, dem *Soll-/Istvergleich*, ist eine wirksame Kostenkontrolle nach Kostenstellen und Kostenarten möglich (▶ Abb. 4).

Dabei werden die Kostenabweichungen in *Preisabweichungen, Verbrauchsabweichungen und Beschäftigungsabweichungen* aufgespalten.[75]

Eine sehr wichtige Zielsetzung der flexiblen Plankostenrechnung ist die *Intensivierung der Wirtschaftlichkeitskontrolle*.

5.3 Vollkostenrechnung und Teilkostenrechnung

Unabhängig davon, ob in einer Kostenrechnung Ist-, Normal- oder Plankosten verrechnet werden, können entweder alle anfallenden Kosten oder nur ein Teil der Kosten auf Kalkulationsobjekte, insbesondere Kostenträger, verrechnet werden. Danach unterscheidet man Vollkostenrechnungen und Teilkostenrechnungen.

Die Differenzierung in Voll- und Teilkostenrechnung bedeutet bei einer *zeitraumbezogenen Erfolgsrechnung*, dass den »Vollkosten« sämtliche Erlöse gegenübergestellt werden und als Differenz ein Nettoergebnis ausgewiesen wird (Nettoergebnisrechnung).

Die Gegenüberstellung von Erlösen und Teilkosten führt demgegenüber zu einem Bruttoergebnis, welches um die nicht verrechneten Kosten zu vermindern ist, um ein Nettoergebnis zu erhalten.

Der Haupteinwand gegen die Vollkostenrechnung besteht darin, dass sie Kosten auf Kostenträger verrechnet werden, die nach dem Verursachungsprinzip nicht zurechenbar sind. Das bedeutet, dass bei der Kostenverrechnung das Verursachungsprinzip durch das Durchschnittsprinzip bzw. das *Kostentragfähigkeitsprinzip* ergänzt wird.

Eine auf diese Weise vorgenommene Verrechnung von fixen Kosten, insbesondere fixen Gemeinkosten, kann zu falschen unternehmerischen Entscheidungen führen, da sich die Kostenbetrachtung nicht auf relevante Kosten beschränkt.

Ausgehend von der Kritik an der Vollkosten- bzw. Nettoergebnisrechnung, haben sich Teilkostenrechnungen bzw. Bruttoergebnisrechnungen im Wesentlichen in zwei Formen entwickelt: als Grenzkostenrechnung sowie als Einzelkosten- und Deckungsbeitragsrechnung.

Die *Grenzkostenrechnung*, ausgehend vom amerikanischen Sprachgebrauch auch als direct costing bezeichnet, trennt die Gesamtkosten in beschäftigungsfixe und beschäftigungsvariable Kosten. Nur die variablen Kosten, im System des *di-*

---

75 ▶ Kap. IV 3

rect costing als proportionale Kosten interpretiert, werden den einzelnen Leistungen zugerechnet, die fixen Kosten bleiben als Kostenblock unverteilt.

Bei der Verbindung von Grenzkostenrechnung und Plankostenrechnung spricht man von *Grenzplankostenrechnung*. Wie in der folgenden Abbildung gezeigt wird, stimmen in der Grenzplankostenrechnung die proportionalen Sollkosten mit den verrechneten Plankosten überein, so dass die Beschäftigungsabweichung, die in der Plankostenrechnung auf Vollkostenbasis auftritt, entfällt (▶ Abb. 5).

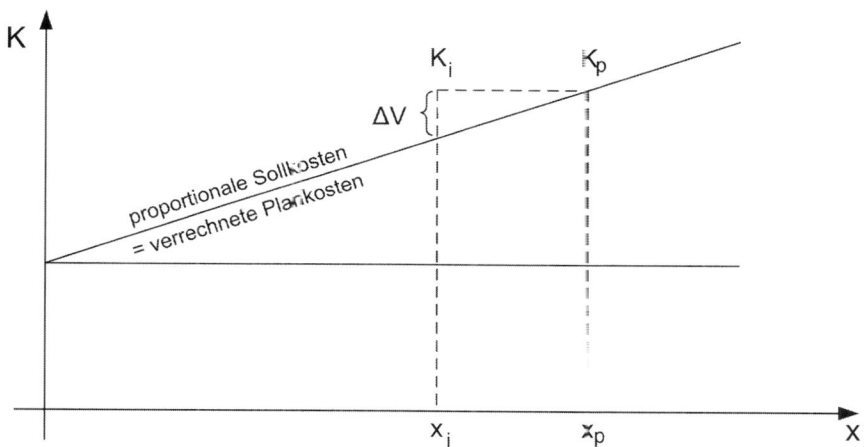

Abb. 5: Soll- und Plankostenkurven auf Teilkostenbasis (Grenzplankostenrechnung)

Das Hauptproblem der Grenzkostenrechnung ist die sachgerechte Aufspaltung der Kosten in fixe und variable Kostenelemente.[76]

Die *Einzelkosten- und Deckungsbeitragsrechnung* beschränkt sich auf das Verrechnen von Einzelkosten. Durch das Bilden von Bezugsgrößenhierarchien wird es möglich, den Anteil der als Einzelkosten verrechneten Kosten sukzessive zu erhöhen und alle Kosten an einer Stelle als Einzelkosten zu verrechnen.[77]

Beim Vergleich von Vollkostenrechnungen und Teilkostenrechnungen ist auf eines noch deutlich hinzuweisen. Ebenso wenig wie eine Plankostenrechnung ohne Istkosten möglich ist, verzichtet eine Teilkostenrechnung auf die Erfassung eines Teils der Kosten. Verzichtet wird lediglich auf eine Zuordnung der Kosten auf Kalkulationsobjekte, die diesen nicht verursachungsgerecht zurechenbar sind. Die übrigen Kosten bleiben wie im Falle der Grenzkostenrechnungen als

---

[76] Hierzu und zu weiteren Kritikpunkten vgl. Hummel, S., Männel, W.: Kostenrechnung Bd. 2, 4. Aufl., Wiesbaden 1993, S. 42ff.

[77] Zur Einzelkosten- und Deckungsbeitragsrechnung vgl. insbesondere Riebel, P.: Einzelkosten- und Deckungsbeitragsrechnung, a. a. O., S. 35ff. und Hummel, S., Männel, W.: Kostenrechnung Bd. 2, a. a. O., S. 49ff.

»Block« stehen oder werden stufenweise, wie bei der Einzelkosten- und Deckungsbeitragsrechnung, verrechnet.

Die Auswahl des für einen bestimmten Betrieb optimalen Kostenrechnungssystems orientiert sich am Rechnungszweck und den technisch-organisatorischen Betriebsgegebenheiten sowie den rechtlichen Rahmenbedingungen.[78]

Soweit die Kosten- und Leistungsrechnung mehrere Rechnungszwecke zu erfüllen hat, bedeutet das auch die Verwendung mehrerer bzw. kombinierter Kostenrechnungssysteme sowie die Verwendung unterschiedlicher Wertansätze für die eingesetzten Produktionsfaktoren.[79] Dies gilt auch für die in Krankenhäusern anzuwendenden Kostenrechnungssysteme.

Da im Krankenhaus alle Kosten über die Kostenstellenrechnung geleitet werden, eine direkte Zuordnung von Kosten auf Kostenträger unter Umgehung der Kostenstellenrechnung also nicht vorgesehen ist, verzichtet die Teilkostenrechnung im Krankenhaus auf eine Verrechnung von Kosten innerhalb des Kostenstellensystems[80]. Das bedeutet

- Kostenträgerrechnung,
- Wirtschaftlichkeitskontrolle und
- Steuerung des betrieblichen Geschehens

erfolgen bei einer Teilkostenrechnung auf Basis der Kostenstelleneinzelkosten.

---

78 Vgl. Hummel, S., Männel, W.: Kostenrechnung Bd. 1, a. a. O., S. 45
79 Vgl. Schweitzer M, Küpper H.-U.: Systeme der Kosten- und Erlösrechnung, a. a. O., S. 46ff.
80 ▶ Kap. IV 2.2.4

III Erlös- und Kostenerfassung sowie Erlös- und Kostenverteilung

1 Erlös- und Kostenartenrechnung

1.1 Gliederung der Erlös- und Kostenarten

Die Kostenartenrechnung hat die Aufgabe, den in einer Periode angefallenen sachzielbezogenen Güterverbrauch nach Arten von Kostengütern systematisch zu erfassen.

Um eine vollständige und einheitliche Erfassung der Kosten zu ermöglichen, bedarf es zunächst einer Einteilung bzw. Gliederung der Kostenarten.

Die Gliederung der Kostenarten hat so zu erfolgen, dass die Erreichung der Rechnungsziele der Kostenrechnung durch die Kostenartenrechnung vorbereitet oder, soweit möglich, bereits realisiert wird.

In der Literatur zur Kostenrechnung werden verschiedene Einteilungs- bzw. Gliederungsmöglichkeiten genannt[81] und es wird darauf hingewiesen, dass die Kostenartengliederung von den Rechnungszielen der anschließenden Kostenstellen- und Kostenträgerrechnung stark beeinflusst wird.[82]

Für Krankenhäuser ergibt sich eine grundlegende *Gliederung der Kostenarten* aus den Bestimmungen der Krankenhausbuchführungsverordnung (KHBV), insbesondere aus § 8 KHBV in Verbindung mit dem Kontenrahmen, der als Anlage 4 Bestandteil der KHBV ist und damit Verordnungscharakter hat (▶ Anhang 1). In der Praxis muss diese aber teilweise weiter differenziert werden, um die Rechnungsziele zu erreichen.

Dieser *Kontenrahmen* als allgemeingültiges Gliederungsschema orientiert sich an den eingesetzten Produktionsfaktoren und ist für das einzelne Krankenhaus damit Grundlage für die Entwicklung seines zu Steuerungszwecken möglichst differenzierteren *individuellen Kontenplanes* (▶ Tab. 3).

Hilfestellung bei dieser weiteren Differenzierung und Vertiefung des Kontenrahmens im Hinblick auf die betriebsindividuellen Erfordernisse leistet der *Musterkontenplan*, wie er im Kommentar von Dietz/Bofinger wiedergegeben und kommentiert ist.[83] Ziel des Musterkontenplanes ist es, die Konten und deren In-

---

[81] Vgl. u. a. Hummel, S., Männel, W.: Kostenrechnung Bd. 1, a. a. O., S. 132–137, Haberstock, L. bearbeitet von Breithecker, V.: Kostenrechnung I, Berlin 2005, S. 56–63, Schweitzer, M., Küpper, H.-U.: Systeme der Kosten- und Erlösrechnung, 11. Aufl., München 2016, S. 76ff.
[82] Vgl. Schweitzer, M., Küpper, H.-U.: a. a. O., S. 50f. und S. 76ff.
[83] Vgl. Dietz, O., Bofinger, W.: Krankenhausfinanzierungsgesetz, Bundespflegesatzverordnung und Folgerecht, Kommentare, Wiesbaden, Erläuterungen zur KHBV, B Musterkontenplan

halte einheitlich zu definieren und so die Gliederung als Grundlage u. a. für zwischenbetriebliche Vergleiche, die InEK Kalkulation, aber auch z. B. für die Ausgliederung der Pflegekosten zu haben.

Der Musterkontenplan, an dem sich die Krankenhäuser weitgehend orientieren, differenziert und vertieft nicht nur die im Kontenrahmen vorgegebene Grundstruktur, sondern er gibt darüber hinaus eine Zuordnung der Aufwandskonten zu den Ausweispositionen der Gewinn- und Verlustrechnung vor.

In der folgenden Tabelle sind die Aufwands- bzw. Kostenartengruppen[84] lt. Kontenrahmen, soweit sie die sogenannten Betriebskosten betreffen,[85] dargestellt (▶ Tab. 3); um die relative Bedeutung der Kostenarten zu veranschaulichen, ist auch die durchschnittliche Kostenstruktur in Akutkrankenhäuser angegeben:

Tab. 3: Sachkosten im Krankenhaus 2019[86]

Kontenklasse 6:	Aufwendungen	Struktur %
60	Löhne und Gehälter	
61	Gesetzliche Sozialabgaben	61
62	Aufwendungen für Altersversorgung	
63	Aufwendungen für Beihilfen und Unterstützung	
64	Sonstige Personalaufwendungen	
65	Lebensmittel und bezogene Leistungen	2
66	Medizinischer Bedarf	19
67	Wasser, Energie, Brennstoffe	2
68	Wirtschaftsbedarf	4
69	Verwaltungsbedarf	3
Kontenklasse 7:	**Aufwendungen**	**Struktur %**
70	Aufwendungen für zentrale Dienstleistungen	1
71	Wiederbeschaffte Gebrauchsgüter	0
72	Instandhaltung	4

---

84 Hinsichtlich der weiteren Differenzierung vgl. die Aufwendungen lt. Anlage 4 der KHBV (▶ Anhang 1)

85 Die Kostenartengruppen 75–77 betreffen die investiven Kosten. Diese werden nach der Dualen Finanzierung des Krankenhausbetriebs über Steuermittel (i. d. R. der Bundesländer) finanziert. Die Betriebskostenfinanzierung wird durch die Kostenträger (Gesetzliche Krankenversicherungen etc.) finanziert, vgl. § 4 KHG vom 1. Januar 1972. (Abgrenzungsverordnung – AbgrV – vom 12. Dezember 1985 BGBl I S. 2255, zuletzt geändert durch Art. 6 G v. 21.07.2012 (BGBl. I S. 1613)

86 Statistisches Bundesamt (Destatis) (2021), Kostenaufstellung der Krankenhäuser, 2019, S. 10.

Tab. 3: Sachkosten im Krankenhaus 2020 – Fortsetzung

Kontenklasse 7:	Aufwendungen	Struktur %
73	Steuern, Abgaben, Versicherungen	1
74	Zinsen und ähnliche Aufwendungen	1
78	Sonstige Aufwendungen	} 3
79	Übrige Aufwendungen	
		≈ 100

1.2 Erfassung der Erlös- und Kostenarten

1.2.1 Allgemeine Hinweise

Bei der Kostenerfassung im Rahmen der Kostenartenrechnung ist insbesondere der Grundsatz der Einheitlichkeit[87] zu beachten, d. h., es ist mit Hilfe von Kontierungsvorschriften sicherzustellen, dass die Zuordnung der Kosten zu den verschiedenen Kostenarten (Kontierung) einheitlich erfolgt, und zwar nicht nur während einer Abrechnungsperiode, sondern auch im Verhältnis der Abrechnungsperioden untereinander.

Grundsätzlich gilt: Bei der Kontierung durch die Buchhaltung müssen die Belege mit der Kostenartennummer und Kostenbezeichnung markiert werden. Belege mit Einzelkosten werden entsprechend gekennzeichnet und den verursachenden Fällen mit einer eindeutigen Nummer zu geordnet. Belege mit Gemeinkosten sind um die Kostenstellennummern derjenigen Abteilungen zu ergänzen, in denen die Kosten entstanden sind. Diese Kontierungsvorschriften sollten in Form eines Kontierungskataloges oder in einem Kontierungshandbuch dokumentiert sein. Dies fördert die Transparenz und Einheitlichkeit der Umsetzung.

Ohne Beachtung des Grundsatzes der Einheitlichkeit bildet die Kostenerfassung die betrieblichen Kosten nicht strukturgleich (isomorph)[88] mit den realen Verhältnissen ab; der Zeitvergleich und auch der in Krankenhäusern zur Wirtschaftlichkeitsbeurteilung besonders wichtige *zwischenbetriebliche Vergleich* führen zu Fehlinterpretationen. Dies gilt auch für die krankenhausindividuelle Nachkalkulation der Vergütungen durch Fallpauschalen, die ihrerseits auf kalkulatorischem Wege ermittelt werden.

---

87 Vgl. Haberstock, L. bearbeitet von Breithecker, V.: Kostenrechnung I, Berlin 2005, S. 61
88 Zum Prinzip der Isomorphie vgl. Vgl. Schweitzer, M. et al. (2016), S.74

Die Erfassung der Kostenarten kann grundsätzlich nach zwei Verfahren[89] erfolgen:

(1) getrennte Erfassung der Mengen- und Preiskomponente
(2) undifferenzierte Werterfassung

Zu (1): Getrennte Erfassung der Mengen- und Preiskomponente

Aufgrund ihrer materiellen Bedeutung ist für die mit der Kosten- und Leistungsrechnung zu erreichenden Ziele der Betriebssteuerung und Wirtschaftlichkeitskontrolle im Krankenhaus die getrennte Mengen- und Preiserfassung bei den Personalkosten unverzichtbar.

Die Erfassung des Personaleinsatzes in der Dimension Vollkräfte[90], und der Personalkosten in der Dimension Euro[91] erfolgt in der Personalrechnung[92] als vorgelagerte Nebenrechnung.

Die Informationen über den Personaleinsatz gehören im Krankenhaus im Hinblick auf die Wirtschaftlichkeitskontrolle zu den wichtigsten Angaben überhaupt.

Durch die Gegenüberstellung von Leistungen und Personaleinsatz lassen sich *Produktivitätskennziffern* bilden, die als betten- und fallbezogene »Belastungsziffern« im Zeitvergleich und im zwischenbetrieblichen Vergleich Verwendung finden.

Eine mengenmäßige und wertmäßige Erfassung von Sachkosten erfolgt im Krankenhaus in der Regel nur bei bestimmten Kostenarten des medizinischen Bedarfs, insbesondere Arzneimitteln und Implantaten.

Zu (2): Undifferenzierte Werterfassung

Dort, wo eine differenzierte Mengen- und Preis- bzw. Werterfassung nicht möglich oder aufgrund der Bedeutung der Kostenart nicht nötig ist, erfolgt eine undifferenzierte Werterfassung.

Die Werterfassung ist im übrigen Kennzeichen der Kosten- und Leistungsrechnung im engeren Sinne. Mengenerfassungen erfolgen in vorgelagerten Nebenrechnungen, der Personalrechnung und der Materialrechnung.[93]

---

89 Vgl. Schweitzer, M. et. al.: a.a.O., S. 86f.
90 Mit dem Begriff »Vollkraft« wird in der Krankenhausterminologie die Kapazität eines Mitarbeiters bzw. einer Mitarbeiterin beschrieben, der (die) mit voller tariflicher Arbeitszeit während des ganzen Jahres beschäftigt ist. Diese Betrachtungsweise macht es erforderlich, auch vergütete Überstunden in »Vollkräfte« umzurechnen.
91 Dokumentiert werden die Mengenkomponente und der Wert (Produkt aus Menge und Preis).
92 Die Personalrechnung im Krankenhaus umfasst die Personalstatistik als Mengenrechnung und die Lohn- und Gehaltsabrechnung als Wertrechnung.
93 Da sich die kostenrechnerischen Probleme im Wesentlichen auf die laufenden Kosten (im Sinne der dualen Finanzierung) beziehen lassen, wird die Anlagenrechnung hier und auch bei den folgenden Betrachtungen außer Acht gelassen.

1.2.2 Erfassung der Personalkosten

Personalkosten sind alle Kosten, die durch den Personaleinsatz mittelbar oder unmittelbar entstehen.

In der Kostenartenrechnung wird primär nach den Kontengruppen *für den Personalaufwand* unterschieden:

60 Löhne und Gehälter
61 Gesetzliche Sozialabgaben
62 Aufwendungen für Altersversorgung
63 Aufwendungen für Beihilfen und Unterstützungen
64 Sonstige Personalaufwendungen

Löhne und Gehälter umfassen auch Vergütungen für Überstunden, Bereitschaftsdienst und Rufbereitschaft, Zeitzuschläge, Sachbezüge für freie Unterkunft und Verpflegung sowie Gestellungsgelder.

Bereitschaftsdienst liegt vor, wenn der Arbeitnehmer sich auf Anordnung des Arbeitgebers außerhalb der regelmäßigen Arbeitszeit an einer vom Arbeitgeber bestimmten Stelle aufhält, um im Bedarfsfall die Arbeit aufzunehmen. Der Arbeitgeber darf Bereitschaftsdienst nur anordnen, wenn zu erwarten ist, dass zwar Arbeit anfällt, erfahrungsgemäß aber die Zeit ohne Arbeitsleistung überwiegt.

Eine neuere dem heutigen Rechtsstandard entsprechende Regelung zum Bereitschaftsdienst und zur Rufbereitschaft enthält der Tarifvertrag für Ärztinnen und Ärzte in kommunalen Krankenhäusern im Bereich der Vereinigung der kommunalen Arbeitgeberverbände (TV-Ärzte/VKA) vom 17. August 2006 in der Fassung des Änderungsvertrags Nr. 7 vom 22. Mai 2019. Dort heißt es im § 12 Bereitschaftsdienst ist:

»Zum Zwecke der Entgeltberechnung wird die Zeit des Bereitschaftsdienstes erfahrungsgemäß durchschnittlich anfallender Arbeitsleistungen wie folgt als Arbeitsleistung gewertet:

Stufe	Arbeitsleistung innerhalb des Bereitschaftsdienstes	Bewertung als Arbeitszeit
I	bis zu 25 v. H	60 v. H.
II	mehr als 25 bis 40 v. H.	75 v. H.
III	mehr Als 40 bis 90 v. H.	90 v. H.«

Die Zuweisung zu den einzelnen Stufen des Bereitschaftsdienstes erfolgt als Nebenabrede zum Arbeitsvertrag (§ 2 Abs. 3 TV-Ärzte/VKA). Sie ist abweichend von § 2 Satz 2 mit einer Frist von jeweils drei Monaten jeweils zum Ende eines Kalenderjahres kündbar. Für die Beschäftigten wird zum Zwecke der Entgeltberechnung die Zeit des Bereitschaftsdienstes einschließlich der geleisteten Arbeit mit 28,5 v. H. als Arbeitszeit gewertet. Das Stundenentgelt ist in der Anlage G zu § 46 Abs. 4 BT-K geregelt und beträgt bei den Entgeltgruppen EG 1 und EG 15 Ü zwischen 10,48 und 31,01 Euro und bei den Ärztinnen und Ärzten in den Entgeltgruppen zwischen 25,62 und 36,73 Euro. Weiterhin erhalten die Beschäftigten an einem Feiertag für die Arbeitszeit einen Zeitzuschlag in Höhe von 25 v. H. des jeweiligen Stundenentgelts. Für die Nachtstunden erhalten die Beschäftigten einen Zeitzuschlag in Höhe von 15 v. H. Anstelle der Auszahlung des Entgelts kann bei den Ärztinnen und Ärzten unter bestimmten Bedingungen ein Freizeitausgleich in Anspruch genommen werden.«

Der Bereitschaftsdienst unterscheidet sich grundlegend von der Rufbereitschaft, bei der der Arbeitnehmer seinen Aufenthaltsort selbst bestimmen kann. Allerdings muss der Arbeitnehmer sich so verhalten, dass er jederzeit in der Lage ist, unverzüglich seine Arbeit aufnehmen zu können. Für die Rufbereitschaft wird je Entgeltgruppe eine tägliche Pauschale bezahlt. Sie beträgt für die Tage Montag bis Freitag das Zweifache, für Samstag, Sonntag sowie für Feiertage das Vierfache des auf eine Stunde entfallenden Anteils des Tabellenentgelts der jeweiligen Entgeltgruppe und Stufe. Maßgebend für die Bemessung der Pauschale ist der Tag, an dem die Rufbereitschaft beginnt. Hinsichtlich der Arbeitsleistung wird jede einzelne Inanspruchnahme innerhalb der Rufbereitschaft mit einem Einsatz im Krankenhaus einschließlich der hierfür erforderlichen Wegezeiten auf eine volle Stunde gerundet.

Der *Wert der freien Unterkunft* (Kost und Wohnung) stellt einen Sachbezug im Sinne des § 8 Abs.2 Einkommensteuergesetz dar und ist entsprechend der Sachbezugsverordnung zu bewerten und unter der Position Löhne und Gehälter auszuweisen.

Gestellungsgelder sind Vergütungen für Leistungen, insbesondere von Angehörigen von Ordensgemeinschaften, die dem Träger des Ordens zufließen.

Aufwendungen für fremdes Personal und Kosten für Fremdleistungen sind als Sachkosten bei der entsprechenden Kontengruppe zu buchen.

Zu den *gesetzlichen Sozialabgaben* gehören die Arbeitgeberanteile zur Kranken-, Renten- und Arbeitslosenversicherung sowie die Beiträge zur gesetzlichen Unfallversicherung. Die entsprechenden, in ihrer Höhe gesetzlich festgelegten Arbeitnehmeranteile, die ganz oder teilweise vom Arbeitgeber übernommen werden, sind als Löhne und Gehälter zu behandeln.

Aufwendungen für Altersversorgung sind Beiträge zu Ruhegehalts- und Zusatzversorgungskassen sowie anderen Versorgungseinrichtungen. Außerdem gehören Ruhegehälter für ehemalige Mitarbeiter des Krankenhauses zu den Aufwendungen für Altersversorgung.

Zu den *Aufwendungen für Beihilfen und Unterstützungen* zählen Beihilfen und Unterstützungen für Mitarbeiter sowie Hinterbliebene.

Sonstige Personalaufwendungen sind z. B. Erstattungen von Fahrtkosten zum Arbeitsplatz und freiwillige soziale Leistungen an Mitarbeiter.

Innerhalb der Kontengruppen für den Personalaufwand wird jeweils nach *Dienstarten* gegliedert.

Die Zuordnung der Mitarbeiter zu den verschiedenen Dienstarten, die sich aus den Zuordnungsvorschriften des Kontenrahmens (Anlage 4 zur KHBV) ergibt[94], und die Struktur der Personalkosten, differenziert nach Dienstarten, zeigt die folgende Tabelle (▶ Tab. 4).

Tab. 4: Struktur der Personalkosten nach Dienstarten[95]

Dienstarten	Struktur der Personalkosten 2019 in %
Ärztlicher Dienst	32,0
Pflegedienst	30,9
Medizinisch-technischer Dienst	13,7
Funktionsdienst	10,0
Klinisches Hauspersonal	0,5
Wirtschafts- und Versorgungsdienst	2,3
Technischer Dienst	1,4
Verwaltungsdienst	6,2
Sonderdienste	0,5
Sonstige Dienste	1,1
Nicht zurechenbare Personalkosten	1,5
	≈100

Während die Kostenartenrechnung die Personalkosten zunächst nach Kostenarten und innerhalb der Kostenarten nach Dienstarten gliedert, werden in der Leistungs- und Kalkulationsaufstellung die Kostenarten zusammengefasst und für die verschiedenen Dienstarten die Personalkosten insgesamt ausgewiesen.[96] Diese in der Leistungs- und Kalkulationsaufstellung geforderte Art der Verdichtung der Personalkosten ist auch für die laufende Kostenrechnung erforderlich, da für Zwecke der Wirtschaftlichkeitskontrolle weniger die einzelne Aufwandsart innerhalb der Personalkosten interessiert, sondern die Personalkosten für eine bestimmte Dienstart insgesamt.

Hinsichtlich der *Gliederung der Personalaufwendungen* bzw. *Personalkosten* ist zu beachten, dass die Kosten- und Leistungsrechnung nicht nur das Erstellen der Leistungs- und Kalkulationsaufstellung ermöglichen soll, sondern dass zu ihren Zielen insbesondere die Steuerung des Betriebsgeschehens und die Wirtschaftlichkeitskontrolle gehören. Für diese Zwecke empfiehlt sich bei den nach Dienstarten differenzierten Personalkosten eine weitere Unterteilung nach:

---

94 ▶ Anhang 1
95 Vgl. Statistisches Bundesamt (Destatis) (2021): Kostenaufstellung der Krankenhäuser, 2019, S. 10
96 ▶ Kap. III 1.1

- Kosten der Regelarbeitszeit,
- Kosten von Überstunden,
- Kosten der Bereitschaftsdienste.

Hierzu folgende Bemerkungen:
Aufgrund der Aufgabenstellung von Krankenhäusern wird in verschiedenen Kostenstellen bzw. Leistungsbereichen der Personaleinsatz nicht nur durch das jeweilige Leistungsvolumen bestimmt, sondern unabhängig vom Umfang der Leistungserbringung ist während der gesamten Zeit eines Tages die Patientenversorgung sicherzustellen. Diese ständige Leistungsbereitschaft wird entsprechend den tariflichen Bestimmungen durch Bereitschaftsdienste und Rufbereitschaften sichergestellt. Diese Dienste werden durch die im jeweiligen Leistungsbereich beschäftigten Mitarbeiter geleistet und zusätzlich vergütet. Entsprechend wirken sich Bereitschaftsdienste nicht in der Istbesetzung (Mengenkomponente des Personaleinsatzes) der jeweiligen Dienstart aus, sondern nur in der Dimension Euro, sofern die geleisteten Bereitschaftsdienste in Geld vergütet werden.

Da das Tarifrecht jedoch auch die Möglichkeit einer Abgeltung der Bereitschaftsdienste durch Freizeit vorsieht (Freizeitausgleich) und zum Teil auch einfordert, ist diese Art der Vergütung gesondert zu dokumentieren in Form des Freizeitausgleichs für geleistete Bereitschaftsdienststunden.

Die Trennung zwischen Kosten der Regelarbeitszeit, Kosten der Überstunden und Kosten der Bereitschaftsdienste ist unter Berücksichtigung der möglichen Vergütungsformen (Geld oder Freizeitausgleich) nicht nur wichtig für die Beurteilung der Kennzahl »Euro/Kraft und Jahr« im Zeitvergleich und im zwischenbetrieblichen Vergleich[97], sondern sie hat auch Bedeutung im Zusammenhang mit personalbedarfsrechnerischen Überlegungen, die ein wesentliches Instrument der Wirtschaftlichkeitskontrolle darstellen.[98]

Die angesprochene Trennung der Personalkosten wird in Krankenhäusern bisher zu wenig beachtet. Sie gewinnt jedoch im Zusammenhang mit der Optimierung von Dienstplänen im Hinblick auf die Patientenversorgung und die Wirtschaftlichkeit zunehmend an Bedeutung.

Zusammenfassend kann man hinsichtlich der Personalkosten feststellen, dass die Kostenarten entsprechend den Kontengruppen 60–63 nach Dienstarten zu verdichten sind, und die Kosten je Dienstart und Kostenstelle im Hinblick auf Kosten der Regelarbeitszeit, Kosten der Überstunden und Kosten der Bereitschaftsdienste differenziert werden müssen. Letztere Differenzierung ergibt sich aus der Aufgabe der Kosten- und Leistungsrechnung als Instrument der Steuerung und Wirtschaftlichkeitskontrolle.

---

97 Die dienstartenbezogene Kennzahl »durchschnittliche Personalkosten pro Kraft und Jahr« gibt einen Hinweis auf die Einhaltung tarifrechtlicher Vergütungsvorschriften sowie auf die Abstimmung zwischen Personalkosten und Personalstatistik.

98 Stehen Mitarbeiter aufgrund von Zeitausgleich während der Regelarbeitszeit zeitweise nicht zur Verfügung, so ist diese gegenüber Istbesetzung entstehende Lücke durch zusätzliches Personal zu schließen.

1.2.3 Erfassung der Sachkosten

Im Sachkostenbereich werden die Kosten ebenfalls nach den Angaben in der Anlage 4 der KHBV unterschieden. Grundsätzlich ist eine Aufspaltung in folgende Sachkostenarten vorzunehmen (▶ Tab. 5)[99].

Tab. 5: Struktur der Sachkosten[100]

Kostenart	Struktur der Sachkosten 2019 in %
Lebensmittel und bezogene Leistungen	5,8
Medizinischer Bedarf	49,5
Wasser, Energie, Brennstoffe	4,8
Wirtschaftsbedarf	9,6
Verwaltungsbedarf	7,2
Sonstige	23,1
	100

Ein Vergleich mit den Aufwandsarten laut Kontenklasse 6 und 7 der Finanzbuchhaltung macht deutlich, dass Kosten im Sinne der Bundespflegesatzverordnung pagatorische Kosten sind und Zweckaufwand im Sinne der Finanzbuchführung darstellen.

Die wirtschaftlich größte Bedeutung innerhalb der Sachkosten hat der medizinische Bedarf, der im Kontenrahmen für die Finanzbuchhaltung wie in der folgenden Tabelle aufgeschlüsselt wird (▶ Tab. 6).

Diese Gliederung ist eine Mindestforderung, die sich früher schon allein hinsichtlich des Erstellens der Leistungs- und Kalkulationsaufstellung ergab. Betrachtet man die Aufgabe Steuerung und Wirtschaftlichkeitskontrolle sowie Erfordernisse der Kostenträgerrechnung[101], so sind verschiedene weitergehende Differenzierungen angezeigt.

Soweit es sich bei den Sachkosten um die *Kosten von Verbrauchsgütern* handelt, kann die Ermittlung der Verbrauchsgütermengen nach folgenden Methoden vorgenommen werden (▶ Tab. 6):

---

99 ▶ Kap. III 1.1. Zur weiteren Differenzierung vgl. die Aufwendungen lt. Anlage 4 der KHBV (▶ Anhang 1)
100 Vgl. Deutsche Krankenhausgesellschaft (Hrsg.): Zahlen, Daten, Fakten 2021, Düsseldorf 2021, S. 36
101 ▶ Kap. III 3.3.3.2 und ▶ Kap. III 3.3.4.2

Tab. 6: Struktur des medizinischen Bedarfs[102]

Medizinischer Bedarf	abs. in Tsd. Euro	Struktur 2019 in %
Medizinischer Bedarf insgesamt daraus…	21.319.511	
Arzneimittel	5.542.545	26
Blut, Blutkonserven, Blutplasma	961.802	5
Verband-, Heil- und Hilfsmittel	285.649	1
ärztl. u. pfleg. Verbrauchsmaterialien, Instrumente	2.623.264	12
Narkose- u. sonstiger OP-Bedarf	2.302.510	11
Laborbedarf	1.210.870	6
Implantate	3.304.122	15
Transplantate	77.104	0
Sonstiges	5.011.645	24
	21.319.511	100

(1)   Erfassung der Verbrauchsgütermengen beim Zugang zum Lager

Bei dieser Methode, die auch als Festwertrechnung bezeichnet wird, geht man von der Annahme aus, dass der Lagerzugang dem Güterverbrauch entspricht. Das gilt immer dann, wenn sich der Lagerbestand mengenmäßig, wertmäßig und in der Zusammensetzung nicht oder nur geringfügig ändert. Ein Beispiel hierfür ist der Verbrauch von Lebensmitteln, deren Zugang nicht als Bestand in der Kontenuntergruppe 100, sondern direkt als Aufwand in der Kontengruppe 65 der Finanzbuchführung gebucht wird. Diese Methode erfordert keine Lagerbuchhaltung.

Nach diesem Verfahren werden auch die Arzneimittelbestände auf den Stationen und in anderen Verbrauchsstellen des Krankenhauses behandelt.[103]

Es findet auch Anwendung beim Laborbedarf, Röntgenbedarf und anderen Artikeln des medizinischen Bedarfs, die am Verbrauchsort gelagert werden, also weder das Lager der Apotheke des Krankenhauses noch das Zentrallager durchlaufen.

---

102 Vgl. Statistisches Bundesamt (Destatis) (2021): Kostenaufstellung der Krankenhäuser, 2019, S. 23
103 Die Verbrauchsgüter gelten mit dem Lagerzugang, der identisch ist mit dem Lagerabgang bezogen auf die Apotheke, als verbraucht.

1 Erlös- und Kostenartenrechnung

(2) Erfassung der Verbrauchsgütermengen beim Abgang vom Lager

Sie kann nach drei Methoden erfolgen:[104]

a) *Inventurmethode (Befundrechnung)*
b) *Skontrationsmethode (Fortschreibungsmethode)*
c) *Rückrechnung (Retrograde Methode)*

Zu a): Inventurmethode

Bei der Inventurmethode ergibt sich der Güterverbrauch am Ende einer Periode aus folgender Beziehung:

Verbrauch = Anfangsbestand + Zugang − Endbestand

Der Endbestand wird durch Inventur ermittelt.

Dieses Verfahren hat folgende drei Nachteile:

Die gesetzlich durchzuführende Jahresinventur reicht erstens für die meist monatlich zu erstellende Kostenartenrechnung nicht aus. Eine monatliche Inventur aber wäre für die meisten Verbrauchsgüter zu aufwändig und wenig zweckmäßig. Außerdem ist zweitens für Verbrauchsgüter, die in mehreren Kostenstellen verbraucht werden, nicht feststellbar, für welche Kostenstellen der Lagerabgang erfolgte. Der dritte Nachteil ist, dass Bestandsminderungen durch Schwund, Verderb und Diebstahl nicht separat erfasst werden können, so dass der ermittelte Verbrauch ausschließlich der Leistungserstellung zugerechnet wird.

Zu b): Skontrationsmethode (Fortschreibungsrechnung)

Bei der Skontrationsmethode erfolgt die Erfassung des Güterverbrauchs in der Lagerbuchhaltung mit Hilfe von Entnahme- und Zugangsscheinen. Der Solllagerbestand an Verbrauchsgütern ist dabei aus folgender Relation jederzeit feststellbar:

Endbestand = Anfangsbestand + Zugang − Verbrauch

Der Verbrauch entspricht den Entnahmemengen laut Entnahmescheinen. Die bei der Inventurmethode aufgezeigten Mängel werden bei der Skontrationsmethode vermieden. Der Verbrauch ist – wie bereits erwähnt – aus den Entnah-

---

[104] Vgl. hierzu u.a. Saul, H.-J.: Materialkosten, in: Chmielewicz, K., Schweitzer, M. (Hrsg.): Handwörterbuch des Rechnungswesens, 3. Aufl., Stuttgart 1993, S.1394ff.; Schweitzer, M., Küpper, H.-U.: a.a.O., S. 88ff.; Haberstock, L. bearbeitet von Breithecker, V.: Kostenrechnung I. Berlin 2005, S. 64ff, Hummel, S., Männel, W.: a.a.O., S. 143ff.

mescheinen direkt zu ersehen, ebenso wie die Angaben über die empfangenden Kostenstellen und ggf. Kostenträger. Der nicht leistungsbedingte Güterverbrauch ist durch Vergleich des Buchbestandes mit dem durch Inventur festgestellten Istbestand zu ermitteln.

Die Skontrationsmethode hat den Nachteil, sehr aufwändig und daher nur bei hochwertigen Verbrauchsgütern wirtschaftlich vertretbar zu sein. Sie kommt insbesondere dann zum Einsatz, wenn der Arbeitsanfall mit Hilfe einer Datenverarbeitungsanlage erledigt wird, d. h. DV-gestützte Materialrechnungen arbeiten nach der Skontrationsmethode.

Zu c): Rückrechnung

Bei der Rückrechnung wird der Güterverbrauch retrograd, d. h. von der erbrachten Leistung bzw. vom Patienten her festgestellt. Das setzt voraus, dass die Verbrauchsgüter für jede Leistung bzw. jeden Patienten sowohl mengen- als auch wertmäßig erfasst werden bzw. bekannt sind. Der nicht durch die Leistungserstellung bedingte Lagerabgang kann mit dieser Methode nicht ermittelt werden. Hierzu sind eine Inventur oder sonstige Kontrollmaßnahmen erforderlich.

Die beschriebenen Methoden unterscheiden sich u. a. in ihrer Wirtschaftlichkeit, Einfachheit und Genauigkeit der Erfassung. Es kann daher nicht eine Methode für alle Verbrauchsgüterarten empfohlen werden, sondern nur ihre Kombination.

Eine DV-gestützte Materialrechnung (Skontrationsmethode) wird von der Krankenhausapotheke generell für die Arzneimittel und sonstige von der Apotheke beschaffte und verteilte Verbrauchsgüter praktiziert. Sie gewinnt zunehmende Bedeutung für die Zentralläger von Krankenhäusern.

Werden bestimmte Verbrauchsgüter generell am Verbrauchsort (Kostenstelle) gelagert (z. B. Labor-, Röntgen-, OP-Bedarf), so bietet sich die Festwertrechnung oder die Inventurmethode an. Der Rückrechnung (retrograde Methode) kommt im Krankenhaus derzeit keine nennenswerte Bedeutung zu.

Die *Bewertung der Verbrauchsmengen* erfolgt in der Kostenrechnung zu Anschaffungskosten (Festwertrechnung), Durchschnittspreisen (Inventurmethode, Rückrechnung) oder gleitenden Durchschnittspreisen (Skontrationsmethode).

1.2.4 Erfassung der Zinsen für Betriebsmittelkredite

Entsprechend der dualen Finanzierung im Krankenhaus beziehen sich Zinsen für Betriebsmittelkredite auf die pflegesatzfähigen[105] und nicht auf die investiven Kosten des Krankenhauses.

Soweit die Aufnahme von Betriebsmittelkrediten zur Überbrückung von Liquiditätsschwierigkeiten erforderlich ist, sollten die Kredite und die daraus resul-

---

105 Kosten sind dann pflegesatzfähig, wenn sie nach den Bestimmungen der Bundespflegesatzverordnung über Budget und Pflegesätze gedeckt werden.

tierenden Zinsen aber durch eine gesonderte Kontoführung nachgewiesen werden.

Zinsen zur Finanzierung von Investitionen oder von Anlauf- und Umstellungskosten zählen nicht zu den Betriebsmittelkreditzinsen. Spielen in der Praxis aufgrund der dysfunktionalen dualen Finanzierung aber eine wichtige Rolle und müssen daher auch Eingang in die Kostenplanung finden. Im Jahr 2018 betrugen die Aufwendungen für Zinsen und ähnliche Aufwendungen über 610 Mio. Euro,[106] der überwiegende Teil der Zinszahlungen dürfte dabei investive Vorhaben betreffen.

1.3 Abgrenzung zwischen Finanzbuchführung sowie der Erlös- und Kostenrechnung

Das Grundprinzip der Abgrenzung zwischen Finanzbuchführung und Kostenrechnung ergibt sich allgemein aus der begrifflichen Abgrenzung zwischen Aufwendungen und Kosten. Das bedeutet, dass die neutralen Aufwendungen nicht in die Kostenrechnung übernommen werden und zusätzlich zum Zweckaufwand (= Grundkosten) die kalkulatorischen Kosten in der Kostenartenrechnung zu erfassen sind.

Da der Kostenbegriff des Krankenhausfinanzierungsrechts ein pagatorischer ist, der auf erfolgswirksame Ausgaben abstellt, bleiben in der Kostenrechnung der Krankenhäuser kalkulatorische Kosten meist unberücksichtigt. Das bedeutet, dass sich die Abgrenzung zwischen Aufwandsarten der Finanzbuchhaltung und Kostenarten auf die betriebsfremden Aufwendungen beschränkt. Diese Art der Abgrenzung wird dadurch unterstrichen, dass die externen Budgets der Krankenhäuser – zumindest nach den rechtlichen Regelungen des § 18 KHG Abs. 3 – zukunftsorientiert vereinbart werden und der Frage der außerordentlichen und periodenfremden Aufwendungen daher eine untergeordnete Bedeutung zukommt. Etwas anders stellt sich diese Fragestellungen beim Blick auf die Erlöse dar. Durch die zumindest in der Vergangenheit häufig sehr langen Laufzeiten im Bereich des MDK Verfahrens (jetzt: MD Management) entstehen durchaus periodenfremde Einnahmen in nicht geringem Umfang und ggf. auch nachträgliche Erlöskorrekturen. Durch eine qualitativ hochwertige Dokumentation und Kodierung können die Laufzeiten dieser Verfahren ggf. verkürzt und die MD Beständigkeit erhöht und damit Erlösschmälerungen sowie negative Liquiditätseffekte vermieden werden.

---

106 Statistisches Bundesamt (Destatis) (2021): Kostenaufstellung der Krankenhäuser, 2019, S. 10

2 Kostenstellenrechnung

2.1 Aufgaben der Kostenstellenrechnung

Während die Kostenartenrechnung aufzeigt, welche Kosten in einer Rechnungsperiode entstanden sind, gibt die Kostenstellenrechnung Auskunft darüber, wo die Kosten angefallen sind, d. h. sie ermittelt Art und Umfang des in den einzelnen Leistungsstellen des Krankenhauses entstandenen Werteverzehrs, indem sie die in der Kostenartenrechnung erfassten Kosten auf die jeweiligen Leistungsbereiche verteilt. Diese Leistungsbereiche, die Orte der Kostenentstehung sind, nennt man *Kostenstellen*.

Die Kostenstellenrechnung hat grundsätzlich folgende *Aufgaben*:

(1) Kostenstellenbezogene Kontrolle der Wirtschaftlichkeit
(2) Überwachung kostenstellenbezogener Budgets
(3) Vorbereitung der Kostenträgerrechnung

Die beiden ersten, für jede Kostenstellenrechnung geltenden Ziele, sind für die Kostenstellenrechnung im Krankenhaus in § 8 KHBV ausdrücklich genannt. Damit wird deutlich, dass der Schwerpunkt der Kosten- und Leistungsrechnung im Krankenhaus auf der Kostenstellenrechnung liegt. Die Bedeutung der Kostenstellenrechnung im Krankenhaus ergibt sich jedoch nicht nur aus den Formulierungen des § 8 KHBV, sondern steht auch in Übereinstimmung mit den Erfordernissen der Krankenhauspraxis.

Die Fallpauschalen des G-DRG-Systems sind so angelegt, dass sie die Durchschnittskosten eines Krankenhausbetriebs für einen bestimmte Behandlungsfall decken. Das bedeutet, dass bei einer Wirtschaftlichkeit, die dem Durchschnitt entspricht, das Krankenhaus ein ausgeglichenes operatives Ergebnis erreichen soll. In dieser Situation kommt der Kostenkontrolle, insbesondere der kostenstellenbezogenen Kostenkontrolle, im Krankenhaus eine wichtige Bedeutung zu, genauso entscheidend ist aber auch die Kontrolle der Refinanzierung von Leistungen im Verhältnis zur INEK Referenzmatrix und die Steuerung der Ergebnisse von Kliniken bzw. Fachbereichen.

Um den beiden Aufgaben, Betriebssteuerung und Wirtschaftlichkeitskontrolle, gerecht zu werden, muss die Kostenstellenrechnung einen Soll-/Istvergleich ermöglichen. Das bedeutet die Forderung nach einer Plankostenrechnung.

2.2 Die Gestaltung der Kostenstellenrechnung

2.2.1 Überblick

Erster Schritt bei der Einrichtung einer Kostenstellenrechnung ist das Bilden von Kostenstellen, die im *Kostenstellenplan* dokumentiert werden.

Liegt der Kostenstellenplan vor, so müssen die Vorschriften für die Zuordnung der Kostenarten auf die Kostenstellen (*Kostenstellenkontierung*) festgelegt werden. Die Bestimmung der Kosten je Kostenstelle ist im Krankenhaus eine wichtige Aufgabe der Kostenstellenrechnung, da im Krankenhaus alle Kosten den Kostenstellen zugeordnet werden und eine direkte Verrechnung von Kosten auf Kostenträger ausscheidet.[107]

Die *Verteilung der Kosten innerhalb des Kostenstellensystems* bildet die letzte Stufe der Kostenstellenrechnung und bereitet die Kostenträgerrechnung vor.

Aufgrund des Sachzielbezuges der Kosten soll diese Verrechnung leistungsbezogen erfolgen (*innerbetriebliche Leistungsverrechnung*).

Wo eine Leistungsmessung nicht möglich ist oder wo aus Wirtschaftlichkeitsgründen auf eine Leistungsmessung verzichtet wird, erfolgt die Verteilung anhand von Bezugsgrößen, die ihrerseits so auszuwählen sind, dass zwischen ihnen und den Kosteneinflussgrößen möglichst eine proportionale Beziehung besteht (Umlagenrechnung). In der Praxis wird es aber auch immer wieder Kostenbestandteile geben, die eher nach dem Tragfähigkeitsprinzip verteilt werden.

Die *leistungsbezogene Kostenverteilung* setzt eine krankenhausspezifische Leistungsrechnung voraus. Diese Leistungsrechnung ist aber vor allem Voraussetzung dafür, dass sich sowohl die Produktionswirtschaftlichkeit als auch die Anforderungswirtschaftlichkeit[108] im Krankenhaus kostenstellenbezogen kontrollieren lassen.

2.2.2 Bildung und Einteilung von Kostenstellen

Kostenstellen sind Orte der Kostenentstehung und damit auch Orte der Kostenzurechnung.

Bei der Bildung von Kostenstellen sind neben den bereits genannten räumlichen auch funktionale Aspekte sowie die Verantwortlichkeit für den Kostenanfall zu berücksichtigen.[109]

---

107 Schweitzer/Küpper bezeichnen die Bestimmung der Kosten je Kostenstelle generell als Hauptaufgabe der Kostenstellenrechnung. Vgl. Schweitzer, M., Küpper, H.-U., u.a., 11. Aufl. München 2016, S. 107
108 Mit dem a.a.O., S. 119f. Begriff der Anforderungswirtschaftlichkeit wird hier das Maß der Beschränkung auf die notwendigen Leistungen zum Ausdruck gebracht. Demgegenüber beschreibt die zweite Komponente wirtschaftlicher Betriebsführung, die »Produktionswirtschaftlichkeit«, die Wirtschaftlichkeit bei der Leistungserstellung.
109 Vgl. Hummel, S., Männel, W.: Kostenrechnung Bd. 1, a.a.O., S. 198

Unabhängig von der Frage, ob bei der Kostenstellenbildung funktionale oder räumliche Kriterien dominieren, sind folgende Grundsätze zu beachten:[110]

- Jede Kostenstelle soll ein selbständiger Verantwortungsbereich sein, d. h. es wird die Identität bzw. Synchronisation von Kostenstelle und Verantwortungsbereich einer Führungskraft gefordert. Diese Forderung ist dann besonders wichtig, wenn wie im Krankenhaus innerhalb der Aufgaben der Kostenstellenrechnung die Kosten- und Wirtschaftlichkeitskontrolle einen besonders hohen Stellenwert hat.
- Die Kostenstellen sollen so gebildet werden, dass möglichst eindeutige Beziehungen bestehen zwischen den in der Kostenstelle erstellten Leistungen und den anfallenden Kosten.
- Bei der Bildung von Kostenstellen ist ferner darauf zu achten, dass sich die Kosten zweifelsfrei und eindeutig den einzelnen Kostenstellen zuordnen lassen (Kostenstellenkontierung).
- Bei der Differenzierung der Kostenstellen im Rahmen der Kostenstellengliederung sind generell die Prinzipien von Übersichtlichkeit und Wirtschaftlichkeit zu beachten, d. h., dass insbesondere der Nutzen einer weitergehenden Gliederung in einem angemessenen Verhältnis zum damit verbundenen Aufwand stehen muss.

Wie für die Kostenartenrechnung so gibt auch für die Kostenstellenrechnung im Krankenhaus die Krankenhausbuchführungsverordnung (KHBV) die Grundstruktur vor, und zwar in Form des *Kostenstellenrahmens* für die Kosten- und Leistungsrechnung, der als Anlage 5 Bestandteil der Krankenhausbuchführungsverordnung (KHBV) ist.

Dieser Kostenstellenrahmen ist gemäß § 8 Nr. 1 Satz 1 KHBV für die Krankenhäuser verbindlich, d. h., dass mindestens die im Kostenstellenrahmen aufgeführten Kostenstellen gebildet werden sollen, wobei je nach Betriebsstruktur eine weitere Differenzierung möglich, eine weitergehende Verdichtung jedoch unzulässig ist.

Die Tiefe der Kostenstellengliederung eines Krankenhauses wird im Wesentlichen durch die Betriebsgröße, das Leistungsprogramm sowie die Aufbau- und Ablauforganisation bestimmt.

Der Kostenstellenrahmen für die Kosten- und Leistungsrechnung laut Anlage 5 KHBV wird im Anhang wiedergegeben.

Im Zusammenhang mit der Vorbereitung der Kostenträgerrechnung werden Kostenstellen unter leistungstechnischen Kriterien in *Haupt-, Hilfs- und Nebenkostenstellen* differenziert. Unter rechnungstechnischen Gesichtspunkten lassen sich *Vor- und Endkostenstellen* unterscheiden.

In den *Hauptkostenstellen* werden die eigentlichen Leistungen (Marktleistungen) des Krankenhauses erstellt. Für die stationäre Behandlung bzw. die Abbil-

---

110 Vgl. Haberstock, L. bearbeitet von Breithecker, V.: Kostenrechnung I, Berlin 2005, S. 105f., Hummel, S., Männel, W.: Kostenrechnung Bd. 1, a. a. O., S. 198

dung der Fachbereiche und Kliniken sind das vor allem die Kostenstellengruppen 93–96.

Die *Hilfskostenstellen* dienen mittelbar dieser Leistungserstellung, indem sie innerbetriebliche Leistungen an andere Kostenstellen, insbesondere die Hauptkostenstellen, abgeben.

In den *Nebenkostenstellen* werden Leistungen erbracht, die nicht zum eigentlichen Leistungsprogramm des Krankenhauses gehören. Es handelt sich dabei z. B. um Wohnheime und Kindertagesstätten.

Vorkostenstellen geben entsprechend dem Prozess der Leistungserstellung ihre Kosten an die *Endkostenstellen* weiter, von denen aus die Kosten auf die Kostenträger weiterverrechnet werden.

Wegen des engen Zusammenhanges zwischen leistungstechnischen Kriterien und rechnungstechnischen Gesichtspunkten, werden die Begriffe Hauptkostenstelle und Endkostenstelle sowie die Begriffe Hilfskostenstelle und Vorkostenstelle oft synonym gebraucht.

Besondere Bedeutung kommt kostenrechnerisch gesehen den Kostenstellen der Gruppe 92 (Medizinische Institutionen) zu.

Der Kostenstellenrahmen für die Kosten- und Leistungsrechnung nach KHBV wird im Anhang 2 wiedergegeben.

Diese Kostenstellen des Untersuchungs- und Behandlungsbereiches erbringen diagnostische und therapeutische Leistungen nicht nur für stationäre, sondern in der Regel auch für ambulante Patienten.

Soweit Leistungen für stationäre Patienten erbracht werden, handelt es sich um *innerbetriebliche Leistungen*, die i.d.R. von Endkostenstellen der Kostenstellengruppe 93–96 angefordert werden. Bezüglich der ambulanten Behandlung sind diese Kostenstellen selbst Endkostenstellen, da sie für die ambulanten Patienten Marktleistungen erbringen.

Eine Besonderheit ist bei der Kostenstellenuntergruppe 929 (*Ambulanzen*) zu beachten:

Im Kostenstellenrahmen kommen die »Ambulanzen« zweimal vor:

929 Ambulanzen
980 Ambulanzen

Bei den Kostenstellen der Untergruppe 929 handelt es sich, differenziert nach Fachabteilungen, um zentrale Diagnose- und Therapiebereiche, in denen eine Vielzahl qualitativ unterschiedlicher Leistungen erbracht werden:[111]

- *stationäre Leistungen*
  - Aufnahmeuntersuchungen

---

111 Dietz, O., Bofinger, W.: a.a.O., KHBV, Teil C Kosten- und Leistungsrechnung, Abschnitt B, Kostenstellenbildung. Dietz/Bofinger sprechen statt von »Ambulanzen« von »gemeinsamen Bereichen«. Damit soll deutlich gemacht werden, dass es sich um Leistungsbereiche handelt, die für die stationäre und ambulante Behandlung »gemeinsam« genutzt werden.

- Erstversorgung von Notfällen
- Behandlung stationärer Patienten der eigenen Abteilung
- konsiliarische Tätigkeit für stationäre Patienten anderer Abteilungen des Krankenhauses
- *ambulante Leistungen des Krankenhauses*
  - Notfallbehandlungen
  - Leistungen für stationäre Patienten anderer Krankenhäuser (sofern nicht Nebentätigkeit des Chefarztes)
- *ambulante Leistungen des Arztes* (Nebentätigkeitsbereich)
  - Leistungen für stationäre Patienten anderer Krankenhäuser (soweit Nebentätigkeit)
  - Gutachten
  - übrige ambulante Behandlung (Kassenambulanz, Privatambulanz, Durchgangsarztambulanz)

Eine Trennung der Kosten dieser Leistungsbereiche in Kosten der stationären und Kosten der ambulanten Behandlung ist Aufgabe der Ambulanzkostenrechnung.[112] Dies gilt auch für die übrigen Kostenstellen der Gruppe 92 soweit sie Leistungen für ambulante Patienten erbringen.

Die Kostenstellen der Untergruppe 980 sind keine Leistungsbereiche. Sie haben nur rechnungstechnische Funktion. Hier werden die Ergebnisse der Kostenausgliederung den (laufend gebuchten) Erlösen (aus der Leistungsabrechnung oder aus der Kostenerstattung, z. B. der Ärzte) gegenübergestellt.

Der *Kostenstellenrahmen* ist für das einzelne Krankenhaus Grundlage für das Erstellen des hausindividuellen Kostenstellenplanes. Ein solcher Kostenstellenplan ist in der nachfolgenden Tabelle wiedergegeben (▶ Tab. 7). Er berücksichtigt die Anforderungen, die sich aus der Kostenstellenkontierung[113] ergeben.

Beim Aufbau des individuellen Kostenstellenplanes ist neben den oben genannten Grundsätzen insbesondere darauf zu achten, dass je Kostenstellengruppe oder Kostenstellenuntergruppe »allgemeine Kostenstellen« eingerichtet werden, denen sich die Kosten verursachungsgemäß zurechnen lassen, die mehrere nachgeordnete Kostenstellen gemeinsam betreffen.[114]

2.2.3 Kostenstellenkontierung

Laut § 8 KHBV sind die Kosten und Leistungen verursachungsgerecht nach Kostenstellen zu erfassen. Die dargestellte Tabelle zeigt den Kostenstellenplan nach KHBV (Anlage 4) und die jeweiligen Kostenstellenverantwortlichen (▶ Tab. 7).

---

112 Zur spezifischen Fragestellung und Methode der Ambulanzkostenrechnung vgl. Kehres, E.: Kosten- und Kostendeckung der ambulanten Behandlung im Krankenhaus, Essen 1994
113 ▶ Kap. III 2.2.3
114 Auf diese Weise entsteht eine Kostenstellenhierarchie, wie sie für die Einzelkosten- und Deckungsbeitragsrechnung typisch ist und die Relativität des Begriffes »Einzelkosten« deutlich werden lässt.

2 Kostenstellenrechnung

Das Ziel besteht hierbei darin, die Kosten möglichst nach dem Ort ihrer Entstehung getrennt zu ermitteln. Die Isomorphie und Genauigkeit der Kostenstellenrechnung wird umso größer, je mehr diese direkte Zuordnung gelingt, und die Kosten als Kostenstelleneinzelkosten erfasst werden.[115]

Wie bei der Kostenartenkontierung ist auch bei der Kostenstellenkontierung der Grundsatz der Einheitlichkeit zu beachten.

Tab. 7: Beispielhafter Kostenstellenplan und jeweiliger Kostenstellenverantwortlicher im Überblick

Kostenstellennummer	Kostenstellenbezeichnung	Kostenstellenverantwortlicher
90	**Gemeinsame Kostenstellen**	
900	**Gebäude einschließlich Grundstück und Außenanlagen**	Technischer Leiter
90000	Allgemeine Kostenstelle Gebäude und Außenanlagen	
90010	Krankengebäude	
90020	Personalwohnheim	
90030	Außenanlagen	
901	**Leitung und Verwaltung des Krankenhauses**	Verwaltungsleiter
90100	Allgemeine Kostenstelle Leitung und Verwaltung des Krankenhauses	
90110	Pforte	
90120	Übrige Verwaltung	
902	**Werkstätten**	Technischer Leiter
90200	Allgemeine Kostenstelle Werkstätten	
90210	Werkstatt Medizintechnik	
90220	Malerwerkstatt	
90230	Tischlerwerkstatt	
90240	Elektrowerkstatt	
90250	Werkstatt Heizung, Sanitär	

---

115 Vgl. Schweitzer, M., Küpper, H.-U. u. a. a. O., 11. Aufl., München 2016, S. 147 ff.

III Erlös- und Kostenerfassung sowie Erlös- und Kostenverteilung

Tab. 7: Beispielhafter Kostenstellenplan und jeweiliger Kostenstellenverantwortlicher im Überblick – Fortsetzung

Kostenstellennummer	Kostenstellenbezeichnung	Kostenstellenverantwortlicher
904	**Personaleinrichtungen (für Betrieb Krankenhaus unerläßlich)**	Verwaltungsleiter
90400	Allgemeine Kostenstelle Personaleinrichtungen	
90410	Cafeteria	
90420	Personaluntersuchungen/Betriebsarzt	
905	**Aus-, Fort- und Weiterbildung**	Leitende Schulschwester
90500	Allgemeine Kostenstelle Aus-, Fort- und Weiterbildung	
90510	Krankenpflegeschule	
90520	Krankenpflegehilfeschule	
906	**Sozialdienst/Patientenbetreuung**	
90600	Allgemeine Kostenstelle Sozialdienst/Patientenbetreuung	
91	**Versorgungseinrichtungen**	
910	**Speisenversorgung**	Küchenleitung
91000	Allgemeine Kostenstelle Speisenversorgung	
911	**Wäscheversorgung**	Wäschereileitung
91100	Allgemeine Kostenstelle Wäscheversorgung	
91110	Wäscherei	
91120	Lager und Ausgabe Textilien	
91130	Näherei	
912	**Zentraler Reinigungsdienst**	Reinigungsmeister
91200	Allgemeine Kostenstelle zentraler Reinigungsdienst	
913	**Versorgung mit Energie, Wasser, Brennstoffen**	Technischer Leiter

Tab. 7: Beispielhafter Kostenstellenplan und jeweiliger Kostenstellenverantwortlicher im Überblick – Fortsetzung

Kostenstellennummer	Kostenstellenbezeichnung	Kostenstellenverantwortlicher
91300	Allgemeine Kostenstelle Versorgung mit Energie, Wasser, Brennstoffen	
91310	Wärme- und Dampfversorgung	
91320	Strombezug und -verteilung	
91330	Notstromversorgung	
91340	Zentrale Versorgung mit medizinischen Gasen	
91350	Wasserbezug, Wasseraufbereitung, Wasserverteilung	
914	**Innerbetriebliche Transporte**	Technischer Leiter
91400	Allgemeine Kostenstelle innerbetriebliche Transporte	
91410	Hol- und Bringedienst	
91420	Krankenhaustransportdienst	
91430	Fuhrpark	
915	**Bettenzentrale**	Technischer Leiter
91500	Allgemeine Kostenstelle Bettenzentrale	
916	**Entsorgung**	Technischer Leiter
91600	Allgemeine Kostenstelle Entsorgung	
91610	Verbrennungsanlage	
91620	Übrige Entsorgung	
917	**Versorgung mit medizinischem Bedarf**	Apotheker
91700	Allgemeine Kostenstelle Versorgung mit medizinischem Bedarf	
91710	Apotheke	
91720	Lager medizinischer Bedarf (soweit nicht Apotheke)	
918	**Zentrale Sterilisation**	Leiter der Sterilisation

III Erlös- und Kostenerfassung sowie Erlös- und Kostenverteilung

Tab. 7: Beispielhafter Kostenstellenplan und jeweiliger Kostenstellenverantwortlicher im Überblick – Fortsetzung

Kostenstellennummer	Kostenstellenbezeichnung	Kostenstellenverantwortlicher
91800	Allgemeine Kostenstelle zentrale Sterilisation	
919	**Lager Wirtschafts- und Verwaltungsbedarf**	Wirtschaftsleiter
91900	Allgemeine Kostenstelle Wirtschafts- und Verwaltungsbedarf	
92	**Medizinische Institutionen**	
920	**Radiologie**	Chefarzt Radiologie
92000	Allgemeine Kostenstelle Radiologie	
92010	Allgemeine Röntgendiagnostik	
92020	Computertomographie	
92030	Nuklearmedizin	
922	**Laboratorien**	Laborleitung/ ltd. MTA
92200	Allgemeine Kostenstelle Zentrallabor	
923	**Funktionsdiagnostik**	Chefarzt Kardiologie
92300	Allgemeine Kostenstelle Funktionsdiagnostik (kardiologische Diagnostik, Ultraschall)	
924	**Sonstige diagnostische Einrichtungen**	Chefarzt Gastroenterologie
92400	Allgemeine Kostenstelle Endoskopie	
925	**Anästhesie, OP-Einrichtungen, Kreißzimmer**	
92500	Allgemeine Kostenstelle Anästhesie, OP-Einrichtungen	
92510	Allgemeine Kostenstelle Anästhesie	Chefarzt Anästhesie
92511	Zentrale Anästhesieabteilung	Chefarzt Anästhesie

Tab. 7: Beispielhafter Kostenstellenplan und jeweiliger Kostenstellenverantwortlicher im Überblick – Fortsetzung

Kostenstellennummer	Kostenstellenbezeichnung	Kostenstellenverantwortlicher
92512	Aufwachraum	Chefarzt Anästhesie
92520	Allgemeine Kostenstelle OP-Einrichtungen	ltd. OP-Pfleger
92521	Chirurgischer OP	Chefarzt Chirurgie
92522	Urologischer OP	Chefarzt Urologie
92523	Gynäkologischer OP	Chefarzt Gynäkologie
92530	Kreißzimmer, geburtshilfliche Behandlung	Chefarzt Gynäkologie
926	**Physikalische Therapie**	
92600	Allgemeine Kostenstelle Physikalische Therapie	
92610	Bäderabteilung	Ltd. Bademeister
92620	Krankengymnastik	Ltd. Krankengymnastin
928	**Pathologie**	
92800	Allgemeine Kostenstelle Pathologie	
929	**Ambulanzen**	
92900	Allgemeine Kostenstelle Ambulanzen	
92910	Ambulanz des Krankenhauses (Notfallbehandlung)	Chefarzt Chirurgie
92920	Chirurgische Ambulanz	Chefarzt Chirurgie
92930	Kardiologische Ambulanz	Chefarzt Kardiologie
92940	Gastroenterologische Ambulanz	Chefarzt Gastroenterologie
92950	Urologische Ambulanz	Chefarzt Urologie
92960	Gynäkologische Ambulanz	Chefarzt Gynäkologie
93	**Pflegefachbereiche Normalpflege**	Pflegedienstleitung, Chefärzte

Tab. 7: Beispielhafter Kostenstellenplan und jeweiliger Kostenstellenverantwortlicher im Überblick – Fortsetzung

Kostenstellennummer	Kostenstellenbezeichnung	Kostenstellenverantwortlicher
930	**Allgemeine Kostenstellen**	
93010	Allgemeine Kostenstelle	
93020	Nachtdienst, allgemein	
93030	Schüler/Schülerinnen, allgemein	
93040	Station 9, allgemein	
931	**Innere Medizin**	
93100	Allgemeine Kostenstelle Innere Medizin	
93110	Station 1	
93120	Station 2	
93130	Station 3	
93140	Station 4	
93150	Station 5	
941	**Chirurgie**	
94100	Allgemeine Kostenstelle Chirurgie	
94110	Station 6	
94120	Station 7	
94130	Station 8	
94140	Station 9	
950	**Urologie**	
95000	Allgemeine Kostenstelle Urologie	
95010	Station 10	
95020	Station 11	
95030	Station 12	
95040	Station 9	
953	**Gynäkologie/Geburtshilfe**	
95300	Allgemeine Kostenstelle Gynäkologie/Geburtshilfe	

Tab. 7: Beispielhafter Kostenstellenplan und jeweiliger Kostenstellenverantwortlicher im Überblick – Fortsetzung

Kostenstellennummer	Kostenstellenbezeichnung	Kostenstellenverantwortlicher
95310	Station 13	
95320	Station 14	
95320	Station 15	
95330	Säuglingszimmer	
96	Pflegefachbereich – abweichende Pflegeintensität	Pflegedienstleitung, Chefärzte
96000	Allgemeine Kostenstelle Intensivmedizin	
96100	Internistische Intensivmedizin	
96200	Operative Intensivmedizin	
97	Sonstige Einrichtungen	Schulleiter, ltd. Schulschwester
97000	Allgemeine Kostenstelle Krankenpflege- und Krankenpflegehilfsschule	
97010	Krankenpflegeschule	
97020	Krankenpflegehilfsschule	
98	Ausgliederungen	
980	Ambulanzen	
98000	Allgemeine Kostenstelle Ambulanzen	
98010	Ambulanz des Krankenhauses (Notfallambulanz)	
98020	Chirurgische Ambulanz	
98030	Kardiologische Ambulanz	
98040	Gastroenterologische Ambulanz	
98050	Urologische Ambulanz	
98060	Gynäkologische Ambulanz	
98070	Radiologische Ambulanz	
98080	Ambulanz Physikalische Therapie	
99	Sonstige Kostenstellen	
991	Wahlleistungen	

Tab. 7: Beispielhafter Kostenstellenplan und jeweiliger Kostenstellenverantwortlicher im Überblick – Fortsetzung

Kostenstellennummer	Kostenstellenbezeichnung	Kostenstellenverantwortlicher
99110	Ärztliche Wahlleistungen	
99120	Wahlleistung Unterkunft	
992	**Erlöskostenstellen**	
99210	Erlöse Kosten- und Leistungsnachweis	
99220	Sonstige Erlöse	
993	**Abstimmungskostenstelle Abschreibungen Fördermittel**	
99300	Abstimmungskostenstelle Abschreibungen Fördermittel	
994	**Neutraler Bereich**	
99400	Kostenstelle neutrale Aufwendungen und Erträge	

Die entsprechenden Zuordnungsvorschriften, die in Form eines Kostenstellenkontierungskataloges dokumentiert werden, werden durch die Organisationsform der der Kostenrechnung vorgelagerten Nebenrechnungen (Personalrechnung, Materialrechnung) bestimmt.

Die Zuordnung der Personalkosten erfolgt in der Regel über ein gesondertes *DV-Programm Personalrechnung*.

Indem jedem Mitarbeiter je nach Einsatzbereich ein Kostenstellenmerkmal zugeordnet wird, wird jede Aufwandsartenbuchung gleichzeitig zur Kostenstellenkontierung.[116]

Dieser Grundsatz, dass jede Aufwandsbuchung durch Angabe eines Kostenstellenmerkmales gleichzeitig zur Kostenstellenkontierung wird, gilt nicht nur für die Zuordnung der Personalkosten, sondern auch für die übrigen Kostenarten (▶ Tab. 8).

---

116 Die Kosten der ärztlichen Mitarbeiter, die sowohl in Vorkostenstellen (z. B. OP, Endoskopie, Röntgendiagnostik) als auch in Endkostenstellen (bettenführende Fachabteilungen) Leistungen erbringen, werden generell der Endkostenstelle zugeordnet. Dadurch reduziert sich in der Regel lediglich der Umfang der innerbetrieblichen Leistungsverrechnungen, da z. B. die operativen Abteilungen im OP im Wesentlichen ihre eigenen Patienten operieren und die Internisten im Wesentlichen ihre eigenen Patienten endoskopieren. Die Patientenkalkulation bzw. (Nach-)Kalkulation der Fallpauschalen verlangt eine leistungsbezogene Verteilung der Arztkosten auf die Kostenstellen, in denen die Ärzte ihre Leistungen erbringen (z. B. OP, Endoskopie, Station). Diese Kostenverteilung erfolgt am Ende eines Abrechnungszeitraumes im Rahmen der Verteilung der Kosten innerhalb des Kostenstellensystems (▶ Kap. III 2.2.4).

Der Kostenstellenplan der Krankenhäuser ist so aufgebaut, dass es in den meisten Fällen möglich ist, die Kosten an irgendeiner Stelle »direkt« zu erfassen.

Für diese Möglichkeit sorgen die Kostenstellengruppen 90 (gemeinsame Kostenstellen) und 91 (Versorgungseinrichtungen) sowie die allgemeinen Kostenstellen, die je Kostenstellenuntergruppe üblicherweise eingerichtet werden. Für die Pflegefachbereiche bedeutet das, dass z. B. neben den Stationen eine (übergeordnete) allgemeine Kostenstelle existiert, der die Kosten zugeordnet werden, die alle Stationen der Fachabteilung gemeinsam betreffen, die jedoch diesen nicht direkt zugeordnet werden können (z. B. ärztlicher Dienst, Chefarztsekretärin).[117]

Die bisherigen Überlegungen galten den Kosten. § 8 KHBV schreibt jedoch nicht nur eine Erfassung von Kosten, sondern auch von *Leistungen* vor, und zwar differenziert nach Kostenstellen. Darüber hinaus sind Kosten und Leistungen den anfordernden Kostenstellen zuzuordnen, soweit dies für Zwecke der Kosten- und Leistungsrechnung erforderlich ist.

Da bis 2016 die Kosten- und Leistungsrechnung auch das Erstellen der Leistungs- und Kalkulationsaufstellung (LKA) ermöglichen sollte, wurde damit implizit eine Kostenträgerrechnung gefordert, dies hat auch aktuell noch Auswirkungen auf die Art der Leistungserfassung.

Wegen ihres Sachzusammenhanges werden die Fragen der Leistungserfassung und der Kosten- und Leistungsverrechnung gemeinsam im folgenden Kapitel behandelt.

Tab. 8: Kostenstellenkontierungskatalog (Anlage 4 zur KHBV)

Konto-Nr.	Konteninhalt	Kostenstellenzuordnung
Kontengruppen 60–64	**Personalkosten**	Zuordnung auf Kostenstellen entsprechend dem DV-Programm Personalrechnung (= vorgelagerte Nebenrechnung)
Kontengruppe 65	**Lebensmittel**	91000
Kontengruppe 66	**Medizinischer Bedarf**	
6600	Arzneimittel	Materialrechnung Apotheke
6602	Blut, Blutkonserven, Blutersatzmittel	Materialrechnung Apotheke

---

117 Der in ▶ Kap. III 2.2.2 beispielhaft wiedergegebene Kostenstellenplan eines Krankenhauses wird den hinsichtlich der Kontierung von Kostenstelleneinzelkosten zu stellenden Forderungen weitgehend gerecht.

Tab. 8: Kostenstellenkontierungskatalog (Anlage 4 zur KHBV) – Fortsetzung

Konto-Nr.	Konteninhalt	Kostenstellenzuordnung
6603	Verbandmaterial	Materialrechnung Lager
6604	Ärztliches und pflegerisches Verbrauchsmaterial	Materialrechnung Lager
6606	Narkose- und sonstiger OP-Bedarf	Materialrechnung Apotheke / direkt 925
6607	Bedarf für Röntgen und Nuklearmedizin	Materialrechnung Apotheke / direkt 920
6608	Laborbedarf	Materialrechnung Apotheke / direkt 922
6609	Untersuchungen in fremden Instituten	direkt
6610	Bedarf für EKG, EEG Sonographie	direkt 923
6611	Bedarf der physikalischen Therapie	direkt 926
6612	Feindesinfektionsmittel	Materialrechnung Apotheke
6613	Implantate	direkt 925
6616	Kosten für Krankentransporte	direkt
6617	Sonstiger medizinischer Bedarf (Konsiliarleistungen)	direkt
Kontengruppe 67	**Wasser, Energie, Brennstoffe**	913
Kontengruppe 68	**Wirtschaftsbedarf**	91900/direkt
6800	Reinigungs- und Desinfektionsmittel	91900
6801	Waschmittel	91110
6802	Haushaltsverbrauchsmittel	91900
6803	Treibstoffe und Schmiermittel	direkt (z. B. 91430)
Kontengruppe 69	**Verwaltungsbedarf**	91900/direkt
6900	Büromaterialien und Druckarbeiten	
6910	Postgebühren, Bankgebühren	

Tab. 8: Kostenstellenkontierungskatalog (Anlage 4 zur KHBV) – Fortsetzung

Konto-Nr.	Konteninhalt	Kostenstellenzuordnung
6920	Fernsprech- und Fernschreibanlagen, Telegramme, Rundfunk und Fernsehen	
6930	Reisekosten, Fahrgelder Spesen	direkt
6940	Personalbeschaffungskosten	direkt
6950	Beratungskosten Prüfungs-, Gerichts- und Anwaltsgebühren	901
Kontengruppe 71	**Gebrauchsgüter**	Lagerkostenstelle/direkt
Kontengruppe 72	**Instandhaltung**	
7200	Außenanlagen	900
7201	Gebäude	900
7202	Technische Anlagen	913
7203	Einrichtungen und Ausstattungen	direkt
7209	Sonstiger Reparaturbedarf	902
7210	Nicht aktivierungsfähige, nach KHG geförderte Maßnahmen	993
Kontengruppe 73	**Steuern, Abgaben Versicherungen**	direkt/901
Kontengruppe 74	**Zinsen und ähnliche Aufwendungen**	
740	Zinsen für Betriebsmittelkredite	901
742	Zinsen und ähnliche Aufwendungen für sonstiges Fremdkapital	993
Kontengruppe 78	**Sonstige ordentliche Aufwendungen**	direkt/901
Kontengruppe 79	**Übrige Aufwendungen**	direkt/901/993

2.2.4 Verteilung der Kosten innerhalb des Kostenstellensystems

2.2.4.1 Inhalt und Aufgaben

Im Rahmen der Kostenstellenkontierung werden den verschiedenen Kostenstellen im Krankenhaus die Kosten als Kostenstelleneinzelkosten (direkt) zugeordnet, die durch den Einsatz von Produktionsfaktoren in der jeweiligen Kostenstelle entstehen (*primäre Kosten*).

Wie bereits bei der Differenzierung der Kostenstellen deutlich wird,[118] erstellen die Endkostenstellen Marktleistungen, während die Vorkostenstellen innerbetriebliche Leistungen (Betriebsleistungen) erbringen, die von den Endkostenstellen in Anspruch genommen werden.

Die Kosten der Vorkostenstellen – es handelt sich um die Kostenstellen der Kostenstellengruppen 90–92 – werden den leistungsempfangenden Endkostenstellen zugeordnet soweit dies für die Zwecke der internen Budgetierung und der Kosten- und Leistungsrechnung – insbesondere der Kostenträgerrechnung – erforderlich ist.[119] Dadurch werden die primären Kosten der Vorkostenstellen zu sekundären Kosten der Endkostenstellen. Die Kostenverteilung kann grundsätzlich auf zweierlei Art und Weise erfolgen:

- auf der Grundlage gemessener Leistungen (*innerbetriebliche Leistungsverrechnung*)
- ohne Leistungsmessung (*Umlagenrechnung*)[120]

Die Verteilung der Kosten innerhalb des Kostenstellensystems (innerbetriebliche Leistungsverrechnung und Umlagenrechnung) hat folgende Aufgaben zu erfüllen:

- Wirtschaftlichkeitskontrolle, insbesondere Kontrolle der Anforderungswirtschaftlichkeit
- Wirtschaftlichkeitsvergleich zwischen Eigenherstellung und Fremdbezug
- Vorbereitung der internen Budgetierung und ggf. der Kostenträgerrechnung

Voraussetzung für eine Kostenverteilung anhand der erbrachten Leistungen ist, dass nicht nur der Input (Kosten), sondern auch der Output (Leistungen) bekannt ist. Das bedeutet, dass für jede leistungsabgebende Kostenstelle entweder die Leistungen oder andere Bezugsgrößen als Maßgrößen der Kostenverursachung definiert und erfasst werden müssen.

---

118 ▶ Kap. III 2.2.2
119 Im Rahmen der in ▶ Kap. VII beschriebenen Mehrstufigen Bereichsergebnisrechnung erfolgt hier explizit keine Zuordnung der Kosten, sondern eine Verrechnung der Leistungen zu marktorientierten Preisen.
120 Vgl. Hummel, S., Männel, W.: Kostenrechnung Bd. 1, a. a. O., S. 217

Die Erfassung von Leistungen und anderen Maßgrößen der Kostenverursachung ist jedoch nicht nur für Zwecke der Kostenverteilung innerhalb des Kostenstellensystems erforderlich, sondern auch und vor allem zur kostenstellenbezogenen Wirtschaftlichkeitskontrolle sowie als Voraussetzung für die Kostenträgerrechnung. Hinsichtlich der Kostenträgerrechnung orientiert sich der Umfang der Verteilung von Kosten innerhalb des Kostenstellensystems am gewählten kalkulatorischen Ansatz.[121]

2.2.4.2 Leistungsrechnung

a) Aufgaben der Leistungsrechnung

Betriebssteuerung und Wirtschaftlichkeitskontrolle mithilfe der Kostenträgerrechnung sind nur möglich, wenn detaillierte Informationen über die zu erbringenden bzw. die erbrachten Leistungen vorliegen. Die Leistungsrechnung macht das Leistungsgeschehen im Krankenhaus transparent, indem sie zur Beantwortung folgender Fragen beiträgt:

Wer erbringt
wo,
für wen,
wann,
welche Leistungen?

Mit diesen Fragen sind angesprochen:

- die Dienstart, die die Leistung erbringt
- die Leistungsstelle, in der die Leistung erbracht wird
- die Stelle, die die Leistung anfordert (leistungsanfordernde Stelle)
- der Patient bzw. die Patientenkategorie, für den bzw. die die Leistung erbracht wird[122]
- Art der Leistung
- Zeitpunkt der Leistungserbringung

Stehen neben den Kosteninformationen je Kostenstelle auch Leistungsinformationen in dieser Form zur Verfügung, so lässt sich, bezogen auf die leistungserbringende Stelle, eine Aussage über die Wirtschaftlichkeit der Leistungserbringung (Produktionswirtschaftlichkeit) machen.

---

121 ▶ Kap. III 3.4.5
122 Die Zuordnung von Leistungen zu Patienten bzw. Patientengruppen wird durch die leistungsbezogenen Entgeltformen der Krankenhausbehandlung insbesondere die Fallpauschalen erforderlich. ▶ Kap. III 3.3

Die Kosten einer Kostenstelle werden in ihrer absoluten Höhe jedoch nicht nur beeinflusst durch die Wirtschaftlichkeit der Leistungserstellung, sondern auch durch die Anzahl der erbrachten Leistungen.

Die Anzahl der von einer Kostenstelle angeforderten Leistung (z. B. die von der Inneren Medizin angeforderten Laborleistungen) bringt das Anforderungverhalten dieser Stelle zum Ausdruck, das bei gegebener Patientenstruktur Ausdruck der Anforderungswirtschaftlichkeit ist und damit Ausdruck dafür, inwieweit das Ziel einer sparsamen Wirtschaftsführung erreicht wird.

Hauptaufgabe der Leistungsrechnung sind somit *Wirtschaftlichkeitskontrolle* (*Kontrolle der Produktionswirtschaftlichkeit* und *Kontrolle der Anforderungswirtschaftlichkeit*) und *Betriebssteuerung*. Mit Inkrafttreten der patientenbezogenen Vergütungsformen haben zusätzlich Zwecke der Kostenträgerrechnung an Bedeutung gewonnen.

Die Differenzierung der in einer Kostenstelle erbrachten Leistungen nach den anfordernden Kostenstellen ermöglicht es der Leistungsrechnung, eine weitere Aufgabe zu erfüllen, nämlich Grundlage zu sein für die *Kostenverteilung innerhalb des Kostenstellensystems*. Die zusätzliche Information, für welche Patienten (Patientenkategorie Entgeltform) die Leistung erbracht wurde, ist Voraussetzung für eine leistungsbezogene Kostenträgerrechnung (Patienten bzw. Fallpauschalen).

Von der Leistungsrechnung ist begrifflich die *Leistungsstatistik* zu unterscheiden, die die Leistungen je leistungserbringender Stelle ausweist und dabei nicht differenziert nach leistungsanfordernden Stellen vorgeht.

b) Leistungsdefinition und Leistungsbewertung in der Leistungsrechnung

Die Leistungen, definiert nach Quantität und Qualität, bringen die Kosteneinflussgrößen[123] *»Beschäftigung«* und *»Leistungsprogramm«* zum Ausdruck.

Damit die Leistungsrechnung als Instrument zur Betriebssteuerung und Wirtschaftlichkeitskontrolle sowie als Grundlage der Kostenverteilung im System der Kostenstellenrechnung dienen kann, sollten folgende Grundsätze beachtet werden:

- Leistungen sind überschneidungsfrei zu definieren, um Doppelzählungen zu vermeiden.
- Bei der Leistungserfassung ist zwischen Leistungen für stationäre und Leistungen für ambulante Patienten zu unterscheiden. Wünschenswert ist des Weiteren die Differenzierung nach Leistungen, die während der Regelarbeitszeit erbracht werden und solchen Leistungen, die die Inanspruchnahme des Bereitschaftsdienstes betreffen.
- Bei der Leistungsdefinition sind die Anforderungen für die Personalbedarfsrechnung zu beachten.[124]

---

123 Zu den Kosteneinflussgrößen ▶ Kap. IV 2.1.2

- Die Kalkulation/Nachkalkulation von Fallpauschalen macht eine patientenbezogene Leistungsrechnung unverzichtbar.
- Kosten und Nutzen der Leistungsrechnung müssen in einem angemessenen Verhältnis zueinander stehen.

(1) Röntgendiagnostik

Als »Leistungen« können definiert und gezählt werden:

- Patienten,
- Untersuchungen,
- Aufnahmen/Durchleuchtungen.

Zeitraumbezogen ist dabei die Zahl der Aufnahmen größer als die Zahl der Untersuchungen, und die Zahl der Untersuchungen größer als die Zahl der Patienten, da eine Untersuchung eine oder mehrere Aufnahmen umfasst und pro Patient teilweise mehr als eine Untersuchung durchgeführt wird.

Für eine möglichst differenzierte Kostenanalyse sind alle drei Leistungsinformationen wünschenswert. Kosten-Nutzen-Überlegungen führen dazu, dass man sich in der Leistungsrechnung für eine Leistungsdefinition entscheidet.

Da der Personalbedarf und damit die Personalkosten vor allem durch die Art und Anzahl der Untersuchungen bestimmt werden, empfiehlt es sich, im Rahmen der Leistungsrechnung die Leistung als Untersuchung zu definieren und dementsprechend nach Arten der Untersuchung zu differenzieren.

Betrachtet man die Kosten für Röntgenfilme, so sind diese mehr durch die Zahl der Aufnahmen als durch die Zahl der Untersuchungen bestimmt. Kontrastmittel, Katheter und dergleichen hängen wiederum nicht von der Zahl der Aufnahmen, sondern von der Zahl der Untersuchungen ab. Das gilt auch für die Raumkosten, die über die zeitliche Bindung des nichtärztlichen Personals im Sinne einer finalen Zuordnung ebenfalls durch Art und Anzahl der Untersuchungen bestimmt werden können.

Da die Untersuchungen laut GOÄ gleichartige Untersuchungen teilweise zusätzlich nach Anzahl der Aufnahmen differenzieren, ist die *Leistungsdefinition »Untersuchungen laut GOÄ«* für die Leistungsrechnung des Krankenhauses brauchbar. Für Zwecke der Personalbedarfsrechnung ist zu beachten, dass es in der GOÄ Leistungsnummern mit dem Inhalt »jede weitere Aufnahme« gibt, die keine eigenständige Leistung im Sinne der Personalbedarfsrechnung darstellen. Ausgehend von der Zahl der Untersuchungen laut GOÄ sind die Leistungen mit dem Inhalt »jede weitere Aufnahme« abzusetzen, um Leistungen im Sinne der Personalbedarfsrechnung zu erhalten.

---

124 Die Personalbedarfsrechnung ist ein wichtiges Instrument für die Kostenplanung (▶ Kap. IV 2.2.3.1) und damit ein Bindeglied zwischen (Plan-)Kostenrechnung und (externem) Budget. Während die Kosten- und Leistungsrechnung auf die Wirtschaftlichkeit abstellt, macht die Personalbedarfsrechnung Aussagen über die anzustrebende Arbeitsproduktivität und ist insofern eine reine Mengenbetrachtung.

Soweit in der Basisdokumentation (in der Regel ist das das Röntgenbuch) auch Patienten und Aufnahmen dokumentiert sind, können bei Bedarf diese zusätzlichen Informationen zur Kennzahlenbildung (Aufnahmen pro Untersuchung, Untersuchungen pro Patient) genutzt werden.

Bei einer Kostenverteilung auf der Grundlage der Leistungsdefinition »Untersuchungen lt. GOÄ« ist zu beachten, dass mit den Gebühren (Anzahl der Punkte pro Leistung x Punktwert) nicht alle Kosten abgegolten sind, sondern darüber hinaus teilweise zusätzliche Kosten (z. B. Kontrastmittel, Katheter) abgerechnet werden können. Diese Kosten sind vor der Kostenverteilung auf Basis lt. GOÄ den jeweiligen Untersuchungen bzw. Patienten zuzuordnen.

(2) Strahlentherapie

In der Strahlentherapie werden Tumorpatienten behandelt. Die Behandlung umfasst mehrere Bestrahlungsserien, wobei jede Serie eine unterschiedliche Zahl von Sitzungen umfasst, und je Sitzung die Bestrahlung eines oder mehrerer Bestrahlungsfelder erfolgt.

Damit gibt es in der Strahlentherapie folgende mögliche Leistungsdefinitionen:

- Patient
- Serie
- Sitzung
- Feld

Für Zwecke der Personalbedarfsrechnung (getrennt nach ärztlichem Dienst und medizinisch-technischem Dienst) werden letztlich Informationen über alle diese Leistungskategorien benötigt. Für Zwecke der Kostenverteilung empfiehlt sich die Leistungsdefinition »Sitzung«, da sie die zeitliche Bindung des nichtärztlichen Personals sowie die Raum- und Gerätenutzung zum Ausdruck bringt.

(3) Nuklearmedizin

In der Nuklearmedizin werden In-vivo-Untersuchungen (Untersuchungen am Patienten) und In-vitro-Untersuchungen (Laboruntersuchungen) unterschieden. Für beide Leistungsbereiche empfiehlt sich, die Leistungsdefinition »Untersuchungen laut GOÄ« mit einer entsprechenden Leistungsgewichtung (Punkte laut GOÄ) vorzunehmen.

(4) Laboratorien

Für die Leistungsdefinition und Leistungserfassung im Zentrallabor bietet sich die Zahl der Untersuchungen (differenziert nach Untersuchungsarten) oder die Zahl der ermittelten Parameter (differenziert nach Art der Parameter) an. Teilweise ist für das Ermitteln eines Parameters eine eigenständige Untersuchung erforderlich, so dass sich die Leistungsdefinition »ermittelter Parameter« und »Untersuchung« inhaltlich nicht unterscheiden. Bei bestimmten Untersuchungen,

z. B. Blutbild (Nr. 3550 GOÄ), werden mit einer Untersuchung mehrere Parameter ermittelt.

Während in der Vergangenheit häufig die ermittelten Parameter gezählt wurden, setzt sich die Leistungsdefinition »Untersuchung« zunehmend durch, da die »Untersuchung« stärker und umfassender an die Leistungserstellung anknüpft als Art und Anzahl der ermittelten Parameter.

Diese Entwicklung wurde nicht unwesentlich beeinflusst durch den Einsatz so genannter Mehrkanalgeräte, mit denen in einem Arbeitsgang 10 und mehr Parameter ermittelt werden können.

Neben der Verdichtung nach Leistungsgruppen empfiehlt sich für Zwecke der Personalbedarfsberechnung zusätzlich eine Verdichtung und Zuordnung der Leistungen auf Geräte bzw. Arbeitsplätze.

Inwieweit es sinnvoll ist, die in der GOÄ vorgesehenen Höchstwerte für bestimmte Laborleistungen zu berücksichtigen, ist im Einzelfall zu untersuchen und zu klären. Dieses Problem besteht deswegen, weil die Systematik und auch die Leistungsvergütung lt. GOÄ sich primär an den Erfordernissen der ambulanten Behandlung bei niedergelassen Ärzten orientieren.

(5) Funktionsdiagnostik und sonstige diagnostische Einrichtungen

Für die kardiologische und gastroenterologische Diagnostik sowie für die Sonographie (Ultraschalluntersuchungen) und sonstige internistische Diagnostik genügt die Leistungsdefinition »Untersuchungen laut GOÄ« den Anforderungen der Leistungsrechnung.

(6) Pathologie

Als Leistungen können Einsendungen (Materialien) und/oder Untersuchungen (Schnitte) gezählt werden.

Die Untersuchung laut GOÄ orientiert sich an den untersuchten Materialien und lässt die erforderliche Anzahl von »Schnitten«, die den Aufwand und Schwierigkeitsgrad einer Begutachtung des Materials bestimmen, außer Acht. Insofern empfiehlt sich für die Leistungsrechnung die Erfassung beider Größen, der Einsendungen und der Untersuchungen. Die Relation Untersuchungen pro Einsendung bringt dabei die Leistungsstruktur in einer Kennzahl zum Ausdruck.

(7) Physikalische Therapie

Die GOÄ weist im Abschnitt E Physikalisch-medizinische Leistungen aus, die in ihrer Differenzierung jedoch auf die Erfordernisse der bei niedergelassenen Ärzten erbrachten Leistungen abstellen. Zur Definition und Bewertung der Leistungen im Krankenhaus bietet sich der DKG-NT Band 2, Teil S1 Bäder, Massagen, Krankengymnastik und andere Heilbehandlungen an, der auch Grundlage für die Abrechnung ambulanter Leistungen des Krankenhauses ist.[125]

III Erlös- und Kostenerfassung sowie Erlös- und Kostenverteilung

(8) Anästhesie

Eine Gewichtung der Leistungen mit Punkten lt. GOÄ ist wenig sinnvoll, da die dort definierten Leistungen, die Anästhesiedauer nur in einem groben Raster wiedergeben wird.

Für Zwecke der Leistungsrechnung sind Anzahl und Dauer der Anästhesien patientenbezogen zu erfassen, wobei die Dauer der Anästhesie die Zeit von der Einleitung bis zur Ausleitung der Anästhesie umfasst.

Die Definition der Anästhesiedauer wird bestimmt durch Erfordernisse des personalbedarfsrechnerischen Ansatzes[126] und der Kostenträgerrechnung.

(9) OP- Einrichtungen

Eine Differenzierung der OP-Leistungen entsprechend der GOÄ, wie sie früher verschiedentlich empfohlen wurden, oder eine Differenzierung entsprechend den Höhnschen Kategorien in große, mittlere und kleine Eingriffe[127], sind für die Leistungsrechnung nur bedingt brauchbar, da sie die Kostenentstehung nur eingeschränkt widerspiegeln und insbesondere mit ihrer Leistungsdefinition nicht die Anforderungen der Personalbedarfsrechnung berücksichtigen, mit deren Hilfe der geplante Personaleinsatz und damit auch die geplanten Personalkosten bestimmt werden.

Für Zwecke der Leistungsrechnung, die Grundlage der Wirtschaftlichkeitskontrolle und der Kostenverteilung sein soll, empfiehlt sich folgender Ansatz:

- Anzahl der operierten Patienten[128]
- OP-Dauer
- OP-Team (Ärzte)[129]

---

125 Die Formulierung »andere Heilbehandlungen« macht deutlich, dass es sich bei diesen Leistungen nicht um ärztliche Leistungen handelt, die in Teil E (physikalisch-medizinische Leistungen) der GOÄ ausgewiesen werden. Die Bewertung der Leistungen laut DKG-NT ist eine Bewertung mit einem Preis in € und nicht eine Bewertung mit Punkten wie bei den ärztlichen Leistungen in der GOÄ. https://www.dkgev.de/fileadmin/default/Mediapool/2_Themen/2.2_Finanzierung_und_Leistungskataloge/2.2.6._DKG-NT-BG-T/2017_10_27_406_Aktualisierung_des_DKG-NT-Kapitel_S_I.pdf, S. 2

126 ▶ Kap. III 3.3

127 Vgl. Höhn, H.-G.: Operationskatalog für Betriebsvergleiche, in: Krankenhausumschau 2/1992 S. 51ff.

128 Eine Differenzierung nach Eingriffsarten liefern ICPM-Statistik und die Eingriffsartenstatistik, die von den Chefärzten im Rahmen der Facharztausbildung geführt wird. Zu beachten ist hierbei jedoch die unterschiedliche Leistungsdefinition. Die Zahl der Eingriffe im Sinne einer selbständigen operativen Leistung ist in der Regel größer als die Zahl der operierten Patienten, da bei einem Patienten in einer Anästhesie zum Teil mehrere »Eingriffe« durchgeführt werden (z.B. Nagelung einer Oberschenkelfraktur und osteosynthetische Versorgung einer Fußfraktur). Soweit Eingriffe bzw. OPs über Fallpauschalen abgerechnet werden, wird die Leistungszuordnung entsprechend ICPM hergestellt.

129 Ohne Anästhesisten

Die Information über die OP-Dauer und das OP-Team werden dabei generell patientenbezogen erfasst, um so die Voraussetzungen für die Kalkulation/Nachkalkulation von Fallpauschalen zu schaffen.

Das OP-Team des Funktionsdienstes (OP-Schwestern) wird entweder ebenfalls patientenbezogen erfasst oder über eine eingriffsartenbezogene Zuordnung standardisiert, d.h. die Zahl der zu berücksichtigenden OP-Schwestern hängt von der Art des Eingriffs ab.

Entsprechend dieser Differenzierung ergibt sich das Leistungsvolumen eines Zeitraumes in folgender Form:

Anzahl der Operationen (operierte Patienten) x durchschnittliche OP
– Dauer (Schnitt – Naht – Zeit)[130] x durchschnittliches OP
– Team (Operateure und Assistenten)

Bei beispielsweise 2.500 operierten Patienten, einer durchschnittlichen OP-Dauer von 100 Minuten und einem durchschnittlichen OP-Team von 2,5 Ärzten ergibt sich folgende Rechnung:

2.500 OP/Jahr x 100 Minuten/Kraft x 2,5 Kräfte/OP =
625.000 Minuten/Jahr

Entsprechend dem zeitlichen Ablauf eines operativen Eingriffes können – die Tätigkeit der Anästhesie mit einbezogen – folgende Zeiten unterschieden werden:

- Übernahme des Patienten
- Einleitung der Anästhesie
- Schnitt
- Naht
- Ausleitung der Anästhesie
- Abgabe des Patienten

Diese Daten werden im Anästhesieprotokoll dokumentiert, das Grundlage für die Leistungsrechnung im OP-Bereich ist.[131] Krankenhäuser, die ein OP Dokumentationssystem haben, bei denen sind diese Daten digital vorhanden und können automatisiert weiterverarbeitet werden.

---

130 Diese enge Definition der OP-Dauer wird deswegen gewählt, weil die Zeit für Vor- und Nachbereitung (OP-Zwischenzeit) sich von Leerzeiten und anders genutzten Zeiten nicht immer exakt trennen lässt. Für personalbedarfsrechnerische Zwecke und Zwecke der Kalkulation wird zur durchschnittlichen OP-Dauer im Sinne der Schnitt-Naht-Zeit eine durchschnittliche OP-Zwischenzeit addiert.
131 Eine Standardisierung der Messung der Abläufe im OP ist u.a. mithilfe des Glossars der Gesellschaft für OP Management möglich. Vgl. Bauer, M. et. al. (2020).

(10) Kreißsaal

Im Rahmen der Leistungsrechnung wird im Kreißsaal die Anzahl der entbundenen Frauen erfasst und dabei differenziert nach Art der Entbindung (Spontangeburt, Vakuumextraktion, Zangengeburt, Schnittentbindung) sowie nach der Dauer der Entbindung, die derzeit Kriterium für die Zuordnung zu den geburtshilflichen Fallpauschalen sind. Die Differenzierung dieser Entgelte führt zu neuen Vorgaben für die Leistungsdefinition und -erfassung.

Zusätzlich werden üblicherweise die CTG-Überwachungen dokumentiert, die personal-bedarfsrechnerisch dann eine Bedeutung haben, wenn sie außerhalb der Entbindung erfolgen.

Da der Kreißsaal in der Regel ausschließlich Leistungen für die Geburtshilfe erbringt, werden an die Bewertung der Leistungen keine besonderen Anforderungen gestellt. Die Leistungsrechnung dient in diesem Bereich vor allem der Wirtschaftlichkeitskontrolle und der Kostenträgerrechnung.

(11) Ambulanzen

In den Ambulanzen – es handelt sich um zentrale Diagnose- und Therapiebereiche einer Klinik – werden unterschiedliche Leistungen sowohl für stationäre als auch für ambulante Patienten erbracht.[132]

In der Krankenhauspraxis hat es sich bewährt, die Leistungsrechnung auf der üblichen Basisdokumentation aufzubauen.

Das *Ambulanzbuch* liefert die Anzahl der Patienten (getrennt nach stationären und ambulanten Patienten), die die jeweilige Ambulanz »durchlaufen« haben.

Wundversorgungsbuch, Gipsbuch, Endoskopiebuch und vergleichbare Dokumente liefern Anzahl und Art der umfangreicheren Einzelleistungen.

Neben dieser Basisdokumentation stehen zusätzlich die Zahl der ambulanten »*Fälle*« und der *Umsatz pro Fall* aus der Ambulanzabrechnung zur Verfügung. Diese zur Verfügung stehenden Daten machen es möglich, die erbrachten Leistungen mit einer durchschnittlichen zeitlichen Bindung zu bewerten.

Die Verteilung der Kosten der Ambulanzen auf den stationären Bereich (Kostenstellengruppe 93–96) und den ambulanten Bereich (Kostenstellenuntergruppe 980) ist ein wesentlicher Teil der Ambulanzkostenrechnung, die vom Grundsatz her eine Kostenverteilungsrechnung ist, wobei nicht abbaubare Leerkosten, die aus der Vorhaltefunktion des stationären Bereichs resultieren, in vollem Umfang der stationären Behandlung zugeordnet werden, während die ambulante Behandlung nur insoweit belastet wird, als Kosten der Inanspruchnahme (Nutzkosten) angefallen sind.

(12) Bettenführende Bereiche

Die Leistungen der bettenführenden Bereiche (Fachabteilungen) werden grundsätzlich durch die Belegungsdaten beschrieben:

---

132 ▶ Kap. III 2.2.2

Pflegetage	= Summe der Mitternachtsbestände
Fallzahl	$= \dfrac{\text{(Aufnahmen + Entlassungen)}}{2}$
Patienten/Tag (belegte Betten)	$= \dfrac{\text{Pflegetage}}{365}$
Verweildauer	$= \dfrac{\text{Pflegetage}}{\text{Fallzahl}}$
Nutzungsgrad	$= \dfrac{\text{Pflegetage}}{\text{(Zahl der Planbetten* x 365)}}$

* Oder: Zahl der aufgestellten Betten

Als *Belegungstage* eines Patienten zählen der Aufnahmetag und jeder weitere Tag.
Für die Beschreibung der Leistungen des Pflegedienstes auf den Normalstationen können die *Pflegeminuten lt. PPR* (Pflege-Personalregelung) zu Grunde gelegt werden, dies ist aber heute nicht mehr verbindlich. Allerdings befinden sich Ansätze der PPR 2.0 gerade im Erprobungsstadium.[133]

Leistungserfassung

Mit der Entscheidung über Leistungsdefinition und Leistungsbewertung ist eine Festlegung getroffen, welchen Inhalt eine Leistung hat und welches Gewicht einer einzelnen Leistung gegenüber einer vergleichbaren Leistung beizumessen ist. Über die Art der Leistungserfassung im Sinne der Erfassungstechnik ist damit noch keine Aussage getroffen. Grundsätzlich bestehen folgende Möglichkeiten für die Leistungserfassung:

(1) Manuelle Erfassung bzw. Auswertung
(2) Digitale Erfassungsformen (ggf. über Tastatur, Barcodes oder besser: mobile Endgeräte /Tabletts)

---

133 PPR 2.0 ist eine mögliche Grundlage für zukünftige Personalbemessung in Krankenhäusern im Pflegedienst. Patienten werden täglich in je vier Grund- und Spezialpflege-Leistungsstufen eingeteilt, welcher je ein Minutenwert zugeordnet ist. Dazu kommen Grund- und Fallwerte als Basis. So ergibt sich ein Zeitwert pro Patienten, der den Pflegepersonalbedarf abbildet. Der Pflegepersonalbedarf des Hauses ist der zusammengefasste Wert aller Patienten. Nach Einschätzungen steigt der Pflegezeitbedarf pro Patienten um 8,1 % gegenüber der alten PPR. Dies führt potentiell zu einer Entlastung des Pflegepersonals, höherer Qualität in der Pflege und einer gesteigerten Attraktivität des Berufes. https://www.dkgev.de/fileadmin/default/Mediapool/2_Themen/2.5._Personal_und_Weiterbildung/2.5.0._PPR_2.0/Kurzdarstellung_des_Pflegepersonalbedarfsbemessungsinstruments_PPR_2.0.pdf und https://www.dkgev.de/themen/personal-weiterbildung/ppr-20/

Die Qualität der Leistungsrechnung wird nicht durch die Erfassungstechnik bestimmt, sondern durch den konzeptionellen Ansatz, insbesondere die sachgerechte Leistungsdefinition und die fehlerfreie Erfassung.

Da je nach leistungserbringender Stelle und Zahl der leistungsempfangenden Stellen unterschiedliche Datenvolumina zu verarbeiten sind, wird ein Krankenhaus in der Regel verschiedene Erfassungs- bzw. Auswertungstechniken kombinieren.

Bei der Auswahl der Erfassungstechnik ist auch die Art der vorhandenen Basisdokumentation zu beachten (z. B. Röntgenbücher, OP-Bücher, Anästhesieprotokolle, Endoskopiebücher), die im Prinzip schon heute möglichst in digitaler Form vorliegen sollten.

Im Zentrallabor, wo eine sehr hohe Anzahl von Leistungen für eine große Zahl von Kostenstellen im Krankenhaus erbracht wird, empfiehlt es sich, die Leistungsrechnung mit einem Laborsteuerungssystem zu kombinieren.

Bei der Bewertung der unterschiedlichen Möglichkeiten für die Leistungserfassung genügt es nicht, sich nur auf den Arbeitsaufwand beim Erfassen zu konzentrieren. Es sind darüber hinaus Fehlerquoten, Flexibilität, Organisationswiderstand bei der Einführung einer neuen Erfassungstechnik und die Auswertungsmöglichkeiten der eingegebenen Daten zu berücksichtigen. In jedem Fall sind die angestellten Überlegungen durch eine Kosten-Nutzenanalyse zu ergänzen. Diese schließt auch den Umfang der Leistungsrechnung ein; denn im Krankenhaus können nicht in jedem Leistungsbereich alle Leistungen erfasst werden. Die Leistungserfassung muss sich auf die Leistungen beschränken, die eine entsprechende Bedeutung für das Erreichen der Ziele der Leistungsrechnung haben. Das bedeutet in der Regel eine Beschränkung auf Leistungen mit nennenswertem kostenmäßigen Gewicht, die Bezugsgrößen im Hinblick auf die Kostenentstehung sind. Die Erfordernisse der Kostenträgerrechnung (patientenbezogene Leistungserfassung) führen zunehmend zu einer Digitalisierung der Leistungserfassung und der Leistungsrechnung.

(13) Kostenstellen der nicht medizinischen Infrastruktur (Basisleistungen)

Unter kostenrechnerischen Gesichtspunkten ist eine Erfassung und Verteilung der Kosten dieser Kostenstellen, die keine medizinischen Leistungen erbringen, grundlegend nur erforderlich, wenn man sich bei der Kalkulation von Fallpauschalen (Patientenkalkulation) für eine differenzierte Umlagenrechnung entscheidet.[134]

Im Hinblick auf die Kosten- und Wirtschaftlichkeitskontrolle erscheinen folgenden Informationen sinnvoll:

1. Versorgung mit Wasser, Energie, Brennstoffen:
   – Strom in kWh
   – Wasser in Kubikmetern

---

134 ▶ Kap. III 2.2.4.4

- Heizöl in Litern
- Gas in kWh
- Fernwärme in t-Dampf
2. Wäscheversorgung: Kilogramm Schmutzwäsche für
   - Krankenhaus
   - angegliederte Bereiche
   - Sonstige
3. Speisenversorgung: Beköstigungstage für
   - Patienten
   - Personal
   - Sonstige

davon
   - Vollkost
   - Schonkost
   - Diät
4. Sterilgutversorgung
5. Reinigung
6. Innerbetrieblicher Transport / Transportdienst
7. Apotheke

2.2.4.3 Verfahren der innerbetrieblichen Umlagen- und Leistungsverrechnung

Arten innerbetrieblicher Leistungsverflechtungen

Das für die innerbetriebliche Umlagen- und Leistungsverrechnung anzuwendende Verfahren wird wesentlich durch die Art der innerbetrieblichen Leistungsverflechtung und die an die Genauigkeit der Kostenverteilung gestellten Anforderungen bestimmt.

Hummel/Männel unterscheiden folgende Grundtypen innerbetrieblicher Leistungsverflechtungen (▶ Abb. 6):[135]

Eine einseitige, einstufige Leistungsabgabe an eine Kostenstelle kommt im Krankenhaus selten vor. Beispielhaft sei hierfür ein Speziallabor im OP-Bereich eines Großkrankenhauses genannt, das ausschließlich Leistungen für den OP-Bereich erbringt und deswegen als eigene Kostenstelle geführt wird, weil es einem anderen Verantwortungsbereich zugeordnet ist als der OP-Bereich.

Eine einseitige, einstufige Leistungsabgabe an mehrere Kostenstellen liegt zum Beispiel dann vor, wenn Versorgungseinrichtungen (z. B. Speisenversorgung) oder medizinische Institutionen (z. B. Röntgendiagnostik) ihre Leistungen ausschließlich an verschiedene Endkostenstellen abgeben.

---

135 Vgl. Hummel, S., Männel, W.: Kostenrechnung Bd. 1, a. a. O., S. 211ff.

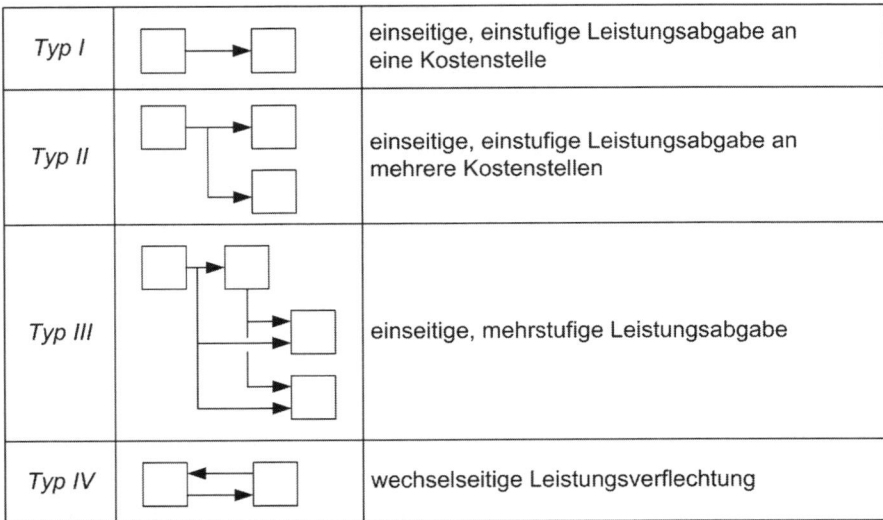

Abb. 6: Grundtypen innerbetrieblicher Leistungsverflechtungen

Eine einseitige, mehrstufige Leistungsabgabe liegt z. B. in der Wäscheversorgung vor, die unter anderem für die medizinischen Institutionen erfolgt, die ihrerseits Leistungen für die Pflegefachbereiche erbringen. Wechselseitige Leistungsverflechtungen gibt es im Krankenhaus unter anderem innerhalb der Pflegefachbereiche, wo für Patienten einer anderen Fachrichtung Konsiliarleistungen erbracht und von anderen Fachrichtungen empfangen werden.

Um die Leistungsverflechtungen im Krankenhaus transparent zu machen, empfiehlt es sich, für jede Kostenstelle die Frage zu beantworten, an welche Kostenstellen sie Leistungen abgibt und von welchen Kostenstellen sie Leistungen empfängt. Diese Informationen sind – in tabellarischer Form aufgebaut – eine wichtige Hilfe zur Auswahl des geeigneten Verfahrens der Kostenverrechnung und zur Entscheidung über die Reihenfolge der Verrechnung, sofern wechselseitige Leistungsbeziehungen nicht vorliegen bzw. kostenrechnerisch vernachlässigt werden können. Diese Planung muss auch als Grundlage für die Implementierung entsprechender Programme zur Umsetzung der KLR und des gesamten Controllingprozesses erstellt werden.

Damit der innerbetrieblichen Umlagen- und Leistungsverrechnung die Mehrstufige Bereichsergebnisrechnung und die Kostenträgerrechnung vorbereitet wird, bestimmen die Erfordernisse dieser Rechnungen Art und Umfang der Verrechnungen im Kostenstellensystem und von Leistungen.

a)   Einstufige Verrechnung eines einseitigen Leistungsstroms

Die einstufige einseitige Verrechnung betrifft die Leistungsströme der oben genannten Typen 1 und 2.

Ein kostenrechnerisches Verteilungsproblem besteht beim Typ 1 insofern nicht, als alle Kosten der leistenden Kostenstelle, an die eine empfangende Kostenstelle weiterverrechnet werden. Eine Entscheidung ist hier nur dahingehend zu treffen, ob diese Verrechnungen summarisch erfolgen oder ob die Kostenartenstruktur der leistenden Kostenstelle erhalten bleiben soll. Diese grundlegende Frage ist auch bei jeder anderen Form der Kostenverrechnung zu beantworten. Sie hat für das Krankenhaus insofern große Bedeutung, als der Nettoausweis, d. h. die Beschränkung auf Kosten der stationären Behandlung, nur bei einer Kostenverteilung unter Beibehaltung der Kostenartenstruktur möglich ist.

Der Unterschied zwischen einer summarischen Kostenverteilung und einer Kostenverteilung unter Beibehaltung der Kostenartenstruktur wird anhand des nachfolgenden Beispiels (▶ Tab. 9) verdeutlicht.[136]

Als Endkostenstellen wurden dabei nicht nur die bettenführenden Abteilungen berücksichtigt in denen Patienten verpflegt werden, sondern auch die »Ausgliederungskostenstelle« Personalverpflegung/Verpflegung Dritter.

Die folgende Tabelle zeigt die summarische Kostenstellenumlage, wie sie nach den Bestimmungen der Bundespflegesatzverordnung alter Fassung ausreichte (▶ Tab. 9). Eine Beibehaltung der Kostenartenstruktur war deswegen nicht erforderlich, weil die Darstellung der Kosten im damaligen Kosten- und Leistungsnachweis (KLN) nach dem Bruttoprinzip erfolgte, d. h. von den nach Kostenarten gegliederten Gesamtkosten des Krankenhauses wurden ohne Kostenartendifferenzierung Kosten abgezogen, die nicht die stationäre Behandlung betrafen.

Tab. 9: Summarische Kostenstellenumlage

Kostenstellen Primär- und Sekundärkosten	Vorkostenstellen Küche	Endkostenstellen		
		Innere Medizin	Chirurgie	Personal/ Sonstiges
Beköstungstage in Anspruch genommene Beköstigungstage	100.000	40.000	35.000	25.000
Personalkosten				
Ärztlicher Dienst	–	1.000.000	850.000	600.000

---

136 Die Kostenverteilung erfolgt dabei proportional zu den Leistungen. Für Zwecke der Kostenausgliederung, d. h. Ermittlung der Kosten, die nicht durch die Vergütung der stationären Leistungen gedeckt werden, stellt sich materiell die Frage nach der Abbaufähigkeit der Kosten im Sinne eines entscheidungsinternen Kostenbegriffs. Insofern dient das gewählte Beispiel vor allem der methodischen Darstellung des Verfahrens.

Tab. 9: Summarische Kostenstellenumlage – Fortsetzung

Kosten-stellen	Vorkosten-stellen	Endkostenstellen		
Pflegedienst	–	2.500.000	2.000.000	1.500.000
Med.-techn.-Dienst	–	200.000	180.000	120.000
Wirtschafts- und Versorgungsdienst	600.000	–	–	–
	600.000	3.700.000	3.030.000	2.220.000
Sachkosten	1.000.000	–	–	–
Lebensmittel	–	800.000	750.000	300.000
Medizinischer Bedarf	10.000	3.000	2.500	2.000
Wirtschaftsbedarf	1.000	8.000	6.000	4.000
Verwaltungsbedarf	20.000	40.000	30.000	20.000
Instandhaltung	1.031.000	851.000	788.500	326.000
Primärkosten	1.631.000	4.551.000	3.818.500	2.546.000
Sekundärkosten		652.400	570.850	407.750
Primäre und sekundäre Kosten nach Verrechnung innerbetrieblicher Leistungen	–	5.203.400	4.389.350	2.953.750

Das Ergebnis waren dann – ausgehend von den Bruttokosten – Nettogesamtkosten der stationären Behandlung, auf deren Grundlage die Pflegesätze errechnet wurden.

Die Bundespflegesatzverordnung 1995 ersetzte das Kostendeckungsprinzip durch das Prinzip medizinisch leistungsgerechter Entgelte, bei dem die individuellen Kosten des einzelnen Krankenhauses keine bzw. eine untergeordnete Rolle spielen.

Die Vergütung stationärer Krankenhausleistungen in Form von *Fallpauschalen* lässt die individuellen Kosten des einzelnen Krankenhauses völlig außer Acht. Die Kalkulation bzw. Nachkalkulation von Fallpauschalen bedingt jedoch die Realisierung des Nettoprinzips, d. h. die Kostenbetrachtung muss sich auf die stationäre Behandlung beschränken. Die für die Kalkulation erforderliche Kostenartendifferenzierung erfordert eine Kostenverteilung unter Beibehaltung der Kostenartenstruktur.

Inwieweit eine Kostenverteilung überhaupt erfolgt, hängt vom gewählten Verfahren der Kostenträgerrechnung ab. Das für die Kalkulation von Fallkosten angewendete Verfahren (»INEK-Kalkulation«) verzichtet auf eine Verteilung der Kosten der medizinischen Institutionen auf Endkostenstellen, sondern rechnet diese Kosten sofort dem Kostenträger (Patienten) zu.[137]

Eine Umlagenrechnung der so genannten Basiskosten ist nur dann erforderlich, wenn man sich – wie oben bereits erwähnt – für eine differenzierte Umlagenrechnung entscheidet. Hierbei ist jedoch besonders die Frage der Kosten-Nutzen-Relation zu beantworten.

Bei der Leistungsabgabe an mehrere Kostenstellen sind für jede leistende Kostenstelle Maßgrößen der Kostenverteilung festzulegen.

Die Kostenverteilung im Sinne einer Umlagenrechnung kann auf bestandsgrößenbezogene Schlüssel abstellen wie z. B.:

- Fläche oder Rauminhalt von Gebäuden bzw. Gebäudeteilen als Schlüssel zur Verteilung von Heizungskosten,
- installierte Kilowatt zur Verteilung von Stromkosten,
- die Zahl der in einer Kostenstelle beschäftigten Mitarbeiter als Schlüssel zur Verteilung von Verwaltungskosten.

Derartige bestandsgrößenbezogene Schlüssel werden dann angewandt, wenn die Leistungsabgabe schwer oder gar nicht zu messen ist. Bei den Kosten der leistenden Kostenstelle handelt es sich meist um fixe Kosten, deren Verteilung unter dem Aspekt der Kostenverursachung problematisch ist. Das gilt insbesondere bei einer »Kostenausgliederung« für die Leistungen, deren Kosten nicht durch Fallpauschalen bzw. Pflegesätze gedeckt sind.

Die Kostenumlage kann auch mit bewegungsgrößenbezogenen Schlüsseln erfolgen. Als Beispiele hierfür seien genannt:

- Der Wert des verbrauchten Materials als Schlüssel zur Verteilung der Kosten des Zentrallagers oder der Apotheke,
- die Personalkosten als Schlüssel zur Verteilung der Verwaltungskosten.

Maßgröße für die Verteilung der Kosten von innerbetrieblichen Leistungen, die in schwankender Höhe anfallen und auch gemessen werden, sind die erbrachten und bewerteten Leistungen, entsprechend der Leistungsrechnung des Krankenhauses (Innerbetriebliche Leistungsverrechnung).

In Anlage 8 und 9 des Kalkulationshandbuches 4.0 sind, differenziert nach medizinischer und nicht-medizinischer Infrastruktur die Kostenstellen bzw. Kostenstellengruppen, die im Krankenhaus empfehlenswerten Maßgrößen der Kostenverteilung zusammengestellt (▶ Anhang 3).

---

137 Vgl. mit Deutsche Krankenhausgesellschaft (DKG), Spitzenverbände der Krankenkassen (GKV), Verband der privaten Krankenversicherung (PKV), (Hrsg.): Kalkulation von Behandlungskosten, Handbuch zur Anwendung in Krankenhäusern, (Version 4.0, 10. Oktober 2016). Im Folgenden als »Kalkulationshandbuch 4.0« zitiert.

III Erlös- und Kostenerfassung sowie Erlös- und Kostenverteilung

Tab. 10: Kostenstellenumlage unter Beibehaltung der Kostenartenstruktur

Kostenstellen	Vorkostenstellen	Endkostenstellen							
	Küche	Innere Medizin			Chirurgie			Personal/Sonstige		
Primär- und Sekundärkostenstellen		Primärkosten	Sekundärkosten	Kosten gesamt	Primärkosten	Sekundärkosten	Kosten gesamt	Primärkosten	Sekundärkosten	Kosten gesamt
Beköstigungstage in Anspruch genommene Beköstigungstage	10.000		40.000			35.000			25.000	
Personalkosten										
Ärztlicher Dienst	–	1.000.000	–	1.000.000	850.000	–	850.000	600.000	–	600.000
Pflegedienst	–	2.500.000	–	2.500.000	2.000.000	–	2.000.000	1.500.000	–	1.500.000
Med.-techn.-Dienst	–	200.000	–	200.000	180.000	–	180.000	120.000	–	120.000
Wirtschafts- und Versorgungsdienst	600.000	–	240.000	240.000	–	210.000	210.000	–	150.000	150.000
	600.000	3.700.000	240.000	3.940.000	3.030.000	210.000	3.240.000	2.220.000	150.000	2.370.000
Sachkosten										
Lebensmittel	1.000.000	–	400.000	400.000	–	350.000	350.000	–	250.000	250.000

2 Kostenstellenrechnung

Tab. 10: Kostenstellenumlage unter Beibehaltung der Kostenartenstruktur – Fortsetzung

Kostenstellen	Vorkostenstellen		Endkostenstellen					
Medizinischer Bedarf	–	800.000	–	750.000	–	300.000	–	300.000
Wirtschaftsbedarf	10.000	3.000	4.000	2.500	3.500	2.000	2.500	4.500
Verwaltungsbedarf	1.000	8.000	400	6.000	350	4.000	250	4.250
Instandhaltung	20.000	40.000	8.000	48.000	7.000	20.000	5.000	25.000
Primärkosten	1.031.000	851.000	412.400	1.236.400	788.500	360.850	1.149.350	326.000	257.750	583.750
	1.631.000		4.551.000		3.818.500		2.546.000		
Sekundärkosten			652.400	5.203.400	570.850	4.389.350	407.750	2.953.750
Primäre und sekundäre Kosten nach Verrechnung innerbetrieblicher Leistungen								

Sofern die Kostenverteilung unter Beibehaltung der Kostenartenstruktur durchgeführt wird, besteht grundsätzlich die Möglichkeit, für verschiedene Kostenarten unterschiedliche Schlüsselgrößen anzuwenden. Auf diese Weise lässt sich die Genauigkeit des kostenrechnerischen Ergebnisses erhöhen; allerdings ist dieses Verfahren mit einem deutlich höheren Aufwand verbunden.

Darüber hinaus ist klar zu unterscheiden zwischen dem Ziel wirtschaftlicher Leistungserbringung und dem Ziel einer genauen, d. h. leistungsbezogenen Kostenverteilung. Eine Erhöhung der Genauigkeit der Kostenverteilung ist keineswegs identisch mit einer Erhöhung der Wirtschaftlichkeit. Dieser Zusammenhang ist insbesondere zu beachten, wenn im Krankenhaus eine weitere Differenzierung der Vergütungsformen erfolgt, an die dann im Hinblick auf die Wirtschaftlichkeit bzw. Kostensenkung bestimmte Erwartungen gestellt werden. Eine differenzierte Leistungsvergütung kann nur mittelbar eine Erhöhung der Wirtschaftlichkeit zur Folge haben, indem das Krankenhaus gezwungen wird, die Prozesse der Leistungserstellung analytisch zu durchdringen.

Die Vergütung der überwiegenden Zahl der stationären Krankenhausleistungen durch Fallpauschalen erfordert im Zusammenhang mit der damit verbundenen Patientenkalkulation generell höhere Anforderungen an die Kostenrechnung. Durch die Einführung des Pflegebudgets für die Pflege am Bett ist diese Anforderung im Jahr 2020 noch einmal angestiegen, da nun ein System entstanden ist, wo einerseits Leistungen pauschaliert und damit unabhängig von der Kostensituation abgegolten werden, bestimmte pflegerische Leistungen aber nach dem Selbstkostendeckungsprinzip entgolten werden. Insbesondere die Berechnung und Abgrenzung des Pflegebudgets erfordert kostenrechnerische Sorgfalt.[138]

Besondere Anforderungen an die Kostenrechnung zur Schaffung einer innerbetrieblichen Transparenz stellt die Verteilung der Kosten des ärztlichen Dienstes dar, die während des Jahres in den Kostenstellengruppen 93 bis 95 (Pflegefachbereiche) kontiert werden.

Diese Kosten sind den Kostenstellen zuzuordnen, in denen die Ärzte ihre Leistungen erbringen (z. B. Station, OP, Endoskopie). Grundlage bzw. Ausgangspunkt hierfür ist eine Personalbedarfsrechnung. In den folgenden Tabellen ist das Prinzip in vereinfachter Form dargestellt (▶ Tab. 11, ▶ Tab. 12).

Mit der leistungsbezogenen Verteilung des Personaleinsatzes bzw. der Personalkosten anhand des Personalbedarfs sind primär die Kosten der Regelarbeitszeit angesprochen. Die Kosten der Bereitschaftsdienste sind gegebenenfalls anders zu verteilen. Grundlage hierfür können die Bereitschaftsdienstaufzeichnungen sein, die für Vergütungszwecke (Eingruppierung in Bereitschaftsdienststufen entsprechend der Inanspruchnahme) in größeren Zeitabständen durchgeführt werden.

---

138 Darüber hinaus sind die im Bereich der »Pflege am Bett« (Geltungsbereichs des § 6a KHEntG) entstandenen Kosten noch durch das Testat eines Wirtschaftsprüfers zu bestätigen. Vgl. dazu u. a. https://www.roedl.de/themen/kompass-gesundheit-soziales/2020/sonderkompass-09/zwischenbeschluesse-schiedsstelle-brandenburg-pflegebudget-2020

Tab. 11: Personalbedarf als Grundlage zur Verteilung der Arztkosten im Rahmen der innerbetrieblichen Leistungsverrechnung (Chirurgie)

Chirurgie	Personalbedarf		Istbesetzung Vollkräfte
	Vollkräfte	%	
OP	5,0	50	6,0
Station	4,0	40	4,8
Ambulante Behandlung	1,0	10	1,2
	10,0	100	12,0

Tab. 12: Personalbedarf als Grundlage zur Verteilung der Arztkosten im Rahmen der innerbetrieblichen Leistungsverrechnung (Anästhesie)

Anästhesie	Personalbedarf		Istbesetzung Vollkräfte
	Vollkräfte	%	
OP	8,3	75	7,5
Kreißsaal	0,2	2	0,2
Intensivstation	2,5	23	2,3
	11,0	100	10,0

Ferner stellt sich die Frage, ob die Abweichungen zwischen Istbesetzung und Personalbedarf proportional zu verteilen sind, wie in den Tabellen unterstellt (▶ Tab. 11, ▶ Tab. 12), oder ob die Abweichung dem Leistungsbereich mit der am wenigsten aussagekräftigen Bezugsgröße, d. h. der Station zuzuordnen ist.

Prinzipiell könnten die Kosten auch auf Grundlage einer genauen Dokumentation der erbrachten Arbeitsleistungen der Ärzte in den einzelnen Bereichen, während der Regelarbeitszeit und in den einzelnen Bereitschaftsdienststufen verteilt werden und so sowohl Ist- als auch Standardkosten errechnet werden.

b) Mehrstufige Verrechnung einseitiger Leistungsströme

Zur Verrechnung mehrstufiger, einseitiger Leistungsströme steht insbesondere das Kostenstellenumlageverfahren[139] mit seinen Varianten

---

139 Das Kostenstellenumlageverfahren mit seinen Varianten stellt auf die periodenbezogene Verrechnung homogener Leistungen oder ähnlicher Leistungen, die sich mit Hilfe von Äquivalenzziffern gleichnamig machen lassen, ab. Für die Verrechnung einzelner heterogener Leistungen stehen das Kostenstellenausgleichsverfahren und das Kostenträgerverfahren zur Verfügung. Vgl. hierzu Hummel, S., Männel, W.: Kostenrechnung Bd. 1, a. a. O., S. 235ff. Auf eine Darstellung dieser Verfahren wird verzichtet, da sie in der Kostenrechnung der Krankenhäuser untergeordnete Bedeutung haben.

- Anbauverfahren und
- Stufenleiterverfahren
- Verrechnung von Standardsätzen zur Verfügung.

Zu (1): Anbauverfahren

Das Anbauverfahren ist die einfachste Variante des Stellenumlageverfahrens. Bedingung für die Anwendung dieses Verfahrens ist, dass jede Kostenstelle jeweils nur eine Leistungsart erstellt und die innerbetriebliche Leistungsverrechnung nicht für Leistungen der gleichen Ebene erfolgt (z. B. zwischen verschiedenen Hilfskostenstellen), bzw. die Leistungsverflechtungen zwischen den Kostenstellen einer Ebene bewusst nicht berücksichtigt werden. In der Regel werden nur die Beziehungen zwischen Vor- und Endkostenstellen erfasst, so dass für Vorkostenstellen auch keine sekundären Kosten anfallen können.

Die Verrechnungssätze der Vorkostenstellen ergeben sich aus der Division der primären Kostenstellenkosten (Kostenstelleneinzelkosten) durch die abgegebenen Leistungen dieser Stelle, die durch eine Maßgröße der Kostenverursachung oder eine Schlüsselgröße gemessen werden.

Ein Hauptmangel des Anbauverfahrens, der sich aus der Nichterfassung der Leistungsverflechtungen zwischen Kostenstellen einer Kategorie ergibt, lässt sich durch die Anwendung des Stufenleiterverfahrens (Stufenumlage- oder Treppenverfahren) vermeiden.

Zu (2): Stufenleiterverfahren

Das Stufenleiterverfahren wird vor allem dort angewandt, wo Leistungsströme über mehrere Stufen hinweg in eine Richtung fließen. Das Problem, das bei der Anwendung dieses Verfahrens zu lösen ist, besteht darin, die Kostenstellen einerseits in einer solchen Reihenfolge anzuordnen, dass jede Kostenstelle ausschließlich (bzw. überwiegend) Leistungen von vorgelagerten Kostenstellen erhält und andererseits nur (bzw. überwiegend) Leistungen an nachgelagerte Vor- oder Endkostenstellen abgibt.

Der rechnungstechnische Ablauf wird beim Stufenleiterverfahren in der Reihenfolge vorgenommen, dass zunächst die Kosten einer Vorkostenstelle auf die nachfolgenden Kostenstellen im Verhältnis des Umlageschlüssels verteilt werden. Sodann erfolgt in der gleichen Weise die Umlage der Kosten der nächsten Kostenstelle. Dieses Verfahren wird so oft wiederholt, bis die Kosten der Vorkostenstellen auf Endkostenstellen verteilt sind. In der folgenden Tabelle wird das Stufenleiterverfahren anhand eines einfachen Beispiels dargestellt (▶ Tab. 13). Dabei wird aus Vereinfachungsgründen das Verfahren der summarischen Kostenverteilung gewählt und auf die Darstellung der Kostenartenstruktur verzichtet.

Tab. 13: Beispiel für die innerbetriebliche Leistungsverrechnung nach dem Stufenleiterverfahren

	Kostenstellen	Vorkostenstellen		Endkostenstellen		
Primär- und Sekundärkosten		Sterilisation	OP	Innere Medizin	Chirurgie	Gynäkolgie
Primärkosten		150.000	1.500.000	5.000.000	4.000.000	2.500.000
		↳	100.000	20.000	18.000	12.000
Zwischensumme		–	1.600.000	5.020.000	4.018.000	2.512.000
			↳	–	1.200.000	400.000
Primär- und Sekundärkosten nach Leistungsverrechnung		–	–	5.020.000	5.218.000	2.912.000

Zu (3): Verrechnung anhand von Standardsätzen

Bei der Kostenverrechnung anhand von Standardsätzen werden die Leistungen durch standardisierte Verrechnungssätze für die innerbetrieblichen Gemeinkostenleistungen von den Vorkostenstellen weitergeleitet.

Bereits in Kapitel III 2.2.4.3 wurde angeregt, die Leistungsverflechtungen innerhalb des Krankenhauses in der Weise transparent zu machen, dass zu jeder leistenden Kostenstelle die Kostenstellen angegeben werden, von denen Leistungen empfangen werden, und die Kostenstellen, an die Leistungen abgegeben werden.[140] Ausgehend von einer derartigen Aufstellung lässt sich die Reihenfolge der Kostenverrechnung bei der Anwendung des Stufenleiterverfahrens in der Weise optimieren, dass Ungenauigkeiten durch teilweise bestehende gegenseitige Leistungsverflechtungen minimiert werden.

c) Verrechnung wechselseitiger Leistungsverflechtungen (Typ IV)

Das Stufenleiterverfahren hat den Nachteil, dass wechselseitige Leistungsverflechtungen außer Acht gelassen werden.

Da bei einer wechselseitigen Leistungsverflechtung die leistende Kostenstelle zugleich leistungsempfangende Kostenstelle ist bzw. sein kann, können ihre Gesamtkosten nicht eher ermittelt und verteilt werden, bevor sie nicht mit den Sekundärkosten der Kostenstelle belastet ist, von der sie Leistungen empfangen hat. Die abrechnungstechnische Interdependenz führt dazu, dass die Kosten aller innerbetrieblichen Leistungen simultan, d. h. gleichzeitig, verrechnet werden

---

140 ▶ Kap. III 2.2.4.3

müssen. Die exakte Lösung dieses Problems erfolgt durch das Gleichungsverfahren (mathematisches Verfahren, Simultanverfahren).

Bei diesem Verfahren werden die innerbetrieblichen Leistungsverflechtungen durch ein System linearer Gleichungen dargestellt, in das die Menge der innerbetrieblichen Leistungen laut Leistungsrechnung als Daten und die gesuchten Verrechnungspreise als Variablen eingehen.

Nachfolgend wird das Gleichungsverfahren anhand eines einfachen Beispiels (gegenseitiger Leistungsaustausch zweier Vorkostenstellen) dargestellt.

Die primären Kosten in den Vorkostenstellen betragen:

$K_{v1} = 1.000; K_{v2} = 1.500$

Der innerbetriebliche Leistungsaustausch zwischen den Vorkostenstellen sowie den Vorkostenstellen und den Endkostenstellen geht aus der folgenden Abbildung hervor (▶ Abb. 7).

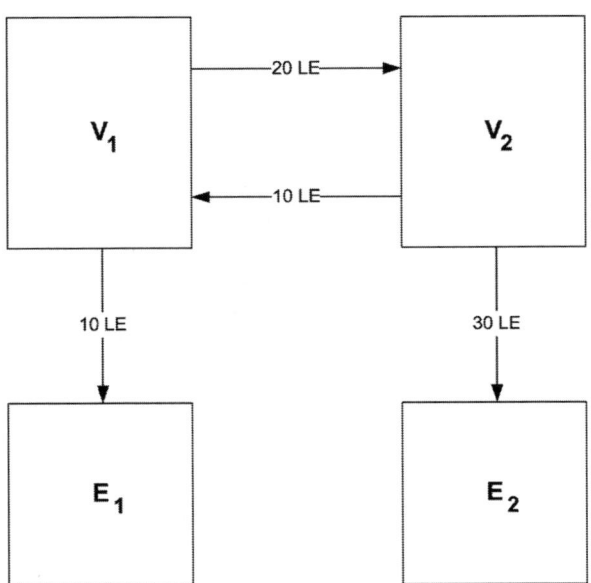

Abb. 7: Beispiel für gegenseitige Leistungsbeziehungen

Die Gesamtkosten einer Kostenstelle setzen sich aus den primären und den sekundären Kosten zusammen. Dabei sind die sekundären Kosten durch das Produkt der bekannten empfangenen Leistungseinheiten (LE) und den noch unbekannten Verrechnungspreisen k_1 bestimmt, so dass für die Gesamtkosten von K_{v1} und K_{v2} gilt:

$K_{v1} = 1.000 + 10\,k_2$

(Vorkostenstelle 1 nimmt zusätzlich 10 LE von Vorkostenstelle 2 in Anspruch)

$K_{v2} = 1.500 + 20\,k_1$

(Vorkostenstelle 2 nimmt zusätzlich 20 LE von Vorkostenstelle 1 in Anspruch)

Die gesamten Kosten einer Kostenstelle entsprechen dem Produkt der gesamten erstellten Leistungseinheiten und dem jeweiligen Verrechnungspreis, so dass folgende Beziehungen gelten:

$K_{v1} = 30\,k_1$

(Kosten der Vorkostenstelle 1 setzen sich aus den Kosten für die erbrachten Leistungseinheiten zusammen; Diese teilen sich auf in 20 LE für Vorkostenstelle 2 und 10 für Endkostenstelle 1)

$K_{v2} = 40\,k_2$

(Kosten der Vorkostenstelle 2 setzen sich aus den Kosten für die erbrachten Leistungseinheiten zusammen; Diese teilen sich auf in 10 LE für Vorkostenstelle 1 und 30 für Endkostenstelle 2)

$$
\begin{aligned}
30\,k_1 &= 1.000 + 10\,k_2 \\
40\,k_2 &= 1.500 + 20\,k_1 \\
\hline
1.000 - 30\,k_1 + 10\,k_2 &= 0 \\
1.500 + 20\,k_1 - 40\,k_2 &= 0 \quad |\ \times 1{,}5 \\
\hline
1.000 - 30\,k_1 + 10\,k_2 &= 0 \\
2.250 + 30\,k_1 - 60\,k_2 &= 0 \\
\hline
50\,k_2 &= 3.250 \\
k_2 &= 65 \\
\hline
k_1 &= 55
\end{aligned}
$$

Nachdem die Verrechnungspreise bekannt sind, ist es möglich, die Kostenverrechnung durchzuführen. Für die beiden Vorkostenstellen ergeben sich die folgenden Kosten:

$K_{v1} = 1.000 + 10 \times 65$
$\underline{K_{v1} = 1.650}$

$K_{v2} = 1.500 + 20 \times 55$
$\underline{K_{v2} = 2.600}$

Da im Krankenhaus die materielle Bedeutung wechselseitiger Leistungsverflechtungen relativ gering ist, kommt dem Gleichungsverfahren im Krankenhaus keine praktische Bedeutung zu.

2.2.4.4 Umlagenrechnung und innerbetriebliche Leistungsverrechnung im Krankenhaus

Die Umlagenrechnung als spezifisches Verfahren der Verteilung der Kosten innerhalb des Kostenstellensystems betrifft im Krankenhaus solche Leistungsbereiche, die der nicht medizinischen Infrastruktur zuzuordnen sind.

Im Kalkulationshandbuch werden folgende Verrechnungsschlüssel für die Kostenstellen der nicht medizinischen Infrastruktur genannt und dabei auch eine Aussage über die Priorität dieser Verrechnungsschlüssel gemacht (▶ Anhang 3)[141]

Diese Form der Umlagenrechnung für die Kostenstellen der nicht medizinischen Infrastruktur ist bei der Kalkulation von Fallpauschalen nicht zwingend. Sie kann ersetzt werden durch ein *vereinfachtes Umlageverfahren*, bei dem die Kosten dieser Kostenstellen insgesamt mit der Bezugsgröße Pflegetag verteilt werden.

Dieses vereinfachte Umlageverfahren ist im Kalkulationshandbuch auch für die Kostenstellen der medizinischen Infrastruktur als Alternative zur differenzierten Kostenverteilung vorgesehen. Soweit eine differenzierte Verrechnung vorgenommen wird, werden im Kalkulationshandbuch folgende Verrechnungsschlüssel empfohlen (▶ Anhang 3).[142]

Zur Kalkulation der Fallpauschalen können auch beide Verfahren der Kostenverrechnung, nämlich die differenzierte Umlagenrechnung und das vereinfachte Umlageverfahren kombiniert werden. Ausschlaggebend dafür, für welche Kostenstelle welches Verfahren angewendet werden soll, sind zum einen die verfügbaren Informationen, zum anderen aber auch Kosten-Nutzen-Überlegungen im Rahmen der Kostenträgerrechnung.

Da mit Fallpauschalen nur stationäre Leistungen vergütet werden, ist es jedoch erforderlich, ausgehend von den Gesamtkosten des Krankenhauses, die Kosten der übrigen Leistungen (z. B. ambulante Behandlung, Speisenversorgung Dritter) »auszugliedern«.

Diese Kostenausgliederung als Umsetzung des in der Bundespflegesatzverordnung verankerten Nettoprinzips, macht es erforderlich, auch solche Kosten zu berücksichtigen, die üblicherweise Gegenstand einer Umlagenrechnung sind.

Diese Berücksichtigung kann auf zweierlei Art und Weise erfolgen.

Ein Ansatz besteht darin, für die betroffenen Leistungsbereiche eine *Umlagenrechnung* durchzuführen, d. h., die entsprechenden Leistungsbereiche (z. B. Ambulanzen, Küche) im Rahmen einer Umlagenrechnung mit solchen Kostenarten zu belasten, die der nicht medizinischen und der medizinischen Infrastruktur zu-

---

141 Vgl. DKG u. a. (2016), Kalkulationshandbuch 4.0, S. 263 (darin Anlage 9)
142 Vgl. DKG u. a. (2016), Kalkulationshandbuch 4.0, S. 262 (darin Anlage 8)

zuordnen sind. Ergibt sich unter Berücksichtigung des Ergebnisses dieser Umlagenrechnung eine Unterdeckung bei der jeweiligen Leistung, so erfolgt eine Modifikation der Kostenzuordnung unter Berücksichtigung von Leistungsabhängigkeit und Kostentragfähigkeit.

Der einfachere, ergebnisorientierte Ansatz besteht darin, auch für Zwecke der Kostenausgliederung auf eine geschlossene Umlagenrechnung zu verzichten und die Kostenausgliederung, ausgehend von den Kostenstelleneinzelkosten, unter Berücksichtigung der genannten Grundsätze, nämlich Leistungsabhängigkeit und Kostentragfähigkeit, durchzuführen.

Die Kostenausgliederung bzw. das Umsetzen des Nettoprinzips ist grundsätzlich Teil der Kostenträgerrechnung.[143]

Unter dem Aspekt der Leistungsabhängigkeit von Kosten ist eine Umlagenrechnung im Krankenhaus dann erforderlich, wenn für bestimmte Leistungsbereiche die Entscheidung zwischen Eigen- und Fremdleistung zu treffen ist (z. B. Wäscherei).

Größere Bedeutung als der Umlagenrechnung kommt im Krankenhaus dem zweiten Ansatz, der innerbetrieblichen Leistungsverrechnung, zu. Sie ist unverzichtbar für

(1) die Vorbereitung der Kostenträgerrechnung,
(2) die Steuerung und Kontrolle des Betriebsgeschehens.

Zu (1): Vorbereitung der Kostenträgerrechnung

Erster Schritt bei der Vorbereitung der Kostenträgerrechnung ist das Verteilen der Kosten des Ärztlichen Dienstes, die auf den allgemeinen Kostenstellen in der Kostenstellengruppe 93 ff. kontiert werden, auf die Leistungsbereiche, in denen die Ärzte tätig sind. Das entsprechende Verfahren wurde oben beschrieben.

Zur Kalkulation von Fallpauschalen ist eine innerbetriebliche Leistungsverrechnung nicht erforderlich. Die Kosten der Marktleistungen (insbesondere Fallpauschalen, ggf. Zusatzentgelte etc.) ergeben sich als Summe der Kosten der Betriebsleistungen, insbesondere der Kosten von Diagnostik, Therapie und Pflege.[144]

Zu (2): Steuerung und Kontrolle des Betriebsgeschehens

Die innerbetriebliche Leistungsverrechnung ist eine Kostenverteilung auf der Grundlage angeforderter Leistungen.
Die innerbetriebliche Leistungsverrechnung betrifft insbesondere die Kostenstellen der Kostenstellengruppe 92 Medizinische Institutionen, aber zur Schaffung erhöhter Transparenz durchaus auch Teile der nicht-medizinischen Infrastruktur (Sterilisation, Küche etc.).

---

143 ▶ Kap. III 3.4.3
144 ▶ Kap. III 3.4.8

Der Umfang angeforderter Leistungen bringt eine Art der Wirtschaftlichkeit (Anforderungswirtschaftlichkeit) zum Ausdruck, die zusammen mit der Produktionswirtschaftlichkeit, d. h. der Wirtschaftlichkeit der Leistungserstellung, die Wirtschaftlichkeit insgesamt beschreibt.

Da die innerbetriebliche Leistungsverrechnung im kostenrechnerischen Sinne beide Arten der Wirtschaftlichkeit vermischt, indem sie bezogen auf bestimmte Leistungsanforderungen Istkosten verrechnet, bedeutet das letztlich eine Vermengung von zwei Kosteneinflussgrößen.

Um im Zeit- oder Soll-/Istvergleich die Wirkung des Anforderungverhaltens isoliert quantifizieren zu können, ist es sinnvoller, für Zwecke der Steuerung und Betriebskontrolle nicht Istkosten zu verteilen, sondern die angeforderten Leistungen oder die mit Standardpreisen (möglichst mit Marktbezug) bewerteten angeforderten Leistungen zu verwenden. Im Bereich der Diagnostik bieten sich zur Leistungsbewertung die Punkte lt. GOÄ an. Bezogen auf das Labor bedeutet das, dass die anfordernden Bereiche an der Zahl der Untersuchungen bzw. der mit Punkten lt. GOÄ bewerteten Untersuchungen gemessen werden. Damit trägt z. B. der Internist die Verantwortung dafür, welches Leistungsvolumen er, gemessen in Punkten lt. GOÄ, anfordert. Der Laborleiter ist dafür verantwortlich, mit welchen Kosten er diese Leistungen erbringt. Eine verdichtete Aussage hierüber gibt der Verrechnungssatz[145] in der Dimension Euro/GOÄ-Punkt.

Im Rahmen der internen Budgetierung lassen sich für den Fall, dass die angeforderten Leistungen mit Kosten bewertet den anfordernden Kostenstellen (z. B. bettenführende Bereiche) zugeordnet werden, Gesamtkosten ermitteln, denen man dann Erlöse gegenüberstellen kann. Bei einer derartigen Bereichsergebnisrechnung ist jedoch zu berücksichtigen, dass das Vergütungsniveau der erbrachten Marktleistungen (Fallpauschalen) teilweise recht unterschiedlich ist, und insofern das Bereichsergebnis entsprechend zu werten ist. Positive Bereichsergebnisse können durchaus mehr die Folge des Vergütungsniveaus als das Ergebnis einer wirtschaftlichen Betriebsführung sein. Dies sollte insgesamt nicht zu Fehlanreizen im Rahmen der innerbetrieblichen Steuerung führen.

2.2.4.5 Betriebsabrechnungsbogen

Der Betriebsabrechnungsbogen (BAB) ist ein organisatorisches Hilfsmittel zur tabellarischen Durchführung der Kostenstellenrechnung.

Der BAB wird heute digital erstellt. Das hat zur Folge, dass der Betriebsabrechnungsbogen im Kostenrechnungssystem als Grundlage der Verrechnungen implementiert ist. Aufbau und Inhalt werden dabei vor allem durch die Anforderungen bestimmt, die durch die Kostenträgerrechnung sowie durch Steuerung und Betriebskontrolle gestellt werden, die Planung dieser Verrechnungslogiken und Algorithmen ist aus diesem Grund mit äußerster Sorgfalt vorzunehmen, da Fehler oder Ungenauigkeiten im Nachgang nur sehr schwer zu identifizieren sind.

---

145 ▶ Kap. III 3.4.7.2

3 Kostenträgerrechnung

3.1 Aufgaben und Grundbegriffe der Kostenträgerrechnung

In der Kostenträgerrechnung als letzte Stufe der Kostenrechnung werden die anfallenden Kosten auf die Kostenträger verteilt, nachdem sie in der Kostenartenrechnung erfasst und in der Kostenstellenrechnung weiter verrechnet worden sind. Die Kostenträgerrechnung zeigt, wofür die Kosten in den verschiedenen Kostenstellen entstanden sind.

Kostenträger aus Sicht der Kostenrechnung sind alle betrieblichen Leistungen, durch die Kosten verursacht werden, und die dementsprechend die entstandenen Kosten »tragen« müssen. Die wichtigsten Kostenträger sind die für den Absatz bestimmten Leistungen (Marktleistungen). Im weiteren Sinne zählen hierzu jedoch auch die innerbetrieblichen Leistungen, soweit sie erfasst, kalkuliert und abgerechnet werden können.[146]

Die Verrechnung innerbetrieblicher Leistungen ist grundsätzlich Aufgabe der Kostenstellenrechnung. Da jedoch im Krankenhaus auch in Vorkostenstellen Absatzleistungen erbracht werden – insbesondere für ambulante Patienten – und sich die Absatzleistungen je nach Entgeltform aus betrieblichen Einzelleistungen zusammensetzen, für deren Kosten man sich bei der Kalkulation der Absatzleistungen interessiert, resultiert hieraus eine Verzahnung von Kostenstellen- und Kostenträgerrechnung.

Die Aufgaben der Kostenträgerrechnung[147] lassen sich in drei Gruppen zusammenfassen:

(1) Preisbildung
(2) Wirtschaftlichkeitskontrolle
(3) Planung, Steuerung und Analyse des Leistungsprogramms

Zu (1): Preisbildung

Die Hauptaufgabe der Kostenträgerrechnung besteht in der Ermittlung von Angebotspreisen und Preisuntergrenzen.[148] Letztere Aufgabe ist vor allem dann von

---
146 Vgl. Hummel, S., Männel, W.: Kostenrechnung Bd. 1, a. a. O., S. 255
147 Vgl. hierzu Haberstock, L. bearbeitet von Breithecker, V.: Kostenrechnung I, Berlin 2005, S. 143ff., Hummel, S., Männel, W.: Kostenrechnung Bd. 1, S. 258f.

Bedeutung, wenn für betriebliche Leistungen Marktpreise existieren und insofern Preise vom einzelnen Unternehmen nicht autonom festgesetzt werden können. Diese Situation trifft für Krankenhäuser bei Leistungen zu, die über Fallpauschalen oder auch bewertete Zusatzentgelte vergütet werden, die als durch den Regulator festgesetzte verbindliche Preise betrachtet werden können.

Zu (2): Wirtschaftlichkeitskontrolle

Die Wirtschaftlichkeitskontrolle ist primär Aufgabe der Kostenstellenrechnung, indem am Ort der Kostenentstehung Kosten und Leistungen oder geplante Kosten und Istkosten einander gegenübergestellt werden.

Die Kostenträgerrechnung als Instrument der Wirtschaftlichkeitskontrolle hat in verschiedener Hinsicht Bedeutung:

- als Instrument der kostenstellenbezogenen Kostenkontrolle
- als Instrument des zwischenbetrieblichen Vergleichs und
- bei der Frage nach Eigenherstellung oder Fremdbezug bestimmter Leistungen

Zu (3): Planung, Steuerung und Analyse des Leistungsprogramms

Zur Planung, Steuerung und Analyse des Leistungsprogramms werden neben Erlösinformationen Kosteninformationen benötigt, die die Kostenträgerrechnung zur Verfügung stellt.

Das Erfüllen dieser Aufgabe macht es erforderlich, die Kostenträgerstückrechnung (Kalkulation), mit deren Hilfe insbesondere Fragen der Preisbildung beantwortet werden, um eine Kostenträgerzeitrechnung zu ergänzen, die zusammen mit der Erlösrechnung zur Kostenträgerergebnisrechnung (kurzfristige Erfolgsrechnung) wird.

Nach dem Zeitpunkt der Durchführung der Kostenträgerstückrechnung (Kalkulation) werden folgende Kalkulationsarten[149] unterschieden:

- Vorkalkulationen,
- Nachkalkulationen,
- Plankalkulationen.

Vorkalkulationen sind ex ante durchgeführte Kalkulationen für bestimmte Leistungen, die als Grundlage für Preisverhandlungen dienen und mit deren Hilfe über Aufnahme oder Ablehnung von Aufträgen entschieden wird.

Nachkalkulationen werden ex post durchgeführt und dienen der stückbezogenen Kosten- und Erfolgskontrolle. Sie werden damit auch zur Grundlage für die zeitraumbezogene kurzfristige Erfolgsrechnung.

---

148 Vgl. Hummel, S., Männel, W.: a. a. O., S. 258
149 Vgl. Kilger, W.: Flexible Plankostenrechnung und Deckungsbeitragsrechnung, 13. Aufl., Wiesbaden 2012, S. 515

»Unter *Plankalkulationen* versteht man Kalkulationen, bei denen für eine bestimmte Planungsperiode im Voraus geplante Herstellungs- und Selbstkosten pro Erzeugniseinheit ermittelt werden. Die Kostendaten der Plankalkulationen entsprechen der nach Kostenarten und Kostenstellen differenzierten Kostenplanung.«[150]

Nach dem Umfang der auf die Kostenträger verrechneten Kosten wird zwischen *Vollkostenkalkulationen* und *Grenzkostenkalkulationen* unterschieden.

Soweit ein Betrieb eine Vollkostenrechnung durchführt – dazu sind Krankenhäuser gesetzlich verpflichtet – ist die Kalkulation als Vollkostenkalkulation aufgebaut.

In den Betrieben, die mit einer Grenzkostenrechnung, insbesondere einer Grenzplankostenrechnung arbeiten, ist es heute meist üblich, das Verfahren der Parallel- oder Doppelkalkulation anzuwenden, bei dem nebeneinander Voll- und Grenzkosten ermittelt werden.[151]

Für Krankenhäuser, bei denen wegen der Art der Preisbildung auf eine Vollkostenkalkulation nicht verzichtet werden kann, besteht das Verfahren der Parallel- oder Doppelkalkulation darin, die Vollkostenkalkulation durch eine Grenz(Plan)kostenkalkulation zu ergänzen. Eine derartige Kalkulation dient der Ermittlung von Preisuntergrenzen,[152] der leistungsbezogenen Wirtschaftlichkeitskontrolle und als Informationsgrundlage für die Planung, Steuerung und Analyse des Leistungsprogramms. Kosten für nichtstationäre Leistungen werden nach Wegfall des Selbstkostendeckungsprinzips auch im Sinne einer (langfristigen) Grenzkostenbetrachtung ermittelt. Dieser Ansatz ergibt sich inhaltlich aus dem entscheidungsorientierten Kostenbegriff.

3.2 Verfahren der Kostenträgerstückrechnung (Kalkulation)

3.2.1 Überblick

Die in Wirtschaftsbetrieben angewandten Kalkulationsverfahren werden insbesondere vom Leistungsprogramm, vom Fertigungsverfahren[153] und anderen spe-

---

150 Kilger, W.: a.a.O., S. 515
151 Vgl. Kilger, W.: a.a.O., S. 517.
152 Diese Aufgabe gewinnt an Bedeutung, wenn Krankenhausleistungen mit extern vorgegebenen Fallpauschalen vergütet werden. ▶ Kap. III 3.3
153 Ein Fertigungsverfahren wird beschrieben durch die Zuordnung zu einem Fertigungstyp und zu einem Organisationstyp der Fertigung. Kriterium für die Unterscheidung der Fertigungstypen, nämlich Einzelfertigung und Mehrfachfertigung (Massenfertigung, Serienfertigung, Sortenfertigung) ist die Häufigkeit der Wiederholung des Fertigungsvorgangs bzw. des Vorgangs der Leistungserstellung. Kriterium für die Differen-

ziellen Merkmalen der verschiedenen Branchen geprägt. Hauptformen der Kostenträgerstückrechnung[154] sind:

- die Divisionskalkulation,
- die Zuschlagskalkulation,
- die Verrechnungssatzkalkulation,
- die Kuppelkalkulation.

3.2.2 Divisionskalkulation

Die Divisionskalkulation ist vor allem für Einproduktbetriebe entwickelt worden. Sie wird in verschiedenen Varianten angewandt, nämlich als:

- einstufige Divisionskalkulation,
- mehrstufige Divisionskalkulation oder als
- Divisionskalkulation mit Äquivalenzziffern (Äquivalenzziffernrechnung).

Bei der einstufigen Divisionskalkulation werden die Gesamtkosten der Periode durch die im gleichen Zeitraum erstellten Leistungseinheiten geteilt:

$$k = \frac{K}{x}$$

mit:

k: Kosten/Stück (Stückkosten)
K: Gesamtkosten
x: Leistungsmenge

Voraussetzung für die Möglichkeit einer sachgerechten Anwendung dieses Kalkulationsverfahrens ist eine einheitliche Leistung, wie sie zum Beispiel bei Elektrizitätswerken gegeben ist.

Die einstufige Divisionskalkulation kann auch für die Kalkulation innerbetrieblicher Leistungen angewendet werden, wenn die in einer Kostenstelle erbrachten Leistungen durch eine einheitliche Bezugsgröße bestimmt sind.

Die mit der Divisionskalkulation ermittelten Stückkosten sind eine statistische Beziehungszahl. Sie lassen keine Aussage zu, wie viel Kosten die einzelne Leistungseinheit im Sinne einer verursachungsgerechten Kostenzuordnung verursacht hat. Eine derartige Aussage ist nur dann möglich, wenn die Gesamtkosten

---

zierung der Organisationstypen der Fertigung, nämlich Fließfertigung und Werkstattfertigung, ist die räumliche Anordnung der Betriebsmittel.
154 Vgl. Haberstock, L. bearbeitet von Breithecker, V.: a. a. O., S. 147f., Hummel, S., Männel, W.: a. a. O. S. 268ff.

einer Periode in Kostenkategorien differenziert werden, insbesondere in Einzelkosten sowie fixe und variable Gemeinkosten.

Bei Anwendung der Divisionskalkulation im Einproduktbetrieb kann auf die Durchführung einer Kostenstellenrechnung für Zwecke der Kalkulation, nicht jedoch für Zwecke der Kostenkontrolle verzichtet werden.

Die *einstufige Divisionskalkulation* kann nur dann angewandt werden, wenn folgende Voraussetzungen gegeben sind:[155]

- Es muss sich um eine(n) Einprodukt-Betrieb bzw. -Kostenstelle handeln,
- es dürfen keine Lagerbestandsveränderungen an Halb- und Fertigfabrikaten entstehen.

Vollzieht sich die Leistung in mehreren Stufen und hat dies Lagerbestandsveränderungen zur Folge, so ist die *mehrstufige Divisionskalkulation* anzuwenden, ein Kalkulationsverfahren, das für das Krankenhaus keine Bedeutung hat.

Werden in einem Betrieb nicht einheitliche, aber artverwandte Leistungen erstellt, kann die *Divisionskalkulation mit Äquivalenzziffern* (Äquivalenzziffernrechnung) angewendet werden.

Bei diesem Kalkulationsverfahren wird davon ausgegangen, dass die Kosten der Leistungen aufgrund der arbeitsablauftechnischen Ähnlichkeiten in einem bestimmten Verhältnis zueinanderstehen, das der Kostenverursachung entspricht. Dieses Verhältnis wird durch Beobachtung oder Messung festgestellt und in einer Äquivalenzziffer ausgedrückt, die angibt, in welcher Kostenrelation die einzelnen Leistungen zueinanderstehen.

Die Schwierigkeit der Anwendung der Äquivalenzziffernkalkulation besteht in der Ermittlung der Äquivalenzziffern. Grundlage hierfür können detaillierte Analysen der Betriebsprozesse oder auch einfache Plausibilitätsüberlegungen sein.

Für das Krankenhaus wurden in der BPflV a. F. z. B. Äquivalenzziffern in Form der Punkte laut GOÄ im Verordnungswege vorgegeben, um artverwandte Leistungen der Diagnostik im beschriebenen Sinne vergleichbar und vor allem addierbar zu machen.[156] Diese Vorgaben und Logiken wurden auch für die INEK Kalkulation übernommen. Das Verfahren der Äquivalenzziffernkalkulation mithilfe der GOÄ wird z. B. eingesetzt, wenn die unterschiedlichen Leistungen im Bereich der medizinischen Infrastruktur (Radiologie, Labor etc.) auf die einzelnen Kostenträger verrechnet werden.

Die Punkte laut GOÄ als Ausdruck von Kostenrelationen werden immer wieder kritisiert. Dies vor allem deswegen, weil sie auf die Kostenstrukturen niedergelassener Ärzte abstellen und dort teilweise auch »vergütungspolitische« Hintergründe haben. So wird bei der Festlegung der Bewertung von Leistungen vor allem den Leistungen besondere Beachtung geschenkt, die am Abrechnungsvolumen niedergelassener Ärzte einen vergleichsweise hohen Anteil haben, wobei

---

155 Haberstock, L. bearbeitet von Breithecker, V.: a. a. O., S. 149
156 ▶ Kap. III 2.2.4.2

sich Bewertungsänderungen dementsprechend auf das Einkommen des einzelnen Arztes spürbar auswirken. Hieraus resultiert tendenziell eine Überbewertung einfacher und eine Unterbewertung aufwändiger Leistungen.

Ergänzend zu den kritischen Anmerkungen ist jedoch festzustellen, dass für die Kalkulation innerbetrieblicher Leistungen und die Kostenverteilung im Krankenhaus Bezugsgrößen den gestellten Anforderungen genügen, die mit hinreichender Genauigkeit arbeiten, denn sie bestimmen nicht das Kostenniveau des Krankenhauses, sondern lediglich die Genauigkeit der Kostenverteilung auf die Patienten und ihre Kostenträger (Krankenkassen). Allerdings gibt es durchaus auch Krankenhäuser, die mit eigenen Hauskatalogen arbeiten und darin auch individuelle Äquivalenzziffern festlegen.

3.2.3 Zuschlagskalkulation

Die Zuschlagskalkulation wird in Produktionsbetrieben bei sehr heterogenem Produktionsprogramm angewendet. Bei diesen Betrieben sind die Fertigungstypen Sorten- und Einzelfertigung anzutreffen, bei denen eine Kostenträgerrechnung in Form der Divisionskalkulation nicht mehr möglich bzw. zulässig ist.

Die Leistungserstellung ist in vielen Bereichen des Krankenhauses – sowohl in Vorkostenstellen als auch in Endkostenstellen – abrechnungstechnisch mit der Sorten- oder Einzelfertigung vergleichbar.

Gegenstand der Zuschlagskalkulation ist die einzelne Leistungseinheit in mehrstufigen Betriebsprozessen. Mit Hilfe der Zuschlagskalkulation lassen sich jedoch auch innerbetriebliche Leistungen abrechnen.

Die Zuschlagskalkulation basiert auf der *Trennung von Kostenträgereinzelkosten* und *Kostenträgergemeinkosten*. Ziel der Zuschlagskalkulation ist es dabei, die Selbstkosten einer Leistungseinheit in der Weise zu ermitteln, dass den Einzelkosten je Leistungseinheit ein Gemeinkostenanteil möglichst verursachungsgemäß zugerechnet wird.

Die Einzelkosten werden der Kostenartenrechnung entnommen und den Kostenträgern direkt zugerechnet.[157]

Gemeinkosten (Kostenträgergemeinkosten) entstehen gemeinsam für mehrere Kostenträger. Hauptproblem der Zuschlagskalkulation ist daher die Wahl der Zuschlagsbasis, die in einem proportionalen Verhältnis zu den angefallenen Gemeinkosten stehen soll. Als Bezugsgrößen kommen grundsätzlich Mengengrößen (Leistungsmengen, Verbrauchsmengen), Zeitgrößen (vor allem leistungsbezogener Zeitbedarf, z. B. für eine diagnostische Leistung) oder Wertgrößen (z. B. Einzelkosten des medizinischen Bedarfs, Personalkosten für einen bestimmten Arbeitsablauf bzw. eine bestimmte Leistung) in Frage.

Sofern möglich, sollten die Gemeinkosten auf der Grundlage einer relativ großen Bezugsbasis verteilt werden; denn je kleiner die Bezugsbasis ist, desto größer ist demzufolge der zu verrechnende Gemeinkostenbetrag und damit die Fehleranfälligkeit der Kostenverteilung.

---

157 ▶ Kap. II 3

Da die Zuschlagskalkulation als Vollkostenkalkulation alle Gemeinkosten – auch die fixen Gemeinkosten – verteilt, ist dies nach dem Verursachungsprinzip allein nicht möglich. Das Verursachungsprinzip wird durch das Durchschnittsprinzip ergänzt.[158]

Grundsätzlich lassen sich zwei verschiedene Verfahren der Zuschlagskalkulation unterscheiden:

- die summarische Zuschlagskalkulation und
- die differenzierende Zuschlagskalkulation.

Die *summarische Zuschlagskalkulation* verteilt sämtliche Gemeinkosten einer Periode auf der Grundlage einer Bezugsbasis. Der Zuschlagsatz in Prozent für die Stückkostenkalkulation ergibt sich aus folgender Beziehung:

$$\text{Zuschlagssatz in \%} = \frac{\text{Kostenträgergemeinkosten}}{\text{Bezugsbasis}} \times 100$$

Der ermittelte Zuschlagsatz (Kalkulationssatz) gilt für alle Leistungen. Die Kosten je Leistungseinheit werden nach folgendem Schema ermittelt:

Einzelkosten je Leistungseinheit
+ Gemeinkosten je Leistungseinheit (= Einzelkosten x Zuschlagsatz)
= Kosten je Leistungseinheit

Die summarische Zuschlagskalkulation ist ein sehr grobes Verfahren. Ihre Anwendung ist nur dann zu vertreten, wenn die Gemeinkosten im Vergleich zu den Einzelkosten relativ gering sind.

Produktionsbetriebe verwenden zum Teil nur eine Einzelkostenart als Basis, z. B. die Fertigungslohnkosten oder die Fertigungsmaterialkosten. Dabei wird eine Proportionalität von Einzel- und Gemeinkosten unterstellt, die in der Regel nicht besteht. Dem Nachteil einer nicht verursachungsgerechten Gemeinkostenverteilung steht der Vorteil gegenüber, dass für die summarische Zuschlagskalkulation keine Kostenstellenrechnung erforderlich ist. Sie bietet sich daher vor allem für kleinere Betriebe mit nur einer Fertigungsstufe an.

Werden die Gemeinkosten nicht summarisch, sondern nach Kostenstellen differenziert auf unterschiedliche Bezugsgrößen verrechnet, so liegt eine *differenzierende Zuschlagskalkulation* vor. Der synonyme Ausdruck »elektive Zuschlagskalkulation« soll andeuten, dass versucht wird, jene Bezugsgrößen »auszuwählen«, die in einer verursachungsgerechten Beziehung zu den Gemeinkosten stehen.

Bei der differenzierenden Zuschlagskalkulation wird häufig nach dem in der folgenden Abbildung dargestellten allgemeinen Kalkulationsschema vorgegangen (▶ Abb. 8).

---

158 Zu den Prinzipien der Kostenzuordnung und Kostenverteilung ▶ Kap. II 3

Materialeinzelkosten	Material-kosten	Herstell-kosten	Selbstkosten
Materialgemeinkosten			
Fertigungslohn	Fertigungs-kosten		
Fertigungsgemeinkosten			
Sondereinzelkosten der Fertigung			
Verwaltungsgemeinkosten			
Vertriebsgemeinkosten			
Sondereinzelkosten des Vertriebs			

Abb. 8: Allgemeines Kalkulationsschema der differenzierenden Zuschlagskalkulation

Neben dem Vorteil der abrechnungstechnischen Einfachheit weist die Zuschlagskalkulation auch Nachteile[159] auf:

- Kalkulationsfehler, weil die Gemeinkosten oft nicht in der unterstellten Weise mit den Einzelkosten korrelieren.
- Jede Lohnerhöhung erfordert eine Umrechnung der Zuschlagssätze und eine Veränderung der Kalkulation.
- Mechanisierung und Automatisierung der Fertigung führen zu immer höheren Fertigungsgemeinkosten. Entsprechend werden die Zuschlagsätze auf den Fertigungslohn (Fertigungsgemeinkosten) immer höher und die Fehler bei einer fehlerhaften Beurteilung der Kostenverursachung immer größer.

Losgelöst von dieser Beurteilung der Zuschlagskalkulation stellt sich die Frage, welche Bedeutung dieses Kalkulationsverfahren für Krankenhäuser hat.

Kennzeichnend für die Zuschlagskalkulation ist die Trennung der Gesamtkosten des Betriebes in *Kostenträgereinzel-* und *Kostenträgergemeinkosten*. Während die Kostenträgereinzelkosten den Kostenträgern direkt zugerechnet werden, werden die Kostenträgergemeinkosten den einzelnen Leistungen mit Hilfe von Zuschlagssätzen angelastet. Für die Kostenstellenrechnung bedeutet das, dass nur die Kostenträgergemeinkosten im Rahmen der Kostenstellenverrechnung verrechnet werden.

Beide Merkmale der Zuschlagskalkulation sind in der Kostenrechnung der Krankenhäuser nicht gegeben. Zum einen wird nicht differenziert zwischen Kostenträgereinzelkosten und Kostenträgergemeinkosten, zum anderen schreibt § 8 KHBV vor, dass alle Kosten nach Kostenstellen zu erfassen sind, d.h. Kostenträgereinzelkosten und Kostenträgergemeinkosten werden über die Kostenstellenrechnung geleitet.

---

159 Vgl. Haberstock, L. bearbeitet von Breithecker, V.: a.a.O., S. 162f., Hummel, S., Männel, W.: a.a.O., S. 301ff.

3.2.4 Verrechnungssatzkalkulation

Die Verrechnungssatzkalkulation setzt an den Schwächen der Zuschlagskalkulation an, insbesondere an der ihr immanenten Fehlerhaftigkeit, die vielfach daraus resultiert, dass man von einem ursächlichen Zusammenhang zwischen Fertigungslohn und Fertigungsgemeinkosten und/oder Materialeinzelkosten und Materialgemeinkosten ausgeht.

Die Verrechnungssatzkalkulation stellt ab auf die »eigentlichen« Kosteneinflussgrößen, um dem tatsächlichen Kostenanfall besser gerecht zu werden.[160]

Bei Anwendung der Verrechnungssatzkalkulation werden die Kosten der verschiedenen Kostenstellen proportional zu deren Leistungsvolumen verrechnet. Der Verrechnungssatz je Kostenstelle ergibt sich allgemein aus der Relation Kostenstellenkosten zu Leistungen der Kostenstelle.

Die Schwierigkeit bei der Anwendung dieses Kalkulationsverfahrens besteht allgemein in der Messung der Kostenstellenleistungen, die je Kostenstelle in einer einheitlichen Dimension erfolgen muss, da es nur dann möglich ist, einen Verrechnungssatz pro Leistung der Kostenstelle zu ermitteln.[161]

Zur Leistungsmessung bietet sich bei arbeitsintensiven Betrieben die Arbeitszeit an. Bei Betrieben mit einem hohen Technisierungsgrad tritt an die Stelle der Arbeitszeit die Laufzeit der Maschinen. Für Krankenhäuser gibt die Leistungsrechnung[162] Antwort auf die Frage der Leistungsmessung.

Sind je Kostenstelle die Leistungen gemessen, so werden die Verrechnungssätze mit den Methoden der Divisionskalkulation ermittelt. Da sowohl die Kostenstellenkosten als auch die Leistungen Istwerte und/oder Planwerte sein können, lassen sich sowohl Ist- als auch Plankalkulationssätze ermitteln. Daher lassen sich die Verrechnungssätze als Instrument der *Wirtschaftlichkeitskontrolle* einsetzen, indem man die Istleistungen mit dem Planverrechnungssatz multipliziert und diesen Wert den Istkosten der Kostenstelle gegenüberstellt.[163]

Die Kalkulation der Marktleistungen des Betriebes erfolgt in der Weise, dass zu den Kostenträgereinzelkosten die Summe der mit Verrechnungssätzen bewerteten Kostenstellenleistungen addiert wird. Werden alle Kosten über die Kostenstellenrechnung geleitet, wie das bei Krankenhäusern der Fall ist, so werden zunächst die Kostenträgereinzelkosten den Kostenträgern zugeordnet. Die verbleibenden Kostenstellenkosten werden mit Hilfe von Verrechnungssätzen ebenfalls auf die Kostenträger verrechnet.

Da die Verrechnungssätze je Kostenstelle mit dem Verfahren der Divisionskalkulation ermittelt werden, stellt sich die Frage, worin der Unterschied zwischen den verschiedenen Verfahren der Divisionskalkulation und der Verrechnungssatzkalkulation besteht.

---

160 Vgl. Hummel, S., Männel, W.: Kostenrechnung Bd. 1, a. a. O., S. 302
161 Werden im Sinne der Verfeinerung dieses Kalkulationsverfahrens für eine Kostenstelle differenziert nach Kostenarten oder Arbeitsplätzen mehrere Verrechnungssätze gebildet, so können für jeden dieser Verrechnungssätze die Leistungen der Kostenstelle in einer unterschiedlichen Dimension angegeben werden.
162 ▶ Kap. III 2.2.4.2
163 ▶ Kap. II 5.2.3

Die Verrechnungssatzkalkulation ist auch zur differenzierenden Kalkulation sehr heterogener Leistungsarten geeignet. Voraussetzung hierfür ist allerdings, dass die Inanspruchnahme der einzelnen Kostenstellen durch die verschiedenen Leistungen transparent gemacht wird. Instrumente hierfür sind Stücklisten, Durchlauffolge- und Arbeitsfolgepläne.[164]

Divisionskalkulation und Verrechnungssatzkalkulation unterscheiden sich auch insofern, als bei der Divisionskalkulation nicht differenziert wird zwischen Kostenträgereinzelkosten und Kostenträgergemeinkosten. Diese Differenzierung ist bei Anwendung der Verrechnungssatzkalkulation zwar nicht zwingend, aber üblich. Diese ist insofern eine Weiterentwicklung der Zuschlagskalkulation.

Insgesamt ist festzustellen, dass das Verfahren der Verrechnungssatzkalkulation sich sehr umfassend anwenden lässt, d. h. auch in den Fällen, in denen – wie im Krankenhaus – alle Kosten über die Kostenstellenrechnung geleitet werden. Es hat für die Kostenrechnung im Krankenhaus die größte Bedeutung.[165]

Die unter Kapitel III 2.4.3 angestellten Überlegungen zur Umlagen- und innerbetrieblichen Leistungsverrechnung machen deutlich, dass dort und im Rahmen der Verrechnungssatzkalkulation mit letztlich identischen Grundüberlegungen und Verrechnungsprinzipien gearbeitet wird.[166] Das Ziel besteht jeweils darin, zwischen Leistungserstellung und Kostenverursachung eine Beziehung herzustellen, die entweder über die Leistungen direkt erfolgt oder aber über Maßgrößen der Kostenverursachung, die als Bezugsgrößen bezeichnet werden. Aus diesem Grund wird die Verrechnungssatzkalkulation auch als *Bezugsgrößenkalkulation* bezeichnet.[167]

Die Proportionalisierung der Beziehungen zwischen Leistungen und Kosten einer Kostenstelle ist Kennzeichen einer Vollkostenkalkulation und vernachlässigt die Differenzierung in Bereitschafts- und Leistungskosten. Da Vollkostenrechnungen und Teilkostenrechnungen unterschiedliche Ziele haben und sich nicht gegenseitig ausschließen, sondern ergänzen, empfiehlt es sich, für die Bereitschaftskosten und die Leistungskosten getrennte Verrechnungssätze zu ermitteln, wenn neben der Vollkostenkalkulation auch eine Teilkostenkalkulation durchgeführt wird. In Krankenhäusern ist eine derartige Parallel- bzw. Doppelkalkulation zur Zeit noch nicht üblich.

3.2.5 Kuppelkalkulation

Merkmal einer Kuppelproduktion ist die produktionswirtschaftliche Leistungsverbundenheit, d. h. aus ein und demselben Produktionsprozess gehen zwangs-

---

164 Vgl. Hummel, S., Männel, W.: a. a. O., S. 302
165 Die in ▶ Kap. III 3.2.2 am Beispiel der Endoskopie dargestellte Äquivalenzziffernkalkulation kann auch als Verrechnungssatzkalkulation aufgefasst werden. Verrechnungssatz ist dabei der €-Betrag je GOÄ-Punkt. Das Verfahren der Verrechnungssatzkalkulation wird auch bei der Kalkulation von Fallpauschalen angewendet (▶ Kap. III 3.3.3 und ▶ Kap. III 3.3.4).
166 ▶ Kap. III 2.4.3
167 Vgl. Hummel, S., Männel, W.: a. a. O., S. 304

läufig verschiedenartige Erzeugnisse in einem bestimmten Mengenverhältnis hervor.[168]

Ziel der Kuppelkalkulation ist es, die in einem derartigen Produktionsprozess anfallenden Kosten auf die einzelnen Endprodukte zu verteilen.

Aus dem engen produktionswirtschaftlichen Leistungsverbund ergibt sich ein entsprechender Kostenverbund. Sowohl die fixen als auch die variablen Kosten der Kuppelproduktion sind Kostenträgergemeinkosten. Eine verursachungsgerechte Kostenverteilung ist in einer derartigen Situation nicht möglich. Das bedeutet, dass die Kostenverteilung mit Hilfe des Kostentragfähigkeits- oder mit Hilfe des Durchschnittsprinzips erfolgen muss.[169] In diesem Sinne stehen zwei Kalkulationsmethoden zur Verfügung:

- die Restwert- oder Subtraktionsmethode und
- die Verteilungsmethode.

Die *Restwertmethode* wird dann angewandt, wenn die Kuppelprodukte aus einem Hauptprodukt und einem oder mehreren Neben- bzw. Abfallprodukten bestehen.

Die Anwendung der *Verteilungsmethode* soll das Kostenverteilungsproblem in den Fällen lösen, in denen annähernd gleichwertige bzw. gleich bedeutsame Produkte das Ergebnis der Kuppelproduktion sind.

Im Krankenhaus findet zwar keine Kuppelproduktion im engen Sinne dieses Begriffes statt, es besteht jedoch in bestimmten Bereichen des Krankenhauses eine leistungswirtschaftliche Verbundenheit insofern, als Leistungen für die Endkostenstellen der stationären Behandlung und für Dritte erbracht werden.

Zwar führt dieser Leistungsverbund nicht zu festen Relationen, was die erbrachten Leistungen angeht, jedoch ist in diesen Fällen die Leistung für die Endkostenstellen des stationären Bereichs das Hauptprodukt, während die Leistungen für Dritte den Charakter von Nebenleistungen haben. Beispiele hierfür sind die Kosten der Leistungen, die nicht zu den allgemeinen Krankenhausleistungen zählen und die auch heute noch von den Kosten der stationären Leistungen zu trennen sind (z. B. ambulante Behandlung).

Die in diesen Fällen angewandte so genannte *Erlösmethode* ist nichts anderes als die Anwendung der Restwertmethode, wie sie in der Kuppelkalkulation üblich ist.

Wie in der Kuppelkalkulation die Erlöse aus der Verwertung der Nebenprodukte als Kostenminderung im Hinblick auf das Hauptprodukt wirken, so reduzieren die Erlöse aus ambulanten Leistungen die verbleibenden Kosten der stationären Behandlung des Krankenhauses. Bei der Interpretation des Restwertes bei Anwendung der Restwertmethode ist darauf hinzuweisen, dass der Restwert nicht gleichzusetzen ist mit den Kosten des Hauptproduktes, sondern lediglich

---

168 Vgl. Hummel, S., Männel, W., a. a. O., S. 305
169 ▶ Kap. II 4

eine Aussage über die noch zu deckenden Kosten darstellt. Insofern ist der Restwert eine Kostendeckungsvorgabe.[170]

Diese Interpretation lässt sich auch übertragen auf das Krankenhaus. Zu beachten ist jedoch, dass das Nettoprinzip einen nach Kostenarten differenzierten Kostenausweis verlangt. »Erlösabzüge« sind daher in eine Kostenartenstruktur zu transformieren.

Die Verteilungsmethode, bei der die Kostenverteilung nach den Prinzipien der Äquivalenzziffernrechnung vorgenommen wird, hat für die Kostenrechnung im Krankenhaus keine Bedeutung und wird daher an dieser Stelle nicht behandelt.

3.3 Kostenträger im Krankenhaus

Krankenhäuser sind Einrichtungen, in denen durch ärztliche und pflegerische Hilfeleistung Krankheiten, Leiden oder körperliche Schäden festgestellt, geheilt oder gelindert werden sollen oder Geburtshilfe geleistet wird, und in denen die zu versorgenden Personen untergebracht und verpflegt werden können.[171]

Aus der Aufgabenstellung der Krankenhäuser ergibt sich die *Hauptleistung* (Primärleistung), nämlich eine »Statusveränderung« als Behandlungsergebnis.[172]

Um das Behandlungsergebnis zu erreichen, müssen Leistungen der

- Diagnose,
- Therapie,
- Pflege und
- Unterbringung

erbracht werden. Diese Leistungen sind *Betriebsleistungen* und damit Sekundärleistungen. Sie werden i. d. R. im Rahmen der Fallpauschalen zusammengefasst und als Primär- bzw. Krankenhausleistung gemeinsam vergütet.

Da die Marktleistung der Krankenhäuser auf die Verbesserung des Gesundheitszustandes der Patienten abstellt, ist der sachgerechte Kostenträger im Krankenhaus der mit dem Patient verbundene Behandlungsfall. Kostenrechnerisch bedeutet das eine Fallkalkulation auf der Grundlage von Betriebsleistungen, die als patientenfallbezogene Einzelfertigung[173] interpretiert werden kann.

Eine Kostenträgerrechnung für jeden einzelnen Patienten bzw. Behandlungsfall schied bisher jedoch aus Gründen der Praktikabilität im Hinblick auf den Er-

---

170 Vgl. Hummel, S., Männel, W.: a. a. O., S. 310
171 Vgl. § 2 Abs.1 KHG
172 ▶ Kap. I
173 Vgl. Martius, G. H.: Die Patientenkalkulation im Krankenhausbetrieb, Diss., Berlin 1989, S. 37

fassungs- und Verrechnungsaufwand sowie im Hinblick auf die erforderliche Kalkulationsgenauigkeit aus.

Die heute bestehenden EDV-technischen Möglichkeiten lassen jedoch eine Fallkalkulation zu und ermöglichen somit eine bisher nicht dagewesene Transparenz der Leistungserbringung.

Eine Patientenkalkulation orientiert sich an Patientengruppen/Fallgruppen[174], die in sich weitgehend homogen sind und dementsprechend weitgehend übereinstimmende Betriebsleistungen[175] erfordern.

Bei der Entwicklung und Anwendung einer Patientenkalkulation sind zunächst Patientenkategorien zu bilden, die den genannten Anforderungen genügen.

Diskutiert wurde in diesem Zusammenhang insbesondere das Konzept der *DRGs (Diagnosis Related Groups)* und das Konzept der *PMCs (Patient Management Categories)*. Im einen Fall orientiert sich die Kategorisierung stärker an der Diagnose, im anderen Fall stehen Behandlungsmethoden im Vordergrund.

Die Fallpauschalen, nach denen heute die überwiegende Zahl der Krankenhausleistungen abgerechnet wird, basiert auf der DRG-Systematik. Die deutsche DRG-Systematik (G-DRG) orientiert sich dabei mehr an einer Kostenhomogenität, als an einer Homogenität der medizinischen Behandlung (z. B. operative und konservative Behandlung eines Falls können bei ähnlichen Kosten in die gleiche Kategorie fallen).

Das Krankenhausfinanzierungsrecht für stationäre Leistungen sieht hauptsächlich folgende Entgeltformen – und damit Kostenträger – vor:

(1) Fallpauschalen gemäß § 17 KHG und
(2) Pauschale für die Pflege am Bett (Pflegebudget) nach § 17b KHG i.V.m. § 6 KHEntgG
(3) Zusatzentgelte nach § 9 KEntgG Ziffer 2
(4) Sonstige Entgelte nach dem KHEntgG
(5) Pflegesätze gem. BPflV und § 17d KHG

Zu (1): Fallpauschalen

Die Fallpauschalen bauen auf der DRG-Systematik auf. Sie können insofern als DRG-Fallpauschalen bezeichnet werden.

Die Zuordnung eines Behandlungsfalles zu einer DRG-Fallpauschale wird maßgeblich bestimmt durch:

---

174 Eine beispielhafte Patientengruppe bzw. Fallgruppenklassifikation wurde u. a. von Prof. Roeder (Universität Münster) erstellt. Vgl. Burgmer, M., Roeder, N., Heuft, G. (2003): Fallgruppensystem der »diagnosis related groups« in Deutschland, S. 369.
175 Betriebsleistungen (Sekundärleistungen) umfassen in Abgrenzung zu den Marktleistungen (Primärleistungen) nicht nur die innerbetrieblichen Leistungen, die insbesondere in den medizinischen Institutionen erbracht werden, sondern auch die Leistungen, die die Endkostenstellen (bettenführende Abteilungen) ausweisen.

- die Hauptdiagnose, d. h. die für den Krankenhausaufenthalt im Rückblick hauptverantwortliche Diagnose
- die im Krankenhaus durchgeführten Prozeduren, insbesondere Operationen und aufwändige Untersuchungen
- Nebendiagnosen und Komplikationen, die den Behandlungsverlauf, insbesondere unter Kostenaspekten, maßgeblich beeinflussen
- die Beatmungszeit, soweit eine Intensivbehandlung stattfindet
- patientenbezogene Faktoren, insbesondere das Alter von Patienten und das Geburtsgewicht von Frühgeborenen und Säuglingen

Die Diagnosen werden auf Basis des Diagnosenschlüssels ICD verschlüsselt. Für die Prozeduren wird der OPS (Operationsschlüssel) zu Grunde gelegt.

Der Algorithmus für die Zuordnung der Patienten wird über einen Grouper, d. h. eine spezielle EDV-Software, umgesetzt und so werden die Patienten den verschiedenen DRGs bzw. Fallpauschalen zugeordnet.

Der Fallpauschalenkatalog ist nach Hauptdiagnosegruppen (Mayor Diagnostic Category – MDC) aufgebaut.[176]

Die Fallpauschalen innerhalb einer MDC werden nach verschiedenen Partitionen unterschieden:

O = Operative Fallpauschale
M = Medizinische Fallpauschale
A = Andere Fallpauschale (z. B. Schmerztherapie)

Bei der Definition und Bewertung einer Erkrankung werden, soweit sinnvoll, Komplikationen und Begleiterkrankungen berücksichtigt (CC-Level), die dann zu einer differenzierten Bewertung führen.

Die Bewertung der verschiedenen Patientenkategorien (Fallpauschalen) erfolgt durch eine jährliche externe Patientenkalkulation, an der zuletzt knapp 300 Krankenhäuser beteiligt waren[177]. Die durch das InEK (Institut für das Entgeltsystem im Krankenhaus) durchgeführte Kalkulation liefert die Relativgewichte der verschiedenen Fallpauschalen. Die konkrete Leistungsvergütung ergibt sich aus dem Produkt aus Basisfallwert und Relativgewicht.

Bei einem für 2021 vereinbarten Bundesbasisfallwert (BBFW)[178] von 3.747,98 Euro ergibt sich z. B. für die Fallpauschale I44C (Verschiedene Endoprothese-

---

176 ▶ Anhang 5
177 Aufgrund der Kritik an der Zusammensetzung der Kalkulationsstichprobe wurde mit dem KHSG eine Verpflichtung zur Teilnahme an der Kalkulation für Krankenhäuser eingeführt, vgl. dazu Vereinbarung gemäß § 17b Abs. 3 Satz 6 KHG. Dadurch nehmen in der Periode von 2016–2020 erstmals vierzig ausgeloste zusätzliche Kliniken an der InEK Kalkulation teil.
178 Auf Basis des vom DRG-Institut (InEK) im September 2016 übermittelten Berechnungsergebnisses haben unter Berücksichtigung des Veränderungswertes 2017 (2,50 %) die Selbstverwaltung den Bundesbasisfallwert (BBFW) für das Jahr 2017 in Höhe von 3.376,11 Euro vereinbart. Die Korridorgrenzen von 2,50 % über dem BBFW und 1,02 % unter dem BBFW für die Annäherung der Landesbasisfallwerte an den BBFW liegen

neingriffe am Kniegelenk) mit der Bewertungsrelation 1,780 folgende Vergütung:

3.747,98 Euro x 1,780 = 6.671,40 Euro

Der Kalkulation der Fallpauschalen liegt eine bestimmte Verweildauer zu Grunde, die als mittlere Verweildauer im Fallpauschalenkatalog angegeben ist (im Beispiel: 8,6 Tage). Weicht die tatsächliche Verweildauer im Einzelfall hiervon deutlich ab (Überschreitung der oberen Grenzweildauer (OGVD) oder Unterschreitung der unteren Grenzverweildauer (UGVD), im Beispiel I44C beträgt die UGVD 2 Tage und die OGVD 14 Tage, so wird dies durch einen tagesbezogenen Zu- oder Abschlag berücksichtigt.[179] Der Zuschlag beträgt bei der I44C 0,057 Relativgewichte, der Abschlag beträgt 0,233 Relativgewichte.

Die Pflegepersonalkosten der Kostenstellen der bettenführenden Abteilungen sind seit dem 01.01.2020 aus den Kostenartengruppen 1 (Normalstation), 2 (Intensivstation) und 3 (Dialyse) sowie teilweise auch aus 13 (Patientenaufnahme) auszugliedern.[180] Diese Kosten werden nach dem Selbstkostendeckungsprinzip vergütet.

Zu (2): Pauschale für die Pflege am Bett (Pflegebudget)

Das bedeutet: Die Pflegepersonalkosten für die unmittelbare Patientenversorgung auf bettenführenden Stationen sind auf Grundlage des § 17b KHG i.V.m. § 6 KHEntgG seit dem 01.01.2020 aus dem Fallpauschalen-Vergütungssystem auszugliedern. In diesem Zuge wurde aus dem DRG-System das aG-DRG-System (»a« steht für die ausgegliederten Pflegepersonalkosten). Der Anteil der Pflegepersonalkosten wurde in diesem Zuge aus der jeweiligen DRG extrahiert und innerhalb des Fallpauschalenkatalogs durch das InEK in einer separaten Spalte ausgewiesen. Daraus resultiert eine Reduktion des reinen DRG-Erlöses.

Die Pflegepersonalkosten werden pro Fall durch Multiplikation des krankenhausindividuellen Pflegeentgeltwertes mit der Pflegeerlösbewertungsrelation pro Tag über das Jahr hinweg abgerufen. Nach § 6a KHEntgG Abs. 2 Satz 3 werden vom Pflegebudget abweichende Mehr- oder Minderkosten über das Pflegebudget des Folgejahres berichtigt, indem Ausgleichszahlungen für das Vereinbarungsjahr geleistet werden. Diese Entwicklung ist eine Rückkehr zum Selbstkostendeckungsprinzip in Bezug auf die Pflegepersonalkosten für die unmittelbare Pflege am Bett.[181]

---

damit bei 3.460,51 Euro für die obere Grenze und 3.341,67 Euro für die untere Grenze. Vgl. u. a. https://www.gkv-spitzenverband.de/krankenversicherung/krankenhaeuser/budgetverhandlungen/bundesbasisfallwert/bundesbasisfallwert.jsp

179 Die obere und untere Verweildauer werden im Fallpauschalenkatalog angegeben (www.g-drg.de).
180 Vgl. dazu auch InEK (2020): Abschlussbericht zur Weiterentwicklung des aG-DRG-Systems für das Jahr 2021.
181 Vgl. dazu auch InEK (2020): Abschlussbericht zur Weiterentwicklung des aG-DRG-Systems für das Jahr 2021, S. 18.

Zu (3): Zusatzentgelte

Ziel der Leistungsvergütung nach dem Fallpauschalensystem ist es zu erreichen, dass zwischen den Patienten, die einer Fallpauschale zugeordnet werden, weitgehende Kostenhomogenität besteht. Dies gilt vor allem für den zwischenbetrieblichen Vergleich, bezogen auf die durchschnittlichen Fallkosten innerhalb einer Patientenkategorie.

Mit den Zusatzentgelten soll die Erreichung dieses Zieles unterstützt werden. Sie werden neben einer Fallpauschale, insbesondere für ein teures Medikament (z. B. bei Blutern) und für Dialysen, die nicht im Zusammenhang mit der Krankenhausaufnahme stehen, gezahlt.

Die Höhe dieser Zusatzentgelte ist entweder bundeseinheitlich festgelegt (»bewertete Zusatzentgelte«) oder wird krankenhausindividuell zwischen den Vertragsparteien vereinbart (»nicht bewertete Zusatzentgelte«). Die Festlegung der »nicht bewerteten Zusatzentgelte« beruht auf einer durch die Krankenhäuser intern durchgeführten Kalkulation des Entgelts und darauf aufbauender Verhandlungen mit den Krankenkassen.

Darüber hinaus sollen für innovative und neue Untersuchungs- und Behandlungsmethoden (NUB) nach § 6 Abs. 2 KHEntgG durch die örtlichen Vertragsparteien zeitlich befristete, fallbezogene Entgelte vereinbart werden. Diese sind entsprechend sachgerecht zu kalkulieren.

Zu (4): Sonstige Entgelte

Anstelle einer Fallpauschale können nach § 6 Abs. 1 KHEntgG anstelle einer DRG-Fallpauschale *krankenhausindividuelle Vergütungen* vereinbart und abgerechnet werden. Diese Leistungen sind in Anlage 1 des KHEntgG festgelegt.

Gegenstand krankenhausindividueller Vereinbarungen sind auch *die Vergütung von teilstationären Leistungen* sowie die *Leistungen innerhalb einer besonderen Einrichtung nach § 17b Abs. 1 Satz 15 KHG*.

§ 17b Abs. 1a KHG sieht ferner einen *Sicherstellungszuschlag* vor, wenn die Vorhaltung von Leistungen auf Grund des geringen Versorgungsbedarfs mit den Fallpauschalen nicht kostendeckend finanzierbar ist.

In den bisher genannten Fällen handelt es sich – wie bei den Zusatzentgelten – um Vergütungen, die noch vorhandene Schwächen des Fallpauschalensystems ausgleichen sollen. Darüber hinaus fließen den Krankenhäusern verschiedene, weitere Entgelte zu, insbesondere verschiedene Zuschläge, z. B. DRG-Zuschlag, Zuschlag zur Qualitätssicherung, Zuschlag für Ausbildungsstätten und Ausbildungsvergütungen.

Zu (5): Pflegesätze

In der weiteren Vergangenheit wurden die Benutzerkosten der Krankenhäuser mit Hilfe eines allgemeinen Pflegesatzes auf die Patienten bzw. deren Kostenträger (Krankenkassen) verteilt. Nachfolgend wurde der allgemeine Pflegesatz durch einen Basispflegesatz und Abteilungspflegesätze abgelöst. Mit den Abteilungspflegesätzen wurden die ärztlichen und pflegerischen Leistungen des Krankenhauses vergütet und zwar differenziert nach Fachabteilungen in unterschiedlicher Höhe. Der Basispflegesatz ist das Leistungsentgelt für die übrigen Leistungen (Basisleistungen) des Krankenhauses, insbesondere Unterkunft, Verpflegung und Verwaltungsleistungen. Dementsprechend setzte sich die Leistungsvergütung für jeden Patienten aus zwei Komponenten zusammen: Dem Basispflegesatz und dem Abteilungspflegesatz.

Gemäß § 17d KHG werden die allgemeinen Krankenhausleistungen psychiatrischer Abteilungen und Einrichtungen für Psychosomatik und psychotherapeutische Medizin nicht über Fallpauschalen vergütet. Vielmehr wurde ein seit 2018 gültiges System geschaffen, das zur Einordnung der Fallschwere zwar bundesweit gültige Relativgewichte verwendet, die nach § 9 BPflV durch das InEK kalkuliert werden. Die Erlösermittlung pro Tag erfolgt dann aber mittels der Multiplikation mit einem Einrichtungsindividuell verhandelten Pflegesatzes (§ 11 BPflV).

Die Ausgestaltung des Systems ist zwar im Rahmen des Einführungsprozesses immer wieder verändert worden. Allerdings folgt es im Wesentlichen dem Grundsatz, dass es Transparenz schaffen soll und pauschalierend ist (vgl. dazu § 17d). Dies bedeutet, dass es wie das DRG-Fallpauschalen System folgende Ziele erreichen soll:

- Leistungsbezogene Vergütung der Krankenhausleistungen,
- Leistungsbezogene Kostenverteilung auf die Patienten und ihre Kostenträger,
- Verbesserung der Transparenz des Kosten- und Leistungsgeschehens im Krankenhaus.

Aber gleichzeitig Besonderheiten auf der Ortsebene berücksichtigt werden können.

Die o. g. Entgeltformen und damit Kostenträger beziehen sich auf die stationäre Behandlung im Krankenhaus. Diese ist jedoch nicht die einzige Form der Krankenhausbehandlung. Das SGB V sieht darüber hinaus folgende Formen der Krankenhausbehandlung vor:

- *vor- und nachstationäre Behandlung*
- *ambulantes Operieren.*

Ferner werden im Krankenhaus ambulante Leistungen erbracht, sei es als Institutsambulanz oder im Rahmen der Ambulanz der (nebentätigkeitsberechtigten) Ärzte.

Auch diese Leistungen stellen Kostenträger im Sinne einer Kostenträgerrechnung dar. Dies gilt auch für nicht medizinische Leistungen, die im Krankenhaus außerhalb der stationären Behandlung von Patienten erbracht werden, so z. B. die Verpflegung Dritter, deren Kosten nicht bei der Kalkulation von Fallpauschalen berücksichtigt werden dürfen und insofern über entsprechende Erlöse zu decken sind.

Zusammenfassend lassen sich die *Kostenträger im Krankenhaus* wie folgt kategorisieren:

- Behandlungsfälle, die zu Fallkategorien (DRG-Fallgruppen) zusammengefasst werden,
- Medizinische und pflegerische Leistungen, die über eine Fallpauschale hinaus abgerechnet werden können
- Ärztliche Leistungen außerhalb der stationären Behandlung (vor- und nachstationäre Behandlungen, ambulante Behandlung) sowie
- nicht medizinische Leistungen (z. B. Speiseversorgung für Dritte) oder auch nicht-ärztliche Wahlleistungen, die gesondert abzurechnen sind.

Für die Leistungen des Krankenhauses außerhalb der stationären bzw. teilstationären Behandlung stehen folgende Vergütungsformen zur Kostendeckung zur Verfügung (▶ Tab. 14).

Tab. 14: Vergütungsformen für Leistungen außerhalb der stationären bzw. teilstationären Krankenhausbehandlung

Leistung	Vergütungsform
Vor- und nachstationäre Behandlung	Patienten- und tagesbezogene Vergütung
Ambulante Operationen	Gebühren lt. Gebührenordnung
Institutsambulanz	Gebühren lt. Gebührenordnung
Ambulanz der Ärzte	Gebühren lt. Gebührenordnung bzw. Nutzungsentgelte der Ärzte lt. Dienstvertrag

3.4 Patienten- und Fallkalkulation

3.4.1 Überblick

Ausgangspunkt der Kostenträgerrechnung ist die Kostenstellenrechnung. Vor Beginn der Kostenträgerrechnung, auf Grundlage der InEK Konventionen ist es notwendig, eine Kategorisierung der Kostenstellen vorzunehmen, wie sie im Kalkulationshandbuch[182] vorgesehen ist.

Da die Kostenstellenrechnung Kosten für alle Leistungen des Krankenhauses ausweist, müssen zunächst die Kosten »ausgegliedert« werden, die nicht die sta-

---

182 Vgl. DKG u. a. (2016): Kalkulationshandbuch 4.0, S. 55 ff.

tionäre Behandlung betreffen. Das Ergebnis dieses ersten Schrittes sind Nettokosten der stationären Behandlung.

Als nächstes sind die *Kosten der allgemeinen Kostenstellen* (i. S. der Kostenstellenhierarchie) auf die vor- oder nachgelagerten Kostenstellen zu verteilen, für die eine Leistungsrechnung vorliegt. Als Beispiel hierfür seien die Kosten des Ärztlichen Dienstes genannt, die auf den allgemeinen Kostenstellen der Fachabteilungen erfasst werden. Diese Kosten sind den Kostenstellen zuzuordnen, in denen die Ärzte ihre Leistungen erbringen (z. B. OP, Diagnostik, Station). Dieses Prinzip gilt auch für Kosten, insbesondere Personalkosten, die auf einer anderen allgemeinen Kostenstelle (z. B. Radiologie) erfasst werden.

Am Ende dieser Verrechnungen dürfen Kosten nur auf einer Kostenstelle stehen, für die eine – möglichst patientenbezogene – Leistungsrechnung vorliegt.

Die Kostenstellenrechnung ist dann von solchen Kosten, die als *Kostenträgereinzelkosten* patientenbezogenen verrechnet werden können, zu entlasten. Die verbleibenden Kostenträgergemeinkosten sind dann die Grundlage zur *Bildung der kostenstellenbezogenen Verrechnungssätze*. Multipliziert mit der Anzahl der Leistungen ergeben diese die Kosten der Betriebsleistungen.

Ausgehend von den patientenbezogenen Leistungen können dann mit Hilfe der Verrechnungssätze für jede direkte Kostenstelle die *Kosten je Fall* ermittelt werden.

Die *indirekten Kosten* werden entweder insgesamt mit der Bezugsgröße »Pflegetag« den Fällen zugeordnet oder vor Ermittlung der Verrechnungssätze auf die direkten Kostenstellen verteilt.

Die *Kosten je Fall* ergeben sich aus der Summe der Kosten, der von ihm in Anspruch genommen Betriebsleistungen. Die Kosten des Falles können dann der betreffenden *Entgeltform* zugeordnet werden.

Es ergeben sich somit folgende *Schritte der Kostenträgerrechnung*:

(1) Kategorisierung der Kostenstellen.
(2) Umsetzung des Nettoprinzips.
(3) Verrechnung der allgemeinen Kostenstellen auf nachgelagerte Kostenstellen für die die (fallbezogene) Leistungsrechnung Leistungen aufweist.
(4) Verteilung der indirekten Kosten auf die direkten Kostenstellen, sofern die indirekten Kosten nicht insgesamt mit der Bezugsgröße Pflegetag dem Fall zugeordnet werden.
(5) Entlastung der Kostenstellenrechnung um solche Kosten, die als Kostenträgereinzelkosten den Fällen zugeordnet werden.
(6) Ermittlung der Verrechnungssätze für die direkten Kostenstellen und damit Ermittlung der Kosten je Betriebsleistung.
(7) Berechnung der Kosten je Fall und Kostenstelle auf Basis der (fallbezogenen) Leistungsrechnung.
(8) Die Summe der Kosten der Betriebsleistungen ergibt die Kosten je Fall.
(9) Die Kosten der Fälle werden der betreffenden Fallkategorie, insbesondere der DRG-Fallpauschale zugeordnet.

3.4.2 Kategorisierung und Zuordnung der Kostenstellen

Direkte Kostenstellen erbringen medizinisch-pflegerische Leistungen direkt an stationären Patienten. Hierzu gehören insbesondere die Pflegefachbereiche sowie OP-Bereiche, in denen nicht ambulant operiert wird.

Indirekte Kostenstellen erbringen keine medizinisch-pflegerische Leistungen an den Patienten. Entweder ist der Leistungsbezug medizinisch-pflegerisch indirekt (z. B. Apotheke, Zentralsterilisation) oder es werden nichtmedizinische Leistungen, insbesondere im Versorgungs- und Verwaltungsbereich, erbracht. Aus dieser Unterscheidung ergibt sich die Differenzierung der indirekten Kostenstellen in:

- indirekte Kostenstellen der medizinischen Infrastruktur
- indirekte Kostenstellen der nichtmedizinischen Infrastruktur.

Gemischte Kostenstellen erbringen sowohl Leistungen für stationäre Patienten als auch solche Leistungen, deren Kosten auszugliedern sind.

Die gemischten Kostenstellen können sowohl direkte als auch indirekte Kostsstellen sein. Die überwiegende Zahl der Kostenstellen in der Kostenstellengruppe 92 Medizinische Institutionen sind gemischte Kostenstellen, weil hier sowohl Leistungen für stationäre als auch für ambulante Patienten erbracht werden.

3.4.3 Umsetzung des Nettoprinzips

Der Anteil der auszugliedernden Kosten an den Gesamtkosten macht in der Regel einen eher geringen Anteil an den Gesamtkosten aus. Umso sensibler ist das Ergebnis im Hinblick auf die Kostenüber- oder -unterdeckung. Für die Kostenausgliederung gibt es grundsätzlich zwei Möglichkeiten:

- Kostenausgliederung als Ergebnis einer differenzierten Kostenträgerrechnung,
- Ausgliederung anhand der Erlöse, d. h. es wird davon ausgegangen, dass die Kosten der Höhe der Erlöse entsprechen (Erlösausgliederung).

Im Falle der Erlösausgliederung werden fiktive Kosten in Höhe der Erlöse als Kostenabzüge auf Kostenstellen und Kostenarten verteilt. Bei diesem Verfahren sind die auszugliedernden Leistungsbereiche im Hinblick auf mögliche Über- und Unterdeckungen ergebnisneutral. Der tatsächliche Ergebnisbeitrag dieser Bereiche wird also nicht ermittelt. Das bedeutet, dass für betriebliche Entscheidungen die Kalkulation der tatsächlichen Kosten unverzichtbar ist.

Entscheidend für das Ergebnis der Ausgliederung von Istkosten ist der kostentheoretische bzw. kostenrechnerische Ansatz. Eine Trennung der Gesamtkosten einer Kostenstelle nach dem Durchschnittsprinzip ist hier mit Sicherheit nicht sachgerecht, weil so den auszugliedernden Leistungen auch Kosten zugeordnet werden, die sich nach dem Verursachungsprinzip nicht zuordnen lassen, d. h. es werden in mehr oder weniger großem Umfang auch nicht abbaubare Kosten ausgegliedert und somit die Kosten der stationären Behandlung entlastet.

Kostenausgliederung muss folglich auf einem entscheidungsorientierten Kostenbegriff basieren. Damit wird abgestellt auf die mit der Entscheidung für ein bestimmtes Leistungsangebot ausgelösten Ausgaben. Entscheidungsorientierte Kosten sind grundsätzlich zusätzliche oder wegfallende Kosten.

Während einer Grenzkostenrechnung eine kurzfristige Betrachtungsweise zu Grunde liegt, berücksichtigen entscheidungsorientierte Kosten insbesondere den Auf- bzw. Abbau personeller Kapazitäten und auch kurzfristig als fix anzusehende Sachkosten.

Ziel dieses kostenrechnerischen Ansatzes ist eine verursachungsgerechte Kostenabgrenzung. Sie berücksichtigt, dass die DRG-relevanten Leistungen jene Leistungen des Krankenhauses sind, für die in Qualität und Menge bestimmte Kapazitäten vorhanden sein müssen. Eine Kostenabgrenzung mit einfachen »Kostenanlastungsprinzipien«, insbesondere dem Durchschnittsprinzip, lässt sich mit der der Kostenabgrenzung zu Grunde liegenden Zielsetzung nicht vereinbaren. Bei Anwendung des Durchschnittsprinzips werden Kosten abgegrenzt bzw. ausgegliedert, die

- dem Verursachungsprinzip nicht entsprechen und
- durch entsprechende Erlöse nicht gedeckt werden können.

Als Folge müssen die DRG-bezogenen Fallpauschalen Unterdeckungen anderer Leistungsbereiche, insbesondere der ambulanten Behandlung, tragen. Dieser Aspekt der verursachungsgerechten Kostenabgrenzung spielt nicht nur eine Rolle bei der Erstkalkulation zur Ermittlung von Relativgewichten, sondern hat besondere Bedeutung bei der Nachkalkulation zur Ermittlung des Erfolgsbeitrags der verschiedenen Tätigkeitsfelder des Krankenhauses.[183]

Zur Plausibilitätskontrolle des kostenrechnerischen Ergebnisses einer Kostenausgliederung empfiehlt es sich, die Kosten der jeweiligen Leistung den Erlösen gegenüberzustellen.[184]

Die Umsetzung des Nettoprinzips erfolgt grundsätzlich differenziert nach den Kostenstellen- bzw. Leistungsbereichen, die Leistungen erbringen und deren Kosten auszugliedern sind.

Nachfolgend wird anhand eines einfachen Beispiels, nämlich der Mammographie, das Verfahren der Kostenausgliederung beschrieben.

Die nachstehende Tabelle zeigt ausgehend von den Kostenstelleneinzelkosten die anteiligen auszugliedernden Kosten der ambulanten Behandlung und die verbleibenden Kosten der stationären Behandlung (Nettokosten) (▶ Tab. 15).

---

183 Vgl. Kehres, E., Ernst, A.: DRGs sachgerecht kalkulieren, in: KU 6/2002 S. 458ff.
184 Sofern es sich um Leistungen im Rahmen einer genehmigten Nebentätigkeit handelt, entsprechen die Erlöse des Krankenhauses den Abgaben des Arztes. In diesem Fall ist nicht nur eine Kostenüber-/unterdeckung zu ermitteln, sondern die Kosten der auszugliedernden Leistung sind in Prozent des Umsatzes (Arztanteil + Krankenhausanteil) auszudrücken.)

Tab. 15: Nettokosten am Beispiel der Kostenstelle Mammographie[185]

	Kostenarten	Kostenstelleneinzelkosten in Euro gesamt	davon ambulant in Euro	davon stationär in Euro
a)	**Personalkosten**			
	Ärztlicher Dienst	12.896	–	12.896
	Medizinisch-technischer Dienst	41.889	23.039	18.850
		54.785	23.039	31.746
b)	**Sachkosten med. Bedarf**			
	Arzneimittel	8	–	8
	Verbandsmittel	72	–	72
	Verbrauchsmittel	12.148	6.681	5.467
	Röntgenbedarf	8.608	4.734	3.874
	Desinfektionsmittel	49	–	49
	Sonstiger med. Bedarf	22	–	22
		20.907	11.415	9.492
c)	Med. Instandhaltung	3.692	1.015	2.677
d)	**Insgesamt**	**79.384**	**35.469**	**43.915**

Grundlage für die Trennung der Kosten in Kosten der ambulanten Behandlung und Kosten der stationären Behandlung ist die Leistungsrechnung, die beispielhaft in der folgenden Tabelle gezeigt wird (▶ Tab. 16).

Die Kosten der ambulanten Behandlung werden entsprechend dem *Ambulanzanteil* von 55% ermittelt. Bei der Instandhaltung wird vor dem Hintergrund der Unterscheidung in zeitabhängige und nutzungsabhängige Instandhaltung der Ambulanzanteil halbiert.

Die Kosten des Ärztlichen Dienstes ergeben sich aus der innerbetrieblichen Leistungsverrechnung, d.h. der Verteilung der Kosten des Ärztlichen Dienstes auf die Einsatzbereiche der Ärzte. Für die ambulante Behandlung werden keine Arztkosten angesetzt, da diese den Nebentätigkeitsbereich des leitenden Arztes betreffen.

In dieser Kostenbetrachtung wird von den Kostenstelleneinzelkosten ausgegangen. Die Frage, inwieweit indirekte Kosten (Kostenstellengemeinkosten) zu berücksichtigen sind, ist gesondert zu beantworten. Hierbei ist, wie oben bereits

---

185 Lt. innerbetrieblicher Leistungsverrechnung.

3 Kostenträgerrechnung

Tab. 16: Leistungsrechnung Mammographie

Nr. lt GOÄ	Leistungsart	Punkte/ Leistung	Anzahl stationär	Anzahl ambulant	Punkte lt. GOÄ stationär	Punkte lt. GOÄ ambulant
	Mammographie					
5265	1 Seite in 1 Ebene	300	130	300	39.000	90.000
5266	1 Seite in 2 Ebenen	450	540	1.708	243.000	768.600
5267	Ergänzende Ebenen (zusätzlich zu Nr. 5266)	150	60	100	9.000	15.000
5298	**Radiographie**	375	884		331.500	
418	**Sonographie**	210	856	612	179.760	128.520
					802.260	1.002.120
					45 %	55 %

erläutert, auf einen entscheidungsorientierten Kostenbegriff und die Kostentragfähigkeit abzustellen.[186]

Für die Leistungsbereiche, bei denen eine geschlossene Leistungsrechnung als Grundlage für die Kostenverteilung nicht vorliegt, bilden die üblichen Bezugsgrößen bzw. Umlageschlüssel die Grundlage der Kostenverteilung. Ausgehend hiervon wird die nach Kostenarten zu differenzierende Kostenausgliederung unter Berücksichtigung eines entscheidungsorientierten Kostenbegriffs (zusätzliche oder wegfallende Kosten) und der Kostentragfähigkeit (Orientierung an den erzielten Erlösen) ermittelt.

Eine Vorstellung vom Ergebnis einer derartigen Kostenausgliederung vermittelt die folgende Tabelle (▶ Tab. 17).

Tab. 17: Umsetzung des Nettoprinzips

Kostenarten	Bruttokosten 2021 in Euro	davon ambulante Behandlung in Euro	davon Wohnheime in Euro	davon Verpflegung in Euro	davon Sonstiges[187] in Euro	Nettokosten 2021 in Euro
Lebensmittel	572.700	0	0	39.307	0	533.393
Medizinischer Bedarf	2.829.900	65.790	0	0	53.429	2.710.681

---

186 Zur Ermittlung der Kosten der ambulanten Behandlung vgl. Kehres, E.: Kosten- und Kostendeckung der ambulanten Behandlung im Krankenhaus, Essen 1994.
187 Z. B. Kosten für vermietete Räume, Patiententelefon und Patientenfernsehen.

Tab. 17: Umsetzung des Nettoprinzips – Fortsetzung

Wasser, Energie, Brennstoff	669.500	6.337	22.000	3.255	14.996	622.912
Wirtschaftsbedarf	853.600	2.655	441	0	0	850.505
Verwaltungsbedarf	558.500	558	0	0	35.342	522.600
Zentrale Verwaltungsdienste	0	0	0	0	0	0
Zentrale Gemeinschaftsdienste	0	0	0	0	0	0
Steuern, Abgaben, Versicherungen	437.800	723	5.924	0	0	431.153
Instandhaltung	1.653.800	5.532	7.560	0	2.428	1.638.280
Gebrauchsgüter	84.700	2.266	0	0	0	82.434
Sonstiges	21.500	0	0	0	0	21.500
Sachkosten insgesamt	**7.682.200**	**83.860**	**35.925**	**42.562**	**106.195**	**7.413.458**
Zinsen für Betriebsmittelkredite	17.500	0	0	0	0	17.500
Krankenhaus insgesamt	**25.209.400**	**359.518**	**43.574**	**60.826**	**106.195**	**24.629.287**

3.4.4 Verrechnung der Kosten der allgemeinen Kostenstellen

Das Verfahren zur Verteilung der Kosten des Ärztlichen Dienstes mit Hilfe eines personalbedarfsrechnerischen Ansatzes wird bereits in Kapitel III 2.2.4.3 erläutert.[188]

Dieses Grundprinzip gilt auch für die Verteilung der Kosten, die auf allgemeinen Kostenstellen kontiert werden, weil eine laufende direkte Kostenzuordnung zu den nachgelagerten Kostenstellen nicht möglich ist.

---

[188] ▶ Kap. III 2.2.4.3

Der Kostenstellenplan in Anlage 2 zeigt für die Radiologie folgende Kostenstellen:
920   Radiologie
92000 Allgemeine Kostenstelle Radiologie
92010 Allgemeine Röntgendiagnostik
92020 Computertomographie
92030 Nuklearmedizin

Soweit die Kosten des ärztlichen oder des medizinisch-technischen Dienstes nicht den Leistungsbereichen allgemeine Röntgendiagnostik, Computertomographie und Nuklearmedizin direkt zugeordnet werden können, werden diese auf der allgemeinen Kostenstelle Radiologie kontiert. Die Kostenverteilung von der allgemeinen Kostenstelle auf die eigentlichen Leistungsbereiche kann auch hier mit einem personalbedarfsrechnerischen Ansatz erfolgen. Alternativ ist auch eine Kostenverteilung mit Hilfe einer Bezugsgröße (Punkte lt. GOÄ) möglich.

Eine Zuordnung der Kosten der allgemeinen Kostenstellen zu den Kosten der medizinischen Infrastruktur, wie sie im Kalkulationshandbuch vorgenommen wird, ist nicht sachgerecht. Dies kann unter Umständen dazu führen, dass je nach Sachlage und Kontierungsgewohnheiten die gesamten Personalkosten der Radiologie der medizinischen Infrastruktur zugeordnet werden und u. U. zusammen mit anderen indirekten Kosten über die Bezugsgröße »Pflegetage« dem Patienten angelastet werden.

3.4.5 Verteilung der indirekten Kosten

Auf die Verteilung indirekter Kosten wurde in Kapitel III 2.2.4.4 Umlagenrechnung und innerbetriebliche Leistungsverrechnung im Krankenhaus bereits eingegangen.[189]

An dieser Stelle sei noch mal darauf hingewiesen, dass allgemeine Kostenstellen an der obersten Stufe der Kostenstellenhierarchie stehen und nicht grundsätzlich der medizinischen Infrastruktur und somit einer Umlagenrechnung zuzuordnen sind.

3.4.6 Kostenträgereinzelkosten

Lt. Kalkulationshandbuch[190] sollen zumindest folgende Kosten als Kostenträgereinzelkosten dem Patienten zugeordnet werden:

- Medikamente
- Blutprodukte
- Implantate

---

189 ▶ Kap. III 2.2.4.4
190 Vgl. DKG u. a. (2016): Kalkulationshandbuch 4.0, S. 31.

- Transplantate
- Herz-/Röntgenkatheter
- Materialsets (spezielle)
- Andere Verbrauchsmaterialien
- Medizinische Behandlungsleistungen durch Dritte

Diese Liste wird durch das InEK regelmäßig an die aktuellen Anforderungen und wohl auch Möglichkeiten der Erfassung angepasst.

Die Zuordnung von patientenbezogenen Einzelkosten beeinflusst die Qualität der Patientenkalkulation maßgeblich. Soweit eine direkte Zuordnung im Krankenhaus aufgrund der organisatorischen Voraussetzungen noch nicht möglich ist, kann alternativ eine Zuordnung auf Patienten bzw. Patientengruppen über Standards erfolgen

3.4.7 Ermittlung der Verrechnungssätze und der Kosten der Betriebsleistungen

3.4.7.1 Überblick

Das in der Kostenrechnung der Krankenhäuser angewandte Kalkulationsverfahren ist die *Verrechnungssatzkalkulation (Bezugsgrößenkalkulation)*.

Hierbei werden die Kosten der verschiedenen Kostenstellen proportional zu deren Leistungsvolumen verrechnet. Der Verrechnungssatz je Kostenstelle ergibt sich allgemein aus der Relation Kostenstellenkosten zu Leistungen der Kostenstelle.

Die Schwierigkeit bei der Anwendung dieses Kalkulationsverfahrens besteht allgemein in der Messung der Kostenstellenleistungen, die je Kostenstelle in einer einheitlichen Dimension erfolgen muss, da es nur dann möglich ist, einen Verrechnungssatz pro Leistung der Kostenstelle zu ermitteln.[191] Für die Krankenhäuser liefert die Leistungsrechnung die Leistungsinformationen, auf deren Grundlage die Kostenverrechnung erfolgt.

In der folgenden Tabelle sind die üblichen Bezugsgrößen und Verrechnungssätze zusammengefasst (▶ Tab. 18).

---

191 Werden im Sinne der Verfeinerung dieses Kalkulationsverfahrens für eine Kostenstelle, differenziert nach Kostenarten oder Arbeitsplätzen, mehrere Verrechnungssätze gebildet, so können für jeden dieser Verrechnungssätze die Leistungen der Kostenstelle in einer unterschiedlichen Dimension angegeben werden.

Tab. 18: Bezugsgrößen und Verrechnungssätze

Leistungsbereiche/ Kostenstellen	Bezugsgrößen	Verrechnungssätze
Röntgendiagnostik Nuklearmedizin Labor Funktionsdiagnostik Endoskopie Ultraschall Pathologie	Punkte laut GOÄ	EUR/GOÄ-Punkt
Physikalische Therapie	Leistungen laut DKG-NT Band I, Teil S	EUR Kosten/EUR Wert
Kreißsaal		
– Ärztlicher Dienst – Hebammen	zeitliche Bindung je Entgeltform	EUR/Stunde
– Medizinischer Bedarf	Verbrauch je Entgeltform	EUR laut Stückliste/EUR je Hebammenstunde[192]
– Instandhaltung – Gebrauchsgüter	zeitl. Bindung der Hebammen je Entgeltform	EUR/Stunde
OP:[193]		
– Ärztlicher Dienst Anästhesie – Funktionsdienst Anästhesie	zeitliche Bindung (Einleitungs-Ausleitungs-Zeit)	EUR/Anästhesieminute
– Ärztlicher Dienst Operateure – Funktionsdienst OP	zeitliche Bindung (Schnitt-Naht-Zeit zzgl. Nebenzeit)	EUR/OP-Minute
– Medizinischer Bedarf	Verbrauch je Entgeltform	EUR laut Stückliste/EUR je Leistung
– Instandhaltung – Gebrauchsgüter	Anzahl/Dauer je Operation bzw. Entgeltform	EUR/OP-Minute bzw. OP-Stunde

---

192 Soweit geringwertige Artikel nicht über Stücklisten erfasst werden.
193 Einschließlich Aufwachraum und Sterilisation.

Tab. 18: Bezugsgrößen und Verrechnungssätze – Fortsetzung

Leistungsbereiche/ Kostenstellen	Bezugsgrößen	Verrechnungssätze
Normalstationen:		
– Ärztlicher Dienst	Pflegetage	EUR/Pflegetag
– Pflegedienst	Pflegeminuten laut PPR	EUR/Pflegeminute
– Medizinischer Bedarf	Pflegetage[194]	EUR/Pflegetag
– Instandhaltung	Pflegetage	EUR/Pflegetag
– Gebrauchsgüter		
Intensivstation:		
– Ärztlicher Dienst	zeitliche Bindung[195]	EUR/Stunde
– Pflegedienst	zeitliche Bindung[196]	EUR/Stunde
– Medizinischer Bedarf	Pflegetage[197]	EUR/Pflegetag
– Instandhaltung	Pflegetage	EUR/Pflegetag
– Gebrauchsgüter	Pflegetage	EUR/Pflegetag

Sind je Kostenstelle die Leistungen bzw. Bezugsgrößen gemessen, so werden die Verrechnungssätze (Kalkulationssätze) mit den Methoden der Divisionskalkulation ermittelt. Da sowohl die Kostenstellenkosten als auch die Leistungen bzw. Bezugsgrößen Istwerte und/oder Planwerte sein können, lassen sich sowohl Ist- als auch Plankalkulationssätze ermitteln.[198]

Im Folgenden wird die Kalkulation der Betriebsleistungen mit Hilfe der Verrechnungssatzkalkulation beispielhaft für folgende Bereiche bzw. Leistungen erläutert:

- Diagnostische und therapeutische Leistungen des Untersuchungs- und Behandlungsbereiches,
- OP-Leistungen,
- Stationsleistungen.

---

194 Zuvor ggf. direkte Zuordnung (z. B. Kosten der Chemotherapie zum Abteilungspflegesatz).
195 Differenziert nach den Kategorien Intensivüberwachung und Intensivbehandlung.
196 Differenziert nach den Kategorien Intensivüberwachung und Intensivbehandlung.
197 Eventuell teilweise direkte Zuordnung, insbesondere zu Abteilungspflegesätzen.
198 Die Verrechnungssätze (Kalkulationssätze) lassen sich als Instrument der Wirtschaftlichkeitskontrolle einsetzen, indem man die Leistungen mit dem Planverrechnungssatz multipliziert und diesen Wert den Istkosten der Kostenstellen gegenüberstellt.

3.4.7.2 Diagnostische und therapeutische Leistungen des Untersuchungs- und Behandlungsbereichs

Die Anwendung der Verrechnungssatzkalkulation für diese Leistungen wird nachfolgend beispielhaft für die Kostenstelle Endoskopie erläutert.

Ausgangspunkt der Kalkulation sind die Nettokosten des Leistungsbereiches ohne Berücksichtigung der so genannten Basiskostenarten, die früher über den Basispflegesatz vergütet wurden (▶ Tab. 19).

Tab. 19: Nettokosten der Kostenstelle Endoskopie

Kostenstelle: 92400 Endoskopie	Nettokosten in Euro
Personalkosten	
Ärztlicher Dienst	48.550
Funktionsdienst	138.000
	186.550
Sachkosten	
Medizinischer Bedarf	27.600
Instandhaltung	12.260
Gebrauchsgüter	2.100
	41.960
Kosten insgesamt	228.510

Die *Leistungsrechnung* liefert u. a. folgende Informationen (▶ Tab. 20):[199]

Tab. 20: Leistungen der Endoskopie

Tarif-Nr.	Leistung	Leistungen/ Jahr (1)	Punkte/Leistung (2)	Punkte/Jahr (3)
683	Gastroskopie einschl. Oesophagoskopie	2.000	1.000	2.000.000
685	Duodenoskopie	1.600	1.350	2.160.000
687	Hohe Kotoskopie	1.200	1.500	1.800.000
688	Partielle Koloskopie	400	900	360.000
689	Sigmoidoskopie	600	700	420.000

---

[199] Neben diesen Informationen im Sinne einer Leistungsstatistik gibt die Leistungsrechnung jeweils die anfordernden Kostenstellen (Fachabteilungen) und die betroffenen Kostenträger (Patienten bzw. Entgeltformen) an.

Tab. 20: Leistungen der Endoskopie – Fortsetzung

Tarif-Nr.	Leistung	Leistungen/ Jahr (1)	Punkte/Leistung (2)	Punkte/Jahr (3)
690	Rektoskopie	600	350	210.000
691	Oesophago-/Gastro-/Bulboskopie mit nachfolgender Sklerosierung von Oesophagusvarizen	600	1.400	840.000
701	Laparoskopie mit intraabdominalem Eingriff	400	1.050	420.000
705	Proktoskopie	600	152	91.200
		8.000		8.301.200

Die *Kostenstellenkosten* in Höhe von 228.510 Euro beinhalten die Kostenstelleneinzelkosten (Kosten des Funktionsdienstes, Kosten des medizinischen Bedarfs, Instandhaltung Medizintechnik, medizinische Gebrauchsgüter) und die Kosten der Inspruchnahme des ärztlichen Dienstes als Ergebnis der innerbetrieblichen Verrechnung der Arztkosten.[200]

Die *Leistungen* pro Jahr liefert die Leistungsrechnung.[201] Mit Hilfe der GOÄ-Punkte pro Leistung werden die unterschiedlich aufwändigen Leistungen gleichnamig gemacht, mit der Folge, dass die Leistungen der Kostenstelle durch die Bezugsgröße »Anzahl der GOÄ-Punkte« beschrieben werden können.

Die Kosten der verschiedenen Leistungen werden mit Hilfe der *Verrechnungssätze* (Euro/GOÄ-Punkt) ermittelt.

Personalkosten:

$$\frac{186.550 \text{ Euro}}{8.301.200 \text{ Punkte}} = 0,0225 \text{ Euro/Punkt}$$

Sachkosten:

$$\frac{41.960 \text{ Euro}}{8.301.200 \text{ Punkte}} = 0,005 \text{ Euro/Punkt}$$

Kosten insgesamt:

$$\frac{228.510 \text{ Euro}}{8.301.200 \text{ Punkte}} = 0,0275 \text{ Euro/Punkt}$$

---

200 ▶ Kap. III 2.2.4.3
201 Zur Ermittlung des Verrechnungssatzes werden nur die Leistungen pro Jahr benötigt. Die Differenzierung der Leistungen nach anfordernden Kostenstellen bzw. Kostenträgern ist ein weiterer Schritt in der Kostenträgerrechnung.

So ergeben sich z. B. für eine Gastroskopie folgende Kosten:

1.000 Punkte x 0,0275 Euro/Punkt = 27,50 Euro

Die Information über die *Kosten je Leistung bzw. Kosten je GOÄ-Punkt* ist Teil der internen Budgetierung. Eine Verrechnung der Kosten auf die anfordernden Kostenstellen (z. B. Station Innere Medizin oder Station Allgemeinchirurgie) und auf die Patienten ist möglich.

Der Verrechnungssatz in Höhe von insgesamt 0,0275 Euro/Punkt gibt darüber hinaus einen Hinweis auf die erreichte Wirtschaftlichkeit im Vergleich zum gültigen GOÄ-Verrechnungssatz.[202]

Voraussetzung für die Patientenkalkulation und damit für die Kalkulation von Fallpauschalen sind patientenbezogene Leistungsinformationen.

3.4.7.3 OP-Leistungen

Im OP-Bereich ist eine Kalkulation der Betriebsleistungen nicht wie in den diagnostischen Leistungsbereichen mit einer einzigen Bezugsgröße möglich. Die Art der Leistungen und der Leistungserbringung erfordern es, zwischen den Personalkosten, differenziert nach Dienstarten, und den Sachkosten, differenziert nach Aufwandsarten, zu unterscheiden.

I. Kalkulation der Personalkosten

Die Kalkulation der Personalkosten bezieht sich beim gewählten Beispiel (Operation eines Leisten- oder Schenkelbruches) auf den

(1) ärztlichen Dienst der Chirurgie,
(2) Funktionsdienst OP,
(3) ärztlichen Dienst Anästhesie,
(4) Funktionsdienst Anästhesie.

Zu (1): Ärztlicher Dienst der Chirurgie

(a) Personaleinsatz

Tab. 21: Grundlagen für die Berechnung des Personaleinsatzes (Durchschnittszeiten)

	Minuten/Leistung
Durchschnittliche Schnitt-Naht-Zeit	45 Minuten
mittlere Rüst- und Verteilzeit (OP-Zwischenzeit)	30 Minuten
Zeitaufwand je Arzt insgesamt	75 Minuten

---

202 Die Bewertung der Leistungen laut GOÄ erfolgt derzeit mit einem Punkt-Wert von 5,82873 Cent (GOÄ-1-fach-Satz). Mit diesem Betrag sind jedoch die Gesamtkosten ambulanten Sektor abgegolten (inkl. Investitionen).

Durchschnittlicher Präsenzfaktor[203]: 2,0 Ärzte
Insgesamt ergibt sich damit folgende durchschnittliche zeitliche Bindung:

75 Minuten/Arzt x 2 Ärzte/Leistung = 150 Minuten/Leistung

(b) Personalkostensatz

Tab. 22: Grundlagen für die Berechnung des Personalkostensatzes (Jahresarbeitszeit)

	Stunden/Vollkraft
Effektive Regelarbeitszeit[204]	1.604
vergütete Bereitschaftsdienst- und Überstunden	197[205]
Arbeitszeit insgesamt	1.801

1.801 Stunden/Kraft x 60 Minuten/Stunde = 108.060 Minuten/Kraft

Die durchschnittlichen Personalkosten/Kraft betragen laut Personalabrechnung 100.000 Euro. Aus der Gegenüberstellung von Euro/Kraft und Minuten/Kraft ergibt sich der Personalkostensatz:

$$\text{Personalkostensatz} = \frac{100.000 \text{ Euro/Kraft}}{108.060 \text{ Minuten/Kraft}}$$

Personalkostensatz = 0,93 Euro/Min.

(c) Personalkosten/Leistung

150 Minuten/Leistung x 0,93 Euro/Minute = 139,50 Euro/Leistung

Den Personalkosten des Ärztlichen Dienstes liegt ein Verrechnungssatz zugrunde, der sich auf Arbeitsminuten bezieht. Kostentheoretisch bedeutet das, dass nur Nutzzeiten bewertet werden bzw. dass sich Personaleinsatz im OP und leistungsbezogener Personalbedarf decken.

Wird im Rahmen der innerbetrieblichen Leistungsverrechnung[206] dem OP ein Personaleinsatz zugeordnet, der höher ist als der leistungsbezogene Personalbedarf, so ergibt sich, da auch Leerzeiten verrechnet werden, ein höherer Verrechnungssatz pro OP-Minute.

---

203 Der Präsenzfaktor gibt an, wie viel Ärzte bei der Durchführung der operativen Leistung beteiligt sind.
204 Nach Berücksichtigung von Urlaub, Krankheit und sonstigen Ausfallzeiten
205 Diese Stunden betreffen die durchschnittliche Inanspruchnahme des Bereitschaftsdienstes; die Zeit des Bereitschaftsdienstes insgesamt – d. h. einschließlich »Wartezeiten« – ist deutlich höher.
206 ▶ Kap. III 2.2.4.3.

Wurden dem chirurgischen OP beispielsweise Arztkosten in Höhe von 295.000 Euro zugeordnet und 122.700 OP-Minuten mit einem durchschnittlichen Präsenzfaktor von 2,4 Ärzten erbracht, so ergibt sich folgender Verrechnungssatz:

$$\frac{295.000 \text{ Euro/Jahr}}{122.700 \times 2{,}4 \text{ OP Minuten/Jahr}} = 1{,}00 \text{ Euro/OP Minute}$$

Bei einer Verteilung der Arztkosten auf die Bereiche OP, Stationen und Ambulanzbereich entsprechend den Relationen, die sich aus der Personalbedarfsrechnung ergeben, ist darauf zu achten, dass die Kosten des Bereitschaftsdienstes diese Leistungsbereiche in anderen Relationen betreffen, d. h. im Sinne einer verursachungsgerechten Kostenzuordnung empfiehlt es sich, die Kosten der Bereitschaftsdienste entsprechend deren Inanspruchnahme zu verteilen.

Stimmen Personaleinsatz des Ärztlichen Dienstes und leistungsbezogener Personalbedarf nicht überein, so stellt sich die Frage, in welchem Leistungsbereich bzw. in welchen Leistungsbereichen der Personalmehreinsatz erfolgt.

Da der personalbedarfsrechnerische Ansatz die operativen Leistungen mit der tatsächlichen zeitlichen Bindung bewertet, ist zu vermuten, dass eventuelle Abweichungen zwischen Istbesetzung und leistungsbezogenem Personalbedarf weniger den OP-Bereich als vielmehr die übrige stationäre Arbeit betreffen, für die der Personalbedarf bettenbezogen und damit mit einem vergleichsweise groben Maßstab ermittelt wird.

Zu (2): Funktionsdienst OP (a) Personaleinsatz

OP-Zeit: 75 Minuten/Leistung

Die Berücksichtigung von in der Regel zwei Kräften/Leistung und von allgemeinen Rüst-, Warte- und sonstigen Zeiten erfolgt bei der Ermittlung des Personalkostensatzes, d.h. die OP-Zeit als »Kernzeit« ist Bezugsgröße für die Verteilung der Personalkosten und zwar auch insoweit, als diese sonstige Tätigkeiten des OP-Personals betreffen.

(b) Personalkostensatz

Tab. 23: Grundlagen für die Berechnung des Personalkostensatzes (OP-Arbeitszeit I)

	Vollkräfte
Istbesetzung[207]	7,0
./. Einsatz außerhalb des OP (z. B. Ambulanz)	0,5
Relevante Besetzung	6,5

Durchschnittliche Personalkosten: 55.000 Euro/Kraft

---

207 Einschließlich OP-relevanter Sterilisation

Operativer Zeitaufwand (Summe der OP-Zeiten):
156.200 Minuten/Jahr.

$$\text{Personalkostensatz} = \frac{6{,}5 \text{ Kräfte/Jahr} \times 55.000 \text{ Euro/Kraft}}{156.200 \text{ OP Minuten/Jahr}}$$

Personalkostensatz = 2,29 Euro/OP Minute

(c) Personalkosten/Leistung

75 OP Minuten/Leistung x 2,29 Euro/OP Minute = 171,75 Euro/Leistung

Mit dem Verrechnungssatz (Personalkostensatz) in Höhe von 2,29 Euro/OP-Minute) in der Dimension Euro/OP-Minute sind die Personalkosten aller unmittelbar oder mittelbar an der operativen Tätigkeit beteiligten Mitarbeiter abgegolten. Hinsichtlich des Personaleinsatzes bedeutet das, dass unabhängig von der Art des operativen Eingriffs von einem konstanten OP-Team ausgegangen wird.

Will man den unterschiedlichen Personaleinsatz bei verschiedenen operativen Eingriffen berücksichtigen, der im Wesentlichen aus der Inanspruchnahme eines weiteren »Springers« resultiert (die Standardbesetzung bilden eine Operationstechnischer Assistent (OTA) und ein »Springer«), so bedeutet das, dass die OP-Minuten mit dem Präsensfaktor (Gleichzeitigkeitsfaktor) zu multiplizieren sind, um einen Verrechnungssatz in der Dimension Euro/Kraft und OP-Minute zu ermitteln.

Ausgehend von obigem Beispiel ergibt sich bei einem Präsenzfaktor von 2,2 folgender Personalkostensatz:

$$\text{Personalkostensatz} = \frac{6{,}5 \text{ Kräfte/Jahr} \times 55.000 \text{ Euro/Kraft}}{156.200 \times 2{,}2 \text{ OP Minuten/Jahr}}$$

Personalkostensatz = 1,04 Euro/OP Minute

Die Personalkosten pro Leistung betragen dann:

75 Minuten/Kraft x 2,2 Kräfte/Leistung x 1,04 Euro/Minute
= 171,60 Euro/Leistung

Bei der Realisierung dieses vom Grundsatz her genaueren Ansatzes ist zu beachten, dass sich die OP-Zeit für den zweiten Springer in der Regel nicht exakt erfassen lässt, da er nicht immer für die gesamte Dauer eines Eingriffs benötigt wird und bei der üblichen Art der OP-Dokumentation sich Doppelerfassungen nur schwer vermeiden lassen.

Diese Schwierigkeit kann man dadurch umgehen, dass man differenziert nach Eingriffsarten ein durchschnittliches OP-Team vorgibt und dabei darauf achtet, dass die Summe der jeweiligen Vorgabewerte dem durchschnittlichen OP-Team laut Istbesetzung entspricht; denn nur so wird sichergestellt, dass die gesamten Personalkosten auf die verschiedenen operativen Leistungen verteilt werden.

Zu (3): Ärztlicher Dienst Anästhesie

(a) Personaleinsatz

Anästhesiedauer: 70 Minuten

Anästhesiedauer ist die Zeit von Beginn der Einleitung bis zum Ende der Ausleitung der Anästhesie.

(b) Personalkostensatz

Tab. 24: Grundlagen für die Berechnung des Personalkostensatzes (OP-Arbeitszeit II)

	Vollkräfte
Istbesetzung[208]	2,5
./. Einsatz außerhalb des OPs	0,4
Relevante Besetzung	2,1

Durchschnittliche Personalkosten: 100.000 Euro/Kraft

Anästhesiezeit im OP: 133.425 Minuten/Jahr

$$\text{Personalkostensatz} = \frac{2{,}1 \text{ Kräfte/Jahr} \times 100.000 \text{ Euro/Kraft}}{133.425 \text{ Anästhesieminuten/Jahr}}$$

Personalkostensatz = 1,57 Euro/Anästhesieminute

Bei der Verteilung der Personalkosten des Ärztlichen Dienstes der Anästhesie auf den OP-Bereich, die Intensivstation und sonstige Leistungsbereiche (z. B. Schmerztherapie) ist zu beachten, dass sich die Kapazität in der Regelarbeitszeit anders verteilt als die während des Bereitschaftsdienstes. Dem sollte im Sinne einer verursachungsgerechten Kostenzuordnung Rechnung getragen werden. Kostenrechnerisch bedeutet das, dass die Kosten der Regelarbeitszeit auf der Grundlage einer leistungsbezogenen Personalbedarfsrechnung und die Kosten des Bereitschaftsdienstes entsprechend der Inanspruchnahme, wie sie in den Bereitschaftsdienstaufzeichnungen dokumentiert sind, verteilt werden.

(c) Personalkosten/Leistung

70 Minuten/Leistung x 1,18 Euro/Minute = 82,60 Euro/Leistung

Zu (4): Funktionsdienst Anästhesie

---

208 Einschließlich OP-relevanter Sterilisation

(a) Personaleinsatz

Anästhesiedauer: 70 Minuten

(b) Personalkostensatz

Tab. 25: Grundlagen für die Berechnung des Personalkostensatzes (OP-Arbeitszeit III)

	Vollkräfte
Istbesetzung[209]	3,0
./. Einsatz außerhalb des OPs	0,3
Relevante Besetzung	2,7

Durchschnittliche Personalkosten: 42.000 Euro/Kraft

Anästhesiezeit im OP: 133.425 Minuten

$$\text{Personalkostensatz} = \frac{2{,}7 \text{ Kräfte/Jahr} \times 42.000 \text{ Euro/Kraft}}{133.425 \text{ Anästhesieminuten/Jahr}}$$

Personalkostensatz = 0,85 Euro/Anästhesieminute

(c) Personalkosten/Leistung

70 Minuten/Leistung x 0,85 Euro/Minute = 59,50 Euro/Leistung

Insgesamt ergeben sich folgende Personalkosten:	Euro
Ärztlicher Dienst Chirurgie	90,00
Funktionsdienst OP	124,50
Ärztlicher Dienst Anästhesie	82,60
Funktionsdienst Anästhesie	59,50
	356,60

Mit der beispielhaften Kalkulation der Personalkosten für die Operation eines Leistenbruches wurden die Schritte aufgezeigt, die für das einzelne Krankenhaus erforderlich sind, um die entsprechenden Kosten vor- oder nachzukalkulieren.

Die extern vorgegebenen Preise für Fallpauschalen werden im Rahmen der Kalkulation durch das InEK ermittelt. Sie werden auf der Basis empirisch gewonnener Werte entwickelt, d. h. Ausgangspunkt sind die Istkosten der jeweiligen Leistungen in einer ausgewählten Zahl von Krankenhäusern. Diese Istkosten werden im Hinblick auf die Wirtschaftlichkeit der Leistungserbringung kritisch revidiert und bilden dann die Grundlage für die Bewertungsrelationen der ver-

---

209 Einschließlich OP-relevanter Sterilisation

schiedenen Leistungen. Diese Bewertungsrelationen werden als Mittelwerte der revidierten Daten abgeleitet.

II. Kalkulation der Sachkosten

Die Kalkulation der Sachkosten bezieht sich zunächst auf die Artikel des medizinischen Bedarfs, die als Einzelkosten für das jeweilige Sonderentgelt kalkulierbar sind. Diese Kosten werden anhand von *Stücklisten nach Artikelgruppen* erfasst. Derartige Stücklisten liegen in Krankenhäusern in der Regel nicht vor und sie müssen also zur Kalkulation der mit Fallpauschalen vergüteten Leistungen eigens entwickelt werden.[210]

Mit den Fallpauschalen sollen alle Kosten des medizinischen Bedarfs gedeckt werden, soweit diese im OP-Bereich im Zusammenhang mit der operativen Tätigkeit anfallen.

Wenn diese Grundforderung erfüllt werden soll, bedeutet das, dass die oben genannten Stücklisten die verbrauchten Materialien vollständig erfassen müssen. Insofern empfiehlt sich ein Aufbau dieser Stücklisten zunächst in der Differenzierung nach Kostenarten und innerhalb der Kostenart nach Artikelgruppen.

Die für den OP-Bereich zu berücksichtigenden Kostenarten sind insbesondere:

- Arzneimittel
- Blut, Blutkonserven und Blutplasma
- Verband-, Heil- und Hilfsmittel
- Ärztliches und pflegerisches Verbrauchsmaterial, Instrumente
- Narkose- und sonstiger OP-Bedarf
- Implantate

Eine vollständige Kostenerfassung wird hierbei nur erreicht, wenn ausgehend von der Materialrechnung jeder Artikel abschließend daraufhin überprüft wird, ob und in welchem Umfang er bei der Erbringung einer durch Fallpauschalen vergüteten Leistung benötigt wird. Es erweist sich in der Praxis als sinnvoll, mit der Stückliste nur die Artikel zu erfassen, die wertmäßig ins Gewicht fallen und nicht einheitlich bei allen OP anfallen. Die Artikel- bzw. Sachkosten können dann über Bezugsgrößen (z. B. Anzahl der OP, OP-Minuten) verteilt bzw. zugeordnet werden. In diesem Zusammenhang ist zu beachten, dass teilweise auch in der Zentralsterilisation, deren Kosten ebenfalls in die Kalkulation einfließen, Artikel des medizinischen Bedarfs verbraucht bzw. bereitgestellt werden und zwar insbesondere im Zusammenhang mit dem Packen der OP-Siebe.

Diese Hinweise machen deutlich, dass die *Kalkulation der Kosten des medizinischen Bedarfs* Probleme mit sich bringt:

---

210 Soweit der Einsatz von Artikeln des medizinischen Bedarfs bereits leistungsbezogen kalkuliert wird, geschieht das nur für wenige, besonders teure Artikel (z. B. Implantate und bestimmte Arzneimittel).

- die *Vielzahl der Artikel* bedeutet einen hohen kalkulatorischen Aufwand,
- *kalkulatorische Unterschiede,* die sich durch die Verwendung von Einmalartikeln und wiederverwendbaren Artikeln (z. B. Abdeckungen) ergeben, sind über die Betrachtung der Kostenart medizinischer Bedarf hinaus zu berücksichtigen.

Weiterhin sind die mit der operativen Versorgung verbundenen Funktionen (Sterilisation, postoperative Überwachung im Aufwachraum) einzubeziehen. Hierzu ist folgender kalkulatorischer Ansatz vorgesehen:

Soweit Sterilisationsaufgaben für den OP im OP-Bereich durchgeführt werden, ist das Personal in der Istbesetzung des Funktionsdienstes OP und damit auch im Personalkostensatz bereits enthalten.

Für den üblichen Fall, dass die Sterilisationsaufgaben zentral wahrgenommen werden (Zentralsterilisation), soll die personelle Besetzung der Zentralsterilisation in dem Umfang zur Istbesetzung des OP-Personals addiert werden als Sterilisationsaufgaben für den OP wahrgenommen werden. Kalkulatorisch bedeutet das, dass der Personalkostensatz für den Funktionsdienst OP auch die OP-bezogenen Sterilisationsarbeiten berücksichtigt.

Kostenstruktur einer operativen Leistung

- *Personalkosten*
  - Ärztlicher Dienst   Chirurgie
  - Funktionsdienst   OP
  - Ärztlicher Dienst   Anästhesie
  - Funktionsdienst   Anästhesie
- *Medizinischer Bedarf*
  - Arzneimittel
  - Blut, Blutkonserven, Blusplasma
  - Verband-, Heil- und Hilfsmittel
  - Ärztliches und pflegerisches Verbrauchsmaterial, Instumente
  - Narkose- und sonstiger OP-Bedarf
  - Implantate
- *Kosten OP-Bereich insgesamt*
- *Postoperative Überwachung*[211]
- *Kosten der OP-Leistung*

Das gleiche kalkulatorische Grundprinzip wird auch für den Aufwachraum angewendet, d. h. die personelle Besetzung des Aufwachraumes, sei er innerhalb des OP-Bereiches oder auch außerhalb, wird dem Funktionsdienst Anästhesie zugerechnet und auf diese Weise im Personalkostensatz berücksichtigt.

---

[211] Soweit nicht bei der Anästhesie berücksichtigt.

3.4.7.4 Stationsleistungen auf Normal- und Intensivpflegeeinheiten

Die laufenden Stationsleistungen werden vom ärztlichen Dienst und dem Pflegedienst erbracht, unabhängig davon, dass für die Pflege am Bett seit 2020 das Selbstkostendeckungsprinzip gilt[212], ist eine Planung und Kalkulation der gesamten Leistungen auf der Station zur wirtschaftlichen Steuerung notwendig. Werden die Kosten nämlich nicht verlässlich geplant und kalkuliert, kann dies zu einer Verschlechterung der Liquidität führen.

(a) Ärztlicher Dienst

Die laufende Patientenversorgung auf einer Station wird mit der Bezugsgröße Pflegetage/Fall[213] gemessen.

Der Personalkostensatz (je Pflegetag) wird für jede Fachabteilung gesondert ermittelt. Voraussetzung hierfür ist – differenziert nach Fachabteilungen – die Verteilung der Istbesetzung auf die Kostenstellen/Leistungsbereiche, in denen die Ärzte tätig sind:

- Normalstation,
- Intensivstation,
- OP-Bereich und
- übrige Kostenstellen der medizinischen Institutionen.

Diese Verteilung erfolgt mit dem Instrument Personalbedarfsrechnung.[214] Ist dieses Verteilungsproblem gelöst, so ergibt sich der fachabteilungsspezifische Personalkostensatz aus folgender Relation:

$$\text{Personalkostensatz} = \frac{\text{Kräfte/Jahr} \times \text{Euro/Kraft}}{\text{Pflegetage/Jahr}}$$

Die Berechnung sei anhand eines Beispiels erläutert:

Personaleinsatz:	4,0 Vollkräfte
Durchschnittliche Personalkosten/Kraft und Jahr[215]:	100.000 Euro
Pflegetage/Jahr:	30.000

$$\text{Personalkostensatz} = \frac{4{,}0 \text{ Kräfte/Jahr} \times 100.000 \text{ Euro/Kraft}}{30.000 \text{ Pflegetage/Jahr}}$$

$$\text{Personalkostensatz} = 13{,}33 \text{ Euro/Pflegetag}$$

---

212 ▶ Kap. III 3.3
213 Soweit Patienten einer Fallkategorie während ihres Krankenhausaufenthaltes verlegt werden, werden zur Ermittlung der durchschnittlichen Pflegetage/Fall die Pflegetage der Fachabteilungen addiert, die sie während ihres Krankenhausaufenthaltes durchlaufen haben.
214 ▶ Kap. III 2.2.4.3
215 Einschließlich Bereitschaftsdienstkosten als Durchschnittswert aller Ärzte der Fachabteilung.

Bei einer angenommenen durchschnittlichen Verweildauer von acht Tagen ergeben sich relevante Kosten in Höhe von

8 Pflegetage x 13,33 Euro/Pflegetag = 106,46 Euro

(b) Pflegedienst (Normalpflege)

Die Leistungen des Pflegedienstes werden in durchschnittlichen Pflegeminuten/Fall gemessen.[216]
Entsprechend der Art der Leistungsmessung ergibt sich der Personalkostensatz aus folgender Relation:

$$\text{Personalkostensatz} = \frac{\text{Kräfte/Jahr x Euro/Kraft}}{\text{Pflegeminuten/Jahr}}$$

Einer Erläuterung bedarf in diesem Zusammenhang die Ermittlung der Pflegeminuten. Die beispielhafte Verknüpfung der Pflegetage mit den nach Pflegekategorien differenzierten Pflegeminuten zeigt die folgende Tabelle (▶ Tab. 26).

Tab. 26: Pflegeminuten differenziert nach Pflegekategorien[217]

Kategorien	Pflegetage x Pflegeminuten / Pflegetag (lt. PPr)		Pflegeminuten insgesamt
A1/S1	25.000	82[131]	2.050.000
A2/S1	2.500	128[131]	320.000
A3/S1	2.500	209[131]	522.500
	30.000		2.892.500

Geht man davon aus, dass die beispielhaft zugrunde gelegten 30.000 Pflegetage von 40 Kräften mit durchschnittlichen Personalkosten von 38.000 Euro/Jahr geleistet werden, so ergibt sich folgender Personalkostensatz:

$$\text{Personalkostensatz} = \frac{40 \text{ Kräfte/Jahr x 38.000 Euro/Kraft}}{2.892.500 \text{ Pflegeminuten/Jahr}}$$

Personalkostensatz = 0,53 Euro/Pflegeminute

Da der Personaleinsatz in Höhe von 40 Vollkräften auch den Personaleinsatz während des Nachtdienstes und die Pflegedienstleistung abdeckt, ist sichergestellt, dass die gesamten Personalkosten verrechnet werden, obwohl die Pflegemi-

---

216 Unter Berücksichtigung der Pflegekategorien lt. PPR.
217 Einschließlich Pflegegrundwert (30 Minuten)

nuten, differenziert nach Pflegekategorien, sich nur auf den Tagesdienst beziehen.[218]

Die Pflegeminuten der jeweiligen Patientenkategorie ergeben sich aus der Pflegedokumentation, in der die Pflegetage patientenbezogen den Pflegekategorien zugeordnet werden.

Die *Sachkosten*, insbesondere die Arzneimittel, werden, soweit möglich, als Kostenträgereinzelkosten patientenbezogen erfasst und zugeordnet.[219]

Die übrigen Sachkosten werden über die Bezugsgröße Pflegetage verrechnet.

(c) Pflegedienst (Intensivpflege)

Grundlage der Kalkulation für die postoperative Betreuung auf einer Intensivstation sind die durchschnittliche Dauer des Aufenthalts auf dieser Station sowie der Verrechnungssatz pro Stunde für die Intensivmedizin.

Dieser Verrechnungssatz ergibt sich aus der Gegenüberstellung der Kostenstelleneinzelkosten und der Belegung der Intensivstation unter Berücksichtigung der Patientenstruktur (Intensivüberwachung und Intensivbehandlung). Die Kalkulation des Stundensatzes (Verrechnungssatzes) zeigt der folgende Kasten.

Verrechnungssatz Intensivpflege

(1) Kostenstelleneinzelkosten			Euro/Jahr
Ärztlicher Dienst			300.000
Pflegedienst			450.000
Personalkosten insgesamt			750.000
Sachkosten (med. Bedarf, Geräteinstandhaltung, med. Gebrauchsgüter)			
			380.000
Kosten insgesamt			**1.130.000**
(2) Belegung der Intensivstation[220]	%	Pflegetage/Jahr	Std./Jahr
Intensivüberwachung	60	1.448	34.752
Intensivbehandlung	40	965	23.160
Intensivpflege insgesamt	100	2.413	57.912

---

218 Vgl. § 6 PPR
219 ▶ Kap. III 3.4.6
220 Annahme: Kosten der Intensivbehandlung (B) = 2,5 x Kosten der Intensivüberwachung (Ü). Die Äquivalenzziffer von 2,5 soll die unterschiedliche zeitliche Bindung des ärztlichen Dienstes und des Pflegedienstes sowie die unterschiedliche Höhe des medizinischen Bedarfes berücksichtigen.

(3) Stundensatz

a) Intensivpflege insgesamt

$$\frac{1.130.00 \text{ Euro/Jahr}}{57.912 \text{ Std./Jahr}} = 19,51 \text{ Euro/Std.}$$

b) Stundensatz laut Äquivalenzziffernrechnung

$0,4\,B + 0,6\,Ü = 19,51$ Euro/Std.
$B = 2,5 \times Ü$

$0,4 \times 2,5 \times Ü + 0,6\,Ü = 19,51$
$1,6\,Ü = 19,51$
$Ü = 12,19$

$B = 2,5 \times 12,19$
$B = 30,48$

Intensivüberwachung = **12,19 Euro/Std.**
Intensivbehandlung = **30,48 Euro/Std.**

Die Kosten der postoperativen Intensivpflege ergeben sich aus der Verknüpfung von zeitlicher Inanspruchnahme der Intensivstation und dem Verrechnungssatz/Std. Im vorliegenden Beispiel wird davon ausgegangen, dass durch den behandelten Patienten der behandelte Patient der Qualitätskategorie Intensivbehandlung zuzuordnen ist. Dementsprechend ergeben sich bei einem Aufenthalt von 48 Stunden folgende Kosten:

48 Std/Patient × 12,19 Euro/Std = 585 Euro/Patient

3.4.8 Kalkulation der Marktleistungen

Die Kosten der Marktleistungen (behandelte Patienten) ergeben sich aus der Summe der Betriebsleistungen für eben diese Patienten.

Die Darstellung der fallbezogenen bzw. patientenbezogenen Kostendaten erfolgt im Kalkulationshandbuch[221] in Form von Kostenmodulen, wie in den folgenden Tabellen dargestellt (▶ Tab. 27, ▶ Tab. 28).

---

221 Vgl. DKG u. a. (2016): Kalkulationshandbuch 4.0, S. 158

Tab. 27: Kostenmatrix der DRG L60C vor Ausgliederung der Pflegepersonalkosten, Datenjahr 2019 (betrifft die Kostenartengruppen 1, 2, 3 und 13)[222]

		Personalkosten in Euro			Sachkosten in Euro						Infrastruktur in Euro	
		1	2	3	4a	4b	4	6a	6b	6c	7	8
1	Normalstation	524,73	1.016,74	35,01	89,93	17,18	0,03	74,39	2,29	10,28	255,42	708,12
2	Intensivstation	159,82	323,65	2,67	28,69	4,21	0,17	48,85	1,42	0,97	57,96	146,86
3	Dialyse	79,04	182,33	9,65	18,16	6,41	0,11	79,61	20,54	106,43	33,23	88,23
4	OP-Bereich	23,13		22,91	0,93	0,11	19,23	11,63	18,42		13,77	17,43
5	Anästhesie	21,99		15,68	1,15	0,02		4,12	0,09		2,93	7
7	Kardiologie	4,59		6,07	0,24		0,4	2,12	3,98	0,47	2,48	3,88
8	Endoskopie	19,35		22	0,82	0,05	1,69	9,11	6,31	0,22	11,47	13,79
9	Radiologie	36,76		37,71	0,7	0,75	3,52	7,65	4,68	18,06	15,27	25,68
10	Laboratorien	18,15		83,12	1,81	35,18		63,4	0,08	69,38	10,52	34,05
11	Diagnost. Bereiche	42,34	0,32	25,93	0,76		0,11	4,47	1,95	1,03	7,11	15,99
12	Therapeut. Verfahren	4,3	3,04	45,09	0,17			0,79	0,18	4,78	2,16	13,48
13		49,66	24,36	32,3	1,89	0,12		6,71	0,04	0,17	10,18	31,94

[222] InEK (2020): Abschlussbericht zur Weiterentwicklung des aG-DRG-Systems für das Jahr 2021, S. 19f.

III Erlös- und Kostenerfassung sowie Erlös- und Kostenverteilung

Tab. 27: Kostenmatrix der DRG L60C *vor* Ausgliederung der Pflegepersonalkosten, Datenjahr 2019 (betrifft die Kostenartengruppen 1, 2, 3 und 13) – Fortsetzung

	Personalkosten in Euro			Sachkosten in Euro							Infrastruktur in Euro	
Patientenaufnahme												
Summe	983,86	1550,44	338,14	145,25	64,03	25,26	312,85			59,98	422,5	1106,45

Tab. 28: Kostenmatrix der DRG L60C *nach* Ausgliederung der Pflegepersonalkosten, Datenjahr 2019 (betrifft die Kostenartengruppen 1, 2, 3 und 13)[223]

	Personalkosten in Euro			Sachkosten in Euro							Infrastruktur in Euro	
	1	2	3	4a	4b	4	6a	6b	6c		7	8
1 Normalstation	524,73		35,01	89,93	17,18	0,03	74,39	2,29	10,28		255,42	708,12
2 Intensivstation	159,82		2,67	28,69	4,21	0,17	48,85	1,42	0,97		57,96	146,86
3 Dialyse	79,04		9,65	18,16	6,41	0,11	79,61	20,54	106,43		33,23	88,23
4 OP-Bereich	23,13		22,91	0,93	0,11	19,23	11,63	18,42			13,77	17,43
5 Anästhesie	21,99		15,68	1,15	0,02	0,4	4,12	0,09			2,93	7
7 Kardiologie	4,59		6,07	0,24			2,12	3,98	0,47		2,48	3,88

223 InEK (2020): Abschlussbericht zur Weiterentwicklung des aG-DRG-Systems für das Jahr 2021, S. 19f.

3 Kostenträgerrechnung

Tab. 28: Kostenmatrix der DRG L60C nach Ausgliederung der Pflegepersonalkosten, Datenjahr 2019 (betrifft die Kostenartengruppen 1, 2, 3 und 13) – Fortsetzung

	Personalkosten in Euro			Sachkosten in Euro				Infrastruktur in Euro
8 Endoskopie	19,35		22	0,82	0,05	1,69	9,11	6,31	0,22	11,47	13,79
9 Radiologie	36,76		37,71	0,7	0,75	3,52	7,65	4,68	18,06	15,27	25,68
10 Laboratorien	18,15		83,12	1,81	35,18		63,4	0,08	69,38	10,52	34,05
11 Diagnost. Bereich	42,34	0,32	25,93	0,76		0,11	4,47	1,95	1,03	7,11	15,99
12 Therapeut. Verfahren	4,3	3,04	45,09	0,17			0,79	0,18	4,78	2,16	13,48
13 Patientenaufnahme	49,66	4,75	32,3	1,89	0,12		6,71	0,04	0,17	10,18	31,94
Summe	983,86	8,11	338,14	145,25	64,03	25,26	312,85	59,98	211,79	422,5	1106,45
	1.330,11						819,16				1.528,95

Im Hinblick auf die Übersichtlichkeit werden die Kostenstellen zu Kostenstellengruppen und die Kostenarten zu Kostenartengruppen verdichtet. Die Patientenkalkulation liefert die Informationen, die man benötigt, um für jeden Patienten eine derartige Matrix ausfüllen zu können.

Da jeder Patient nach seiner Entlassung aus dem Krankenhaus ein Abrechnungsmerkmal erhält, wonach er einer bestimmten Fallpauschale differenziert nach den somatischen und psychiatrischen Entgeltsystematiken zuzuordnen ist, ist es möglich, die patientenbezogenen Kostdaten zu Patientengruppen (Fallpauschalen) zu verdichten.

Die Ergebnisse der externen Kalkulation der Fallpauschalen durch das Institut für das Entgeltsystem im Krankenhaus (InEK) werden im Internet unter der Adresse www.g-drg.de veröffentlicht.

Für das einzelne Krankenhaus ist zunächst der Vergleich der eigenen kostenrechnerischen Ergebnisse je Fallpauschale von Interesse (»InEK-Refinanzierungsrechnung«). Von weitergehender Bedeutung ist jedoch die Betrachtung bzw. Analyse der Kalkulation der einzelnen Patienten innerhalb einer Fallpauschale. »Ausreißer« sind zunächst im Hinblick auf die Plausibilität der für die Kalkulation zu Grunde gelegten Daten und Verrechnungssätze zu überprüfen. Des Weiteren gibt ein Blick auf die dokumentierten Prozeduren Einblick in das Leistungsgeschehen und ggf. in die Sinnhaftigkeit der spezifischen Leistungserbringung. Eine derartige Analyse kann auch Ausgangspunkt für das Entwickeln von Standarddiagnose- und -therapieprogramme für Patienten einer bestimmten Fallpauschale sein.

3.5 Wertung von Fallpauschalen im Hinblick auf die Erhöhung der Wirtschaftlichkeit

Fallpauschalen bedeuten eine *leistungsgerechtere Kostenverteilung* auf die Benutzer des Krankenhauses. Ob und in welchem Umfang mit einer leistungsgerechten Kostenverteilung auch eine *Erhöhung der Wirtschaftlichkeit* der Leistungserbringung verbunden ist, wird im Wesentlichen durch zwei Einflussgrößen bestimmt:

- die in den Fallpauschalen kalkulatorisch vorgegebene Wirtschaftlichkeit und
- den Anreiz zur Erhöhung der Wirtschaftlichkeit, um ausgehend von vorgegebenen externen Preisen Überschüsse erzielen zu können.

Beispielhaft lässt sich dieser Zusammenhang wie folgt formulieren:
Werden bei der Ermittlung der extern vorgegebenen Preise für Fallpauschalen die derzeit vorzufindenden Kosten- und Leistungsstrukturen der Krankenhäuser übertragen, so ist mit einer Erhöhung der Wirtschaftlichkeit kaum zu rechnen. In dieser Situation wäre die Frage zu stellen, ob der mit der Einführung von Fall-

pauschalen verbundene Aufwand allein durch eine leistungsgerechtere Kostenverteilung zu rechtfertigen ist.

Die positiven Erwartungen, die an die Einführung von Fallpauschalen gestellt werden, sind nur dann zu erfüllen, wenn es gelingt, im Rahmen der Kalkulation dieser Leistungen das Leistungsgeschehen im Krankenhaus transparenter zu machen und insbesondere die Leistungen, insbesondere Betriebsleistungen, zu eliminieren, die »nicht notwendig und zweckmäßig« sind. Verbunden damit muss ein Anreiz gegeben sein, die mit Fallpauschalen vergüteten Leistungen wirtschaftlich zu erbringen.

4 Erlösrechnung

Die Erlösrechnung basiert einerseits auf der Leistungsrechnung, andererseits ist sie die Grundlage für die kurzfristige Erfolgsrechnung. Die Erlösrechnung ist eine Kalkulationsrechnung, die auf periodische monetäre Informationen gerichtet ist. Für die Erfassung der Erlöse kann auf Werte, die nach KHVB (Anlage 4) erfasst werden müssen, zurückgegriffen werden. Anlage 5 KHBV enthält den Kostenstellenrahmen für die Kosten- und Leistungsrechnung. Weitere rechtlichen Grundlagen für die Durchführung die Kosten- und Erlösrechnung sind in verschiedenen Verordnungen und Gesetzen zum Krankenhausrecht detailliert geregelt.

Das Erlöskonzept KHBV hat sich mit der Anpassung 2016 durch die Aufnahme eines neuen Postens 4a geändert.[224] Durch diese Änderung sind folgende Kontengruppen hinzugefügt worden:

44 Rückvergütungen, Vergütungen und Sachbezüge
45 Erträge aus Hilfs- und Nebenbetrieben, Notarztdienst
57 Sonstige Erträge
58 Erträge aus Ausgleichbeträgen für frühere Geschäftsjahre
591 Periodenfremde Erträge

Die Erlösrechnung gliedert sich analog zur Kostenrechnung in die

- Erlösartenrechnung,
- Erlösstellenrechnung,
- Erlösträgerrechnung

Erlösarten im Krankenhaus sind die verschiedenen Krankenhausleistungen des Gesamterlöses.

Erlösstellen sind definierte Kategorien von Erlösen, die eine gewisse Homogenität aufweisen, denen Teilerlöse zugerechnet werden können. Diese Erlöse können beispielsweise aus dem geltenden Fallpauschalenkatalog und den dazu geltenden Abrechnungsregeln resultieren. Die Erlösstellenrechnung schließt eine Planung und Kontrolle der Erlöse ein.

---

[224] Siefert, B.: Umsatzerlöse im Krankenhaus, Neudefinition der Umsatzerlöse durch BilRUG: in: Gesundheitsmanagement 5/2017, S. 44ff.

Erlösträger sind ambulante und stationäre Leistungen des Krankenhauses, denen Erlöse direkt zugerechnet werden können. Wichtige Erlösträger sind einzelne Leistungen, die direkt dem Patienten zugerechnet werden können. Diese finden sich beispielsweise in den Kontenklassen 40–43 der Krankenhausbuchführungsverordnung-KHBV, Anlage 4.

Die Entgelte für voll- und teilstationären Krankenhausleistungen sind im Krankenhausentgeltgesetz detailliert geregelt. Mit diesen Entgelten werden die allgemeinen Krankenhausleistungen vergütet. Hinzu kommen vereinbarte sonstige Entgelte (§ 6 KHEntgG). Nach § 9 KHEntgG vereinbart der Spitzenverband Bund der Krankenkassen und der Verband der Privaten Krankenkassen gemeinsam mit der Deutschen Krankenhausgesellschaft insbesondere einen Fallpauschalenkatalog, einen Katalog ergänzender Zusatzentgelte, die Abrechnungsbestimmungen für die Entgelte sowie die Regelungen über Zu- und Abschläge.

Das Krankenhausentgeltgesetz KHEntgG (§ 4) sieht eine Vereinbarung eines Erlösbudgets zwischen dem Krankenhaus und den Kostenträgern vor. Auch die Bundespflegsatzverordnung (BPflV) regelt, dass für die Vergütung der Krankenhausleistungen, der vereinbarte Gesamtbetrag in einem Erlösbudget erfasst werden muss und dabei die effektiven Bewertungsrelationen im Erlösbudget dokumentiert werden müssen sowie die Erlössumme auszuweisen ist.

Die Anlage 1 Aufstellung der Entgelte und Budgetermittlung (AEB) nach § 11 Abs. 4 des Krankenhausentgeltgesetzes (KHEntgG) bietet hier für die Entgeltfindung nach § 17b KHG folgende Musterblätter an:

E 1 Aufstellung der Fallpauschalen für das Krankenhaus

E 2 Aufstellung der Zusatzentgelte für das Krankenhaus

E 3 Aufstellung der nach § 6 KHEntgG krankenhausindividuell verhandelten Entgelte
E 3.1 Aufstellung der fallbezogenen Entgelte
E 3.2 Aufstellung der Zusatzentgelte

E 3.3 Aufstellung der tagesbezogenen Entgelte

B 1 Gesamtbetrag und Basisfallwert nach § 3 KHEntgG 2019
B 2 Erlösbudget und Basisfallwert nach § 4 KHEntgG 2005

Erlösbudget nach § 4 KHEntgG vgl. Vorlage

Da aufgrund der Komplexität der Budgetverhandlungen mit den gesetzlichen Formularen nicht alle relevanten Informationen für die Vereinbarung des Erlösbudgets und der Erlössumme liefern liefern können, ist seitens des AOK-Bundesverbandes ein erweitertes E plus-Formular entwickelt worden, mit dem die vorhandene Informationslücke geschlossen werden soll.

Die Erlösrechnung hat insgesamt die Aufgabe, die Werte der erstellten und verwerteten Leistungen zu erfassen und für weitere Verwendungen vorzubereiten. Als Rechnungsziele der Kosten und Erlösrechnung nennen Schweizer, Küpper u. a. (2016: S. 758f.) folgende Punkte:[225]

1. Ermittlung der pflegesatzfähigen Kosten nach KHBV, BPflV und KHG, welche seit 2003 DRG-relevante Kosten (DRG = Diagnosis Related Groups) heißen
2. Ermittlung der Kostenstellenkosten (Kostenstelleneinzelkosten) gemäß § 8 KHBV
3. Beurteilung der Wirtschaftlichkeit und der Leistungsfähigkeit nach KHBV und BPflV. Sie besteht aus verschiedenen Vergleichen (Kontrollen):
   - periodische Vergleiche,
   - Kostenstellenbezogene Soll-/Istvergleiche,
   - Betriebs- und Abteilungsvergleiche.
4. Die Ermittlung kostenbasierter Steuerungsgrößen. Die Steuerung besteht im Wesentlichen aus Abweichungsanalysen.

Damit wird deutlich, dass die Erlösrechnung im Umfang und in den Aufgaben deutlich über die Ermittlung des Erlösbudgets hinausgehen. Durch das politische Postulat »ambulant vor stationär«, die Veränderung in den Versorgungsstrukturen (ländlicher Raum etc.) und den medizinischen Fortschritt haben sich in den letzten Jahren etliche ambulante und teilstationäre Versorgungsstränge im Krankenhaus herausgebildet, die nach entsprechenden gesetzlichen Regelungen (u. a. § 115b und § 116 SGB V) im Krankenhaus vorgenommen und vergütet werden. In der KHBV sind dafür auch entsprechende Erlöskonten aufgenommen (vgl. Anlage 4 der KHBV). Diese Erlösquellen sind in den letzten Jahren für die Krankenhäuser immer bedeutender geworden und müssen entsprechend etwa den Erlösen aus Fallpauschalen auch geplant und gesteuert werden.Eine zentrale Aufgabe der Erlösrechnung ist darüber hinaus die möglichst genaue Erfassung und auch Abgrenzung von Erlösschmälerungen, nur so kann die tatsächliche Marktleistung erkannt werden. Von praktischer Relevanz sind im Krankenhaus vor allem die Erlösminderungen, insbesondere durch die Prüfungen des Medizinischen Dienstes. Auf Grundlage des MD-Reformgesetztes von 2019 darf der Medizinische Dienst grundsätzlich ab 2020 12,5 % der Krankenhausrechnungen prüfen (§ 275c Abs. 2 SGB V). Diese Prüfquote steigt an, wenn eine bestimmte Anzahl an Rechnungen tatsächlich beanstandet wird und wird abgesenkt, wenn eine Vielzahl der Rechnungen sich als korrekt erweist. Für 2021 wurde das System noch einmal angepasst (▶ Tab. 29).

---

225 Vgl. Schweitzer, M., Küpper, H.-U, Systeme der Kosten- und Erlösrechnung, 11. Aufl., München 2016, S.758f.

Tab. 29: MD Prüfquoten auf Grundlagen von Falschabrechnungen ab dem 1. Januar 2021

Anteil Prüfungen mit Beanstandung	Maximale Prüfquote	Strafzahlung (»Aufschlag«) (% des Minderungsbetrags max. 10 % des Rechnungsbetrages)
< 40 %	5 %	0 %
40–59 %	10 %	25 %, mindestens 300,00 Euro
60–80 %	15 %	50 %, mindestens 300,00 Euro
> 80 %	unbegrenzt	50 %, mindestens 300,00 Euro + Anzeige Sozialministerium

Die Erlösschmälerung der Krankenhäuser setzt sich bei einer Falschabrechnung aus der Minderung der Fallpauschale und einer entsprechenden Strafzahlung (§ 275c Abs. 3 SGB V) zusammen. Die entsprechende Analyse und Schätzungen dieser Schmälerungen stellen einen wesentlichen Teil der Erlösrechnung dar.

5 Kostenträgerzeitrechnung

Während in der Kostenträgerstückrechnung die Kosten für die einzelne Leistungseinheit ermittelt werden, werden in der Kostenträgerzeitrechnung die während eines bestimmten Zeitraums für einen Kostenträger insgesamt angefallenen Leistungen erfasst. Damit ist die Kostenträgerzeitrechnung das letzte Glied einer geschlossenen Betriebsabrechnung. Durch Einbeziehen der wertmäßigen Leistungen (Erlöse) der verschiedenen Kostenträger wird die Kostenträgerzeitrechnung zur *kurzfristigen Erfolgsrechnung (Betriebsergebnisrechnung)* erweitert. Die Elemente der kurzfristigen Erfolgsrechnung als erweiterter Kostenträgerzeitrechnung zeigt die folgende Abbildung (▶ Abb. 9).

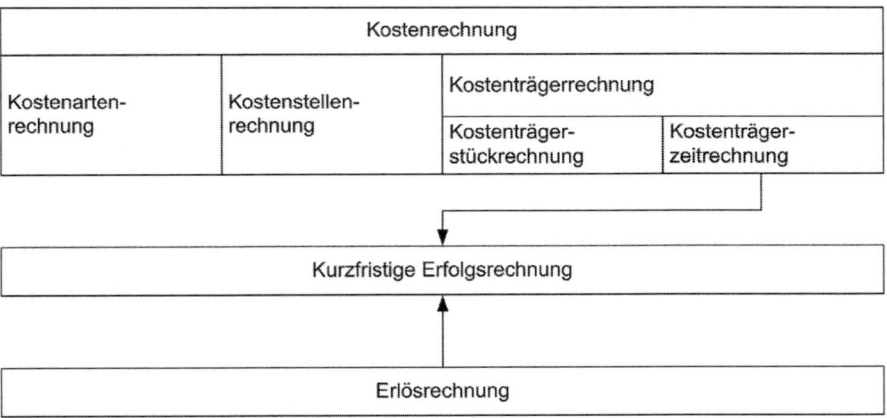

Abb. 9: Die kurzfristige Erfolgsrechnung als erweiterte Kostenträgerzeitrechnung

Je nachdem für welchen Zeitraum die kurzfristige Erfolgsrechnung durchgeführt wird, kann sie als Nachrechnung oder Vorrechnung erstellt werden. Sie erfüllt dann die Aufgaben einer Kontroll- oder die einer Planungsrechnung.

Die Kosten und Erlöse der Nachrechnung beziehen sich auf abgelaufene Zeiträume, während die Abrechnungsperiode bei der Vorrechnung in der Zukunft liegt, so dass mit Prognose- oder Planwerten gearbeitet werden muss. Ein wichtiges Kriterium für die Beurteilung einer kurzfristigen Erfolgsrechnung ist, dass die Ergebnisse insbesondere für *Dispositionszwecke* schnell zur Verfügung stehen. Die Forderung nach kurzfristiger Verfügbarkeit steht über der Forderung nach Genauigkeit.

Die kurzfristige Erfolgsrechnung ist zunächst eine Erfolgsrechnung des gesamten Krankenhauses. Sie kann jedoch auch als Bereichserfolgsrechnung (Erfolgsrechnung der einzelnen Fachabteilungen) aufgebaut werden. In jedem Fall ist die kurzfristige Erfolgsrechnung eine Information für die Krankenhausleitung und für die Führungskräfte der einzelnen Bereiche des Krankenhauses. In der Praxis hat sich dafür der Begriff der Mehrstufigen Deckungsbeitragsrechnung herausgebildet.[226] Korrekterweise handelt es sich meist aus der Theorie heraus nicht um eine Deckungsbeitragsrechnung, die aus der Teilkostenrechnung resultiert, sondern um eine mehrstufige Betriebsergebnisrechnung, die teilweise Elemente einer Teilkostenrechnung, aber auch Elemente einer Vollkostenrechnung enthält. Eine Ermittlung des mehrstufigen Bereichsergebnisses sollte zumindest für alle bettenführende Abteilungen bzw. Kliniken die Regel sein, eine Ausweitung auf alle steuerungsrelevante sekundär und tertiär Bereiche ist sinnvoll.[227]

---

226 Vgl. u. a. Zapp, W.: Kosten-, Leistungs-, Erlös- und Ergebnisrechnung im Krankenhaus, 2016
227 ▶ Kap. VI 2.

IV Kostenplanung und Kostenkontrolle

1 Aufgaben und Überblick

In Kapitel I werden als Aufgaben der Kosten- und Leistungsrechnung

- Preisbildung
- Steuerung und Kontrolle des Betriebsgeschehens und
- das Bereitstellen von Zahlenmaterial für dispositive Zwecke
  (= Ermittlung relevanter Kosten) genannt.[228]

Die Aufgabe der Kosten- und Leistungsrechnung im Zusammenhang mit der *Preisbildung* konzentriert sich auf die Kalkulation der betrieblichen Leistungen. Diese Aufgabe stand in der zeitlichen Entwicklung der Kostenrechnung und der Kostenrechnungssysteme im Vordergrund. Die Istkostenrechnung konzentriert sich in der Regel auf die Kalkulation der betrieblichen Leistungen. Entsprechend dem zeitlichen Bezug der Istkostenrechnung handelt es sich dabei um eine Nachkalkulation, deren Ergebnisse Ausgangspunkt für das Abschätzen der künftigen Kosten der betrieblichen Leistungen (Vorkalkulation) sind.

Eine *Steuerung und Kontrolle des Betriebsgeschehens* erfordert, wie in Kapitel I dargelegt wird, eine *Plankostenrechnung*.[229] Das Bereitstellen von Zahlenmaterial für dispositive Zwecke (Ermittlung relevanter Kosten) ist nur möglich, wenn diese Plankostenrechnung die Kosten nach den Kategorien Bereitschaftskosten und Leistungskosten differenziert. Dieser Ansatz führt zu einer *Grenzplankostenrechnung*, die als Kostenrechnungssystem in ihrer reinen Form nur einen Teil der Aufgaben abdeckt, die der Kosten- und Leistungsrechnung zugeordnet sind.

Da sich die Preise für die von Krankenhäusern erbrachten Leistungen nicht aus der Gegenüberstellung von Angebot und Nachfrage ergeben, ist für die Kosten- und Leistungsrechnung im Krankenhaus eine Vollkostenrechnung unverzichtbar. Für die Ausgestaltung des Kostenrechnungssystems im Krankenhaus bedeutet das die Anwendung des Verfahrens der Parallel- oder Doppelkalkulation[230], bei dem nebeneinander Voll- und Grenzkosten ermittelt werden können.

An dieser Stelle sei darauf hingewiesen, dass eine Teilkostenrechnung nicht auf die Erfassung von Teilen der Kosten verzichtet, sondern lediglich darauf, bestimmte Kosten – insbesondere die fixen Kosten – nach dem Durchschnittsprinzip oder dem Kostentragfähigkeitsprinzip auf Kostenträger zu verteilen.

---

228 ▶ Kap. I
229 ▶ Kap. I
230 Vgl. Kilger, W.: Flexible Plankostenrechnung und Deckungsbeitragsrechnung, a. a. O., S. 517

Da im Krankenhaus alle Kosten kostenstellenmäßig zu erfassen sind[231], besteht die Weiterentwicklung der Plankostenrechnung auf Vollkostenbasis zur Parallelkalkulation darin, die Kostenstellenkosten differenziert nach Kostenarten in ihre fixen und variablen Bestandteile aufzuspalten.

Der Plankostenrechnung kommt im Krankenhaus deswegen besondere Bedeutung zu, weil sie nicht nur ein Instrument der Steuerung und Kontrolle des Betriebsgeschehens durch die *Bereitstellung von Zahlenmaterial für dispositive Zwecke* ist, sondern sich die Kalkulation der betrieblichen Leistungen nicht an der Kosten- und Leistungssituation der Vergangenheit orientiert, und – entsprechend den Bestimmungen des Krankenhausfinanzierungsrechts – sich auf geplante Leistungen bezieht.

Die Leistungs- und Kostenplanung im Krankenhaus vollzieht sich in mehreren Schritten und liefert die *Leistungs-* und *Kosteninformationen*, die für die Budgetverhandlungen mit den Kostenträgern (i. d. R. Krankenkassen) erforderlich sind. Diese Schritte sind:

- Planung der Leistungen
- Planung der Personalkosten
- Planung der Sachkosten.

Das Umsetzen der Leistungs- und Kostenplanung innerhalb des Budgetzeitraums erfordert nicht nur die kostenstellenbezogene Vorgabe von Leistungen und Kosten, sondern insbesondere die *Kostenkontrolle*, zu der nicht nur die Gegenüberstellung von Soll- und Istwerten (Soll-/Istvergleich) gehört, sondern auch die *Abweichungsanalyse*, mit deren Hilfe die Gründe für Abweichungen aufgedeckt werden. Hieraus resultieren gezielte Maßnahmen zur Realisierung der Planung oder aber – sofern die Planung auf falschen Daten beruht – eine Anpassung der Planung.

---

231 Vgl. § 8 KHBV

2 Kostenplanung

2.1 Produktions- und kostentheoretische Grundlagen

2.1.1 Produktions- und Kostentheorie sowie Kosten- und Leistungsrechnung

In der Produktions- und Kostentheorie werden die funktionalen Beziehungen des Kombinationsprozesses der Produktionsfaktoren[232] untersucht und modellhaft dargestellt.

Die theoretischen Erkenntnisse der Produktions- und Kostentheorie finden ihren Niederschlag in der praktischen Ausgestaltung der Kosten- und Leistungsrechnung.

Während sich die *Produktionstheorie* auf die mengenmäßigen Beziehungen zwischen Faktoreinsatz (Input) und Faktorertrag (Output, Mengenleistung) konzentriert, steht in der *Kostentheorie* die wertmäßige Betrachtung des Kombinationsprozesses im Mittelpunkt der analytischen Betrachtungen.

Entsprechend dieser Inhalte hat eine *Produktionsfunktion* in allgemeiner Schreibweise folgende Form:

$x = f(r_1, r_2, r_3, \ldots r_n)$

Die Schreibweise für eine *Kostenfunktion* lautet:

$K = f(r_1, q_1, r_2, q_2, \ldots r_n, q_n)$

Dabei gibt x die Ausbringung (Mengenleistung) an, r_1 bis r_n und q_1 bis q_n stehen für die Mengen und Preise der eingesetzten Produktionsfaktoren sowie K für die Kosten.

---

[232] In der Betriebswirtschaftslehre werden in Anlehnung an Gutenberg folgende Produktionsfaktoren unterschieden: Arbeitsleistungen, Betriebsmittel, Werkstoffe als Elementarfaktoren sowie der dispositive Faktor der Geschäfts- und Betriebsleitung. Vgl. Gutenberg, E.: a.a.O., S. 3ff. Gutenberg spricht dabei vom »System der produktiven Faktoren.«

Entscheidend für die Umsetzung produktions- und kostentheoretischer Überlegungen im Rahmen der Kosten- und Leistungsrechnung sind vor allem die Antworten auf zwei Fragen:

(1) Lassen sich die Beziehungen zwischen Input und Output für den Gesamtbetrieb ermitteln und darstellen oder muss sich die Analyse auf einzelne Leistungsbereiche bzw. Kostenstellen konzentrieren?
(2) Ist es möglich, eine unveränderte Leistung in der Weise zu erbringen, dass man den verminderten Einsatz eines Produktionsfaktors durch den erhöhten Einsatz eines anderen ausgleicht (substituiert) oder stehen die Mengen der eingesetzten Produktionsverfahren in einem festen (limitationalen) Verhältnis zueinander?

Zu (1):

Die Bestimmung eines funktionalen Zusammenhangs zwischen zwei Größen setzt deren exakte Definition voraus.

Die Leistung (Output) von Krankenhäusern wird seit Einführung der Fallpauschalen generell in gewichteten behandelten Fällen und damit in Case Mix Punkten gemessen (traditionell: Belegung). Da sich jedoch hinter den »Case Mix Punkten« eine Vielzahl von unterschiedlichen Einzelleistungen verbirgt, kann sich die Analyse von Faktoreinsatz und Faktorertrag nur auf eben diese Leistungen beschränken, die in unterschiedlichsten Bereichen (Kostenstellen) des Krankenhauses erbracht werden. Gegenstand produktionstheoretischer Überlegungen sind folglich die *in den verschiedenen Kostenstellen des Krankenhauses erbrachten Leistungen* insbesondere der Diagnostik, Therapie und Pflege, d. h. Betriebsleistungen.

Zu (2):

»Charakteristisch für den funktionalen Zusammenhang zwischen den Krankenhausleistungen im Bereich von Diagnostik, Therapie, Pflege und Hotelversorgung, sowie den eingesetzten Produktivfaktoren (»Produktionsfunktion«) ist die Limitationalität der Einsatzmengen.«[233]

Werden im Rahmen der Leistungserbringung die Produktionsfaktoren in einem festen Verhältnis eingesetzt (limitationale Faktoren), so resultiert hieraus grundsätzlich ein *linearer Gesamtkostenverlauf*, wie er auch für Produktionsbetriebe repräsentativ ist.[234]

---

233 Eichhorn, S.: Krankenhausbetriebslehre, Bd. 3, Stuttgart 1987, S. 7
234 Vgl. Gutenberg, E.: a. a. O., S. 336ff.

2.1.2 Hauptkosteneinflussgrößen

Die bisherigen Überlegungen gelten ganz allgemein dem Zusammenhang zwischen Leistung (Beschäftigung) und Kosten. Die Höhe der Kosten wird jedoch nicht nur durch die Beschäftigung, sondern auch durch andere Kosteneinflussgrößen bestimmt.

Gutenberg unterscheidet folgende Haupteinflussgrößen:[235]

(1) Faktorqualitäten
(2) Beschäftigung
(3) Faktorpreise
(4) Betriebsgröße
(5) Fertigungsprogramm

Zu (1): Faktorqualitäten

Unterschiedliche Qualitäten der eingesetzten Produktionsfaktoren bestimmen das produktive Ergebnis der Leistungserstellung. Das gilt im Krankenhaus insbesondere für den Faktor Arbeit.

Ausgehend vom Ziel wirtschaftlicher Leistungserbringung kommt es darauf an, eine Entscheidung über die optimale Qualität der eingesetzten Mitarbeiter, Geräte usw. zu treffen. Eine Überqualifizierung, insbesondere von Personal, führt zu qualitativen Leerkosten.[236] Eine zu geringe Qualifizierung beeinträchtigt die bedarfs- und qualitätsgerechte Leistungserbringung.

Zu (2): Beschäftigung

Die Beschäftigung ist Ausdruck des Umfangs der erbrachten Leistungen (Output) und gibt damit auch einen Hinweis auf die Kapazitätsauslastung, die für die Kosten je Leistungseinheit von entscheidender Bedeutung ist. Dies gilt für alle Leistungsbereiche (Kostenstellen) des Krankenhauses.

Zu (3): Faktorpreise

Die Preise der Produktionsfaktoren sind für das Krankenhaus teilweise vorgegeben (z. B. tarifrechtliche Bestimmungen), zum Teil jedoch beeinflussbar durch dispositive Maßnahmen, insbesondere bei der Beschaffung von Geräten, Materialien und Fremdleistungen.

---

[235] Vgl. Gutenberg, E.: Grundlagen der Betriebswirtschaftslehre, 1. Bd. Die Produktion, 22. Aufl., Berlin u. a. 1976, S. 344ff.
[236] Vgl. Eichhorn, S.: Krankenhausbetriebslehre, Bd. 2, 3. Aufl., Köln 1976, S. 152ff.

Zu (4): Betriebsgröße

Die Betriebsgröße ist für das einzelne Krankenhaus in der Regel zumindest kurz- und auch mittelfristig ein Datum. Sie ergibt sich aus dem Versorgungsauftrag als Folge der Krankenhausplanung, die Aufgabe der Länder ist.

Im Rahmen der Krankenhausplanung wird die Bettenkapazität des Krankenhauses differenziert nach bettenführenden Abteilungen festgelegt und darüber entschieden, welche nichtbettenführenden Einrichtungen das Krankenhaus entsprechend seinem Versorgungsauftrag vorhalten soll.

Dementsprechend stellt sich für das einzelne Krankenhaus insbesondere unter Kostenaspekten die Frage nach der optimalen Betriebsgröße nur in recht begrenztem Umfang. Die Entscheidung, wie kostengünstig ein Krankenhaus seine Leistungen im Hinblick auf die Kosteneinflussgröße »Betriebsgröße« erbringen kann, fällt in dieser Hinsicht theoretisch schon mit der Zuweisung des Versorgungsauftrages. Wobei darauf verwiesen werden muss, dass in der Praxis die Spielräume in den letzten Jahren, auch über Kooperationen und Verbundbildungen deutlich größer geworden sind und strategisch solche Überlegungen auch in die Betriebsführung einfließen.

Negative Auswirkungen auf die Kosten je Leistungseinheit, wie immer man diese auch definieren mag, ergeben sich immer dann, wenn aus Gründen der Betriebs- bzw. Leistungsbereitschaft Kapazitäten, insbesondere personeller Art, vorgehalten werden müssen, die aufgrund der zu erbringenden Leistungen in diesem Umfang nicht erforderlich sind. In diesem Sinne stellt sich kurzfristig weniger die Frage nach der optimalen Größe eines Krankenhauses, sondern die Frage nach der optimalen bzw. minimalen Größe eines Leistungsbereiches, die es ermöglicht, die aus Gründen der Leistungsbereitschaft vorgehaltenen Kapazitäten voll auszulasten und so ohne Leerkosten, d. h., ohne nichtgenutzte Fixkosten, zu arbeiten.[237]

Zu (5): Fertigungsprogramm

Die Grundsatzentscheidung über das grobe »Fertigungsprogramm« (Leistungsprogramm) nach Leistungsbereichen (Fachabteilungen) eines Krankenhauses fällt zusammen mit der Festlegung der Betriebsgröße im Rahmen der oben genannten Krankenhausplanung. Es wird weiter konkretisiert durch die Budgetverhandlungen mit den Kostenträgern.

Mit dem Leistungsprogramm wird das Sachziel des Krankenhauses dargestellt, indem ausgehend von der Zusammensetzung der Fachabteilungen das Leistungsspektrum in Diagnostik, Therapie und Pflege festgelegt wird.

Zur Beschreibung des Leistungsprogramms der Krankenhäuser werden neben den Belegungsdaten (differenziert nach Fachabteilungen) und den diagnostischen

---

237 Im Zuge der pandemischen Lage i.V.m. mit SARS-CoV-2 ab Februar 2020 wurde die verstärkte Einführung der Finanzierung von Vorhaltekosten diskutiert, um für den Bedarfsfall entsprechende Kapazitäten vorzuhalten und die Krankenhäuser in diesem Bereich von wirtschaftlichen Druck zu entlasten.

und therapeutischen Leistungen in den Medizinischen Institutionen (Kostenstellengruppe 92) Fallgruppen (Patientengruppen) benutzt. Diese Systematisierungen orientierten sich an der Diagnose (Diagnosis Related Groups – DRGs).

Bei der Festlegung des Leistungsprogramms des Krankenhauses ist bei Diagnose und Therapie insbesondere darauf zu achten, dass, soweit hier eine Wahlmöglichkeit besteht, nur solche diagnostischen und operativen Leistungen angeboten werden, die in einer entsprechenden Anzahl erbracht werden (können). Damit soll zum einen die Auslastung bestehender Geräte und Raumkapazitäten gewährleistet und zum anderen die Voraussetzungen dafür geschaffen werden, dass entsprechende Qualitäten (bei Diagnosetechniken und bei Operationstechniken) erreicht werden können, die Voraussetzungen für eine wirtschaftliche und hochwertige Leistungserbringung sind. In den letzten Jahren wurden in diesem Zusammenhang auch strikt einzuhaltende Mindestmengen bei einzelnen Behandlungsarten eingeführt.[238]

Für das Krankenhaus wird häufig die Verweildauer als eigene Kosteneinflussgröße genannt.

Die Kosteneinflussgröße »Verweildauer« ist krankenhausspezifisch. Gleiche Art und Schwere der Erkrankung und gleiche Konstitution der Patienten vorausgesetzt, steigen/sinken die Kosten je Krankheitsfall mit Erhöhung/Reduzierung der Verweildauer des Patienten. Demgegenüber steigen die Aufwendungen je Pflegetag mit der Verkürzung und sinken mit der Verlängerung der Verweildauer.«[239]

Diese Formulierung macht deutlich, dass die Verweildauer als Kosteneinflussgröße auf die Intensität und Qualität der Krankenhausleistung abstellt und keine gesonderte Kosteneinflussgröße ist.

Die Verweildauer ist von zwei Größen abhängig: Zum einen von der *Patientenstruktur*, zum anderen von der bereits angesprochenen *Intensität* und *Qualität der Krankenhausleistung*.[240]

Unabhängig von der Feststellung, dass Kosten- und Leistungsbetrachtungen nicht auf das Krankenhaus insgesamt, sondern auf die einzelnen Leistungsbereiche bzw. Kostenstellen abzustellen sind, sei zur Kosteneinflussgröße Verweildauer Folgendes bemerkt:

Die kostenmäßigen Auswirkungen einer Verweildauerverkürzung bei unveränderter Patientenstruktur setzen voraus, dass zwischen *fallzahlabhängigen* und *belegungsabhängigen Leistungen* bzw. Kosten unterschieden wird.

---

238 Mindestmengen für die Durchführung von Behandlungen und einen damit verbunden Anspruch auch Vergütung sind festgeschrieben im § 136b Abs. 1 Satz 1 Nr. 2 SGB V und werden von Gemeinsamen Bundesausschauss (G-BA) in Form von Richtlinien immer wieder aktualisiert.
239 Hübner, H.: Kostenrechnung im Krankenhaus, 2. Aufl., Köln 1980, S. 168f.
240 Soweit die Verweildauer von Patienten über das erforderliche Maß verlängert wird, liegt eine Unwirtschaftlichkeit vor, die durch die Art der Krankenhausfinanzierung (Pflegesätze als Abschlagszahlungen auf das Budget) induziert ist bzw. induziert wurde.

Weitgehend *fallzahlabhängig* (fallfix) sind die Kosten des Patientenmanagements, der diagnostischen Leistungen (z. B. Röntgen, EKG, Endoskopie, Labor), der operativen Eingriffe sowie der Aufnahme- und Entlassungsuntersuchungen.

Belegungsabhängig sind im Wesentlichen die Kosten der Pflege und der laufenden ärztlichen Versorgung auf der Station, der Verpflegung und der Unterbringung.

Geht man wie Adam[241] davon aus, dass die pflegetageabhängigen Kosten 8% der Kosten des Krankenhauses ausmachen, so relativiert sich der Einfluss der Verweildauer auf die Kosten je Fall bzw. die Kosten je Pflegetag.

Eine Verweildauerverkürzung um beispielsweise 20% führt also keineswegs, wie oft noch vermutet wird, zu einer Reduzierung der Kosten je Fall um ebenfalls 20%, sondern diese beträgt unter der gemachten Annahme lediglich 8% der Verweildauerverkürzung in Höhe von 20% und damit nur 1,6%.

Eine Verweildauerverkürzung wirkt sich, wenn die Kapazitäten nicht angepasst werden, nicht nur aus in einer Reduzierung der Kosten pro Fall, sondern gleichzeitig in einer Zunahme der Kosten je Pflegetag. Durch die Umstellung auf die Fallpauschalen wurde allerdings dieser Anreiz geschaffen, neben einer Reduzierung der Ressourcen können diese auch zur Leistungsausweitung verwendet werden. Daneben führen natürlich Optimierung der Prozesse zu einer verminderten Ressourcen-Inanspruchnahme.

2.1.3 Kostenverhalten bei Beschäftigungsänderungen

Bei kurzfristiger Betrachtungsweise kommt dem Einfluss von Beschäftigungsänderungen auf die Kosten besondere Bedeutung zu.

Die Analyse des Zusammenhanges zwischen Beschäftigungsänderungen und Kostenänderungen setzt die Konstanz der übrigen Kosteneinflussgrößen voraus.

Oben[242] wird festgestellt, dass für die Leistungsbereiche bzw. Kostenstellen im Krankenhaus von linearen Gesamtkostenverläufen ausgegangen werden kann.

Hierfür spricht auch, dass in der Praxis der relevante Beschäftigungsbereich bzw. die relevante Beschäftigungsspannweite relativ klein ist und insofern auch ein nicht-linearer Verlauf linear approximiert werden kann.

Ein linearer Gesamtkostenverlauf geht grundsätzlich von einer proportionalen Beziehung zwischen Beschäftigung und Kosten aus. Neben dem beschäftigungsabhängigen Faktoreinsatz ist jedoch der Faktoreinsatz, der aus der Aufrechterhaltung der Betriebsbereitschaft resultiert, zu berücksichtigen.

Dementsprechend gibt es für die Leistungsbereiche des Krankenhauses lineare Gesamtkostenverläufe, die sich aus der Addition der fixen Kosten und der variablen Kosten ergeben (▶ Abb. 10).

---

241 Vgl. Adam, D.: Krankenhausmanagement im Konfliktfeld zwischen medizinischen und wirtschaftlichen Zielen, Wiesbaden 1972, S. 73ff.
242 ▶ Kap. IV 2.1.1

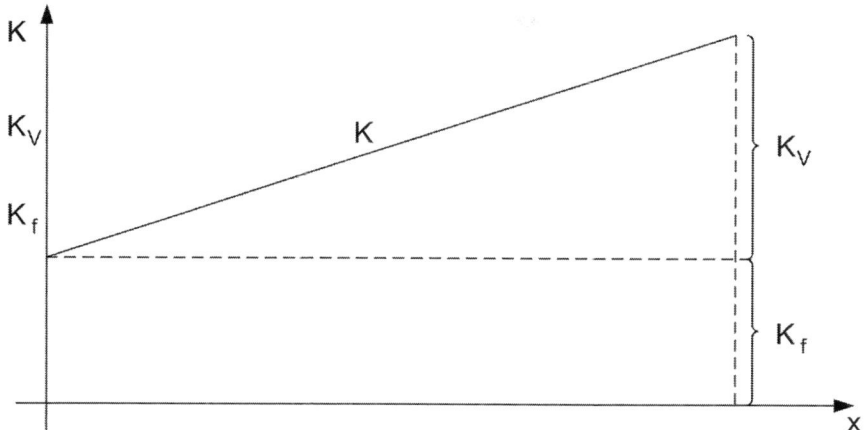

Abb. 10: Gesamtkostenverlauf

Hierbei gilt folgender Zusammenhang:

$K = K_f + K_v$

Dividiert man die Gesamtkosten (K) durch die Beschäftigung (x), so erhält man die gesamten Durchschnittskosten pro Leistungseinheit (k) (▶ Abb. 11):

$k = \dfrac{K}{x}$

$k = \dfrac{K_f}{x} + \dfrac{K_v}{x}$

$k = k_f + k_v$

Die Stückkosten (k) (▶ Abb. 11) zeigen bei linearen Gesamtkosten folgenden Verlauf:

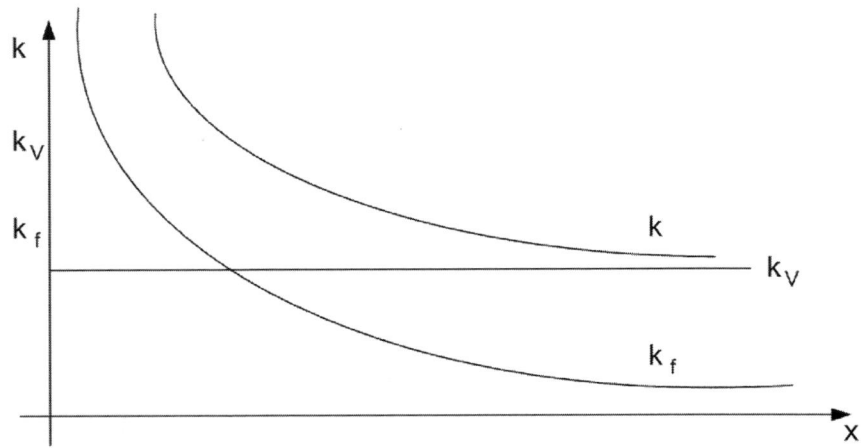

Abb. 11: Stückkostenverlauf bei linearem Gesamtkostenverlauf

Diese Darstellung zeigt, dass die variablen Kosten pro Leistungseinheit unabhängig von der Beschäftigung sind, dass jedoch die fixen Kosten pro Stück mit zunehmender Ausbringung degressiv abnehmen. Dieser Sachverhalt, den man als *Fixkostendegression* bezeichnet, führt dazu, dass die Kosten je Leistungseinheit bis zum Erreichen der Kapazitätsgrenze sinken. Hieraus resultiert das Bestreben, vorhandene Kapazitäten bzw. eine vorhandene Betriebsbereitschaft vollständig auszunutzen. Im Krankenhaus kommt diesem Bestreben besondere Bedeutung zu, weil die Vorhalte- bzw. Bereitschaftskosten (oder die sogenannten Leerkosten) bei kurzfristiger Betrachtungsweise besonders hoch sind.[243]

In Abhängigkeit von der Nutzung der vorgehaltenen Betriebsbereitschaft wird bei den fixen Kosten in Nutzkosten (Fixkosten der genutzten Kapazität) und Leerkosten (Fixkosten der ungenutzten Kapazität) unterschieden.

Die nachfolgende Abbildung zeigt, dass sich die fixen Kosten jeweils aus der Summe von Nutz- und Leerkosten ergeben, die *Nutzkosten* mit steigender Ausbringung zunehmen und die *Leerkosten* entsprechend sinken (▶ Abb. 12).

Oben[244] wird festgestellt, dass anstatt von fixen Kosten auch von *Kosten der Betriebsbereitschaft* gesprochen wird. Diese Kosten sind dispositionsbestimmt im Hinblick auf die angestrebte Betriebsbereitschaft. Dies gilt insbesondere für die Personalkosten (z. B. disponierte Personalvorhaltung in einer Notaufnahme, ohne genaue Kenntnis der Auslastung).

---

243 Fleßa hält 75% Fixkosten im Krankenhaus für realistisch, bezieht sich hier jedoch auch auf die 1986 vom Gesetzgeber festgelegte Aufteilung fixer (75 %) und variabler (25 %) Kosten (S. 95). An einer anderen Stelle des Bandes spricht er von Fixkosten von 70–80 % (S. 297), vgl. Fleßa (2018): Systemisches Krankenhausmanagement.

244 ▶ Kap. III 2

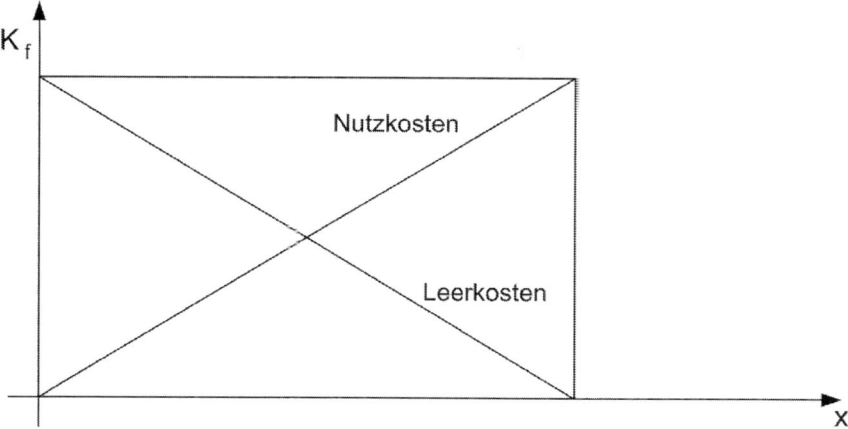

Abb. 12: Nutz- und Leerkosten

Die Anpassung an eine andere Betriebsbereitschaft ist wegen der Teilbarkeit der Produktionsfaktoren nicht kontinuierlich, sondern nur in Sprüngen möglich. Hieraus resultieren *sprungfixe Kosten*, die in Abhängigkeit von der Beschäftigung folgenden Verlauf haben (▶ Abb. 13):

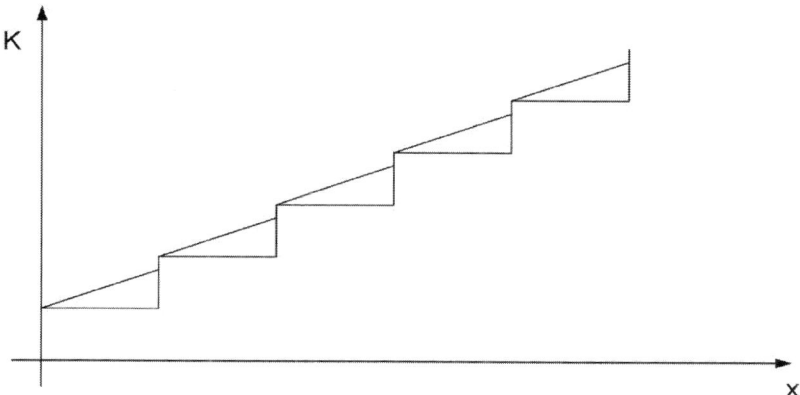

Abb. 13: Sprungfixe Gesamtkosten

Die entsprechende Stückkostenkurve verläuft tendenziell degressiv, weist jedoch bei jeder Erhöhung der Gesamtkosten eine Sprungstelle auf (▶ Abb. 14).

Für die Anpassung an Beschäftigungsänderungen bzw. -schwankungen gibt es grundsätzlich folgende Möglichkeiten:[245]

- zeitliche Anpassung
- quantitative Anpassung
- intensitätsmäßige Anpassung

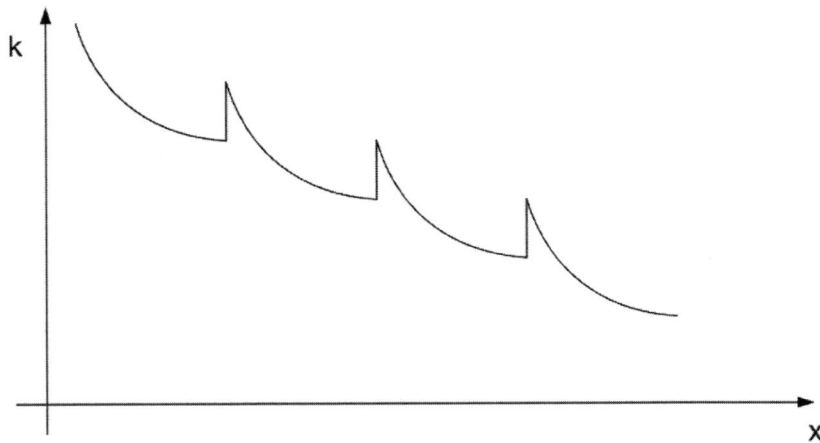

Abb. 14: Sprungfixe Stückkosten

Die *zeitliche Anpassung* vollzieht sich über die Betriebszeit, z. B. in Form von Überstunden oder Kurzarbeit.

Erfolgt die zeitliche Anpassung ohne dass Überstundenzuschläge gezahlt werden, sondern sich zusätzlich nur das normal vereinbarte Entgelt als Kosten niederschlägt, dann verläuft die Gesamtkostenkurve bis zur neuen Kapazitätsgrenze (x2) mit derselben Steigung linear, da für jede weitere Leistungseinheit die gleichen variablen Kosten pro Stück anfallen. Werden Überstundenzuschläge bezahlt, so erhöhen sich die variablen Kosten pro Leistungseinheit. Die Gesamtkostenkurve weist einen Knick auf, verläuft aber dann, wie die folgende Abbildung zeigt, weiterhin linear (▶ Abb. 15).

---

245 Vgl. Gutenberg, E.: a. a. O., S. 354ff.

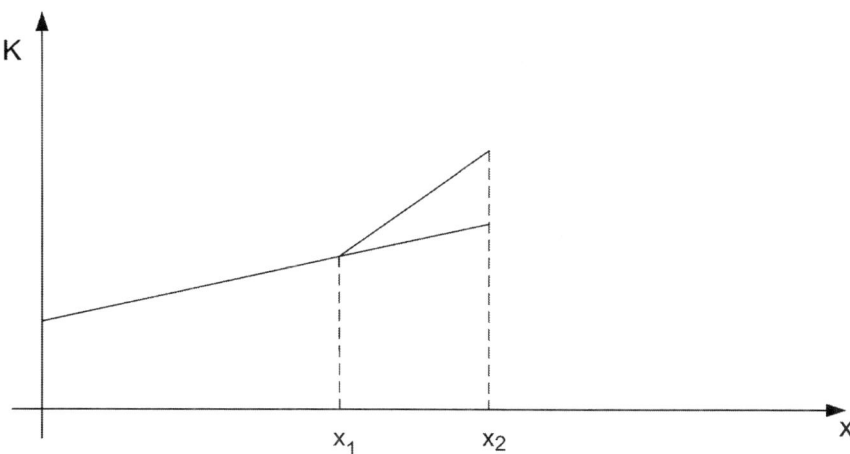

Abb. 15: Zeitliche Anpassung bei Überstunden

Lassen sich Beschäftigungsänderungen durch die zeitliche Anpassung nicht mehr auffangen, so muss die *Anpassung quantitativ* erfolgen, d. h., die Teilkapazitäten in den betroffenen Leistungsbereichen (Zahl der Betriebsmittel, Zahl der Mitarbeiter) werden entsprechend erweitert oder verringert.

Bei der quantitativen Anpassung ändern sich sowohl die variablen, als auch die fixen Kosten. Die Kostenveränderung erfolgt hierbei wegen der begrenzten Teilbarkeit von Betriebsmitteln und Arbeitskräften, sondern in Sprüngen. Die kapazitätsabhängigen Kosten werden bei der quantitativen Anpassung zu sprungfixen Kosten.

Soll die Anpassung der Leistungsmenge bei Änderung der Beschäftigungslage durch eine unterschiedliche Inanspruchnahme der Potentialfaktoren[246] vollzogen werden, so spricht man von *intensitätsmäßiger Anpassung*.[247]

---

246 Potentialfaktoren geben bei der Leistungserstellung Leistungen ab, bleiben jedoch substantiell erhalten (Betriebsmittel, Mitarbeiter). Im Gegensatz dazu gehen Verbrauchsfaktoren in das Produkt ein.
247 Vgl. Gutenberg, E.: a. a. O., S. 361ff. Gutenberg bezieht die intensitätsmäßige Anpassung auf die Arbeitsgeschwindigkeit von Maschinen und untersucht den daraus resultierenden Einfluss auf die übrigen Produktionsfaktoren. Diese Situation ist in Krankenhäusern nicht gegeben. Eine intensitätsmäßige Anpassung im Krankenhaus bezieht sich auf die Arbeitsgeschwindigkeit von Mitarbeitern, die kein Instrument der Anpassung an Beschäftigungsschwankungen im betriebswirtschaftlichen Sinne ist. Sie ist jedoch sehr wohl eine praktische Erscheinungsform, um auf Belastungsänderungen im Tagesablauf zu reagieren.

2.2 Teilschritte der Kostenplanung

2.2.1 Überblick und Verfahren der Kostenplanung

Bei der Kostenplanung wird unter Kostenträgeraspekten üblicherweise differenziert in die *Planung der Einzelkosten* und die *Planung der Gemeinkosten*.[248]

Da im Krankenhaus entsprechend den Vorschriften des § 8 KHBV alle Kosten über die Kostenstellenrechnung zu leiten sind, entfällt zunächst die Differenzierung in Kostenträgereinzelkosten und Kostenträgergemeinkosten. Die Kostenplanung erfolgt kostenstellenbezogen, differenziert nach Kostenarten.

Da die Leistungsplanung Voraussetzung für die Kostenplanung ist, wird nachfolgend in

- Leistungsplanung
- Planung der Personalkosten
- Planung der Sachkosten
- Planung der Kostenträgerkosten

unterschieden.[249]

Die Kostenplanung kann nach unterschiedlichen Methoden erfolgen, die alternativ oder sich ergänzend angewendet werden können:

(1) Ableitung aus Vergangenheitswerten
(2) Schätzungen durch Kostenplaner und/oder Kostenstellenleiter
(3) Ableitung aus externen Richtwerten
(4) Planung auf der Grundlage analytischer Studien und Berechnungen

Zu (1): Ableitung aus Vergangenheitswerten

Der Ableitung der Kosten aus Vergangenheitswerten mit Hilfe statistischer Methoden[250] kommt im Krankenhaus keine nennenswerte Bedeutung zu. Grundlage der Ableitung aus Vergangenheitswerten sind in der Regel das abgelaufene und das laufende Geschäftsjahr.

---

248 Haberstock, L. bearbeitet von Breithecker, V.: (Grenz-)Plankostenrechnung, Berlin 2008, S. 198ff. und 215ff.
249 Letztere wird wegen der abweichenden Zielsetzung zusammen mit der Planerfolgsrechnung in ▶ Kap. IV 4 behandelt.
250 Zu den statistischen Methoden der (Gemein) Kostenplanung vgl. Haberstock, L. bearbeitet von Breithecker, V.: (Grenz-) Plankostenrechnung, Berlin 2008, S. 223ff., Kilger, W.: Flexible Plankostenrechnung und Deckungsbeitragsrechnung: a. a. O., S. 266ff.

Zu (2): Schätzungen durch Kostenplaner und/oder Kostenstellenleiter

Die Schätzungen der Kostenstellenplaner und/oder Kostenstellenleiter orientieren sich an Istwerten, d. h. Werten der jüngsten Vergangenheit, und berücksichtigen die Auswirkungen von (geplanten) Leistungsveränderungen sowie die angestrebten Veränderungen in der Wirtschaftlichkeit der Leistungserbringung.

Zu (3): Ableitung aus externen Richtwerten

Externe Richtzahlen können Zahlen des zwischenbetrieblichen Vergleichs sein, wie sie von der Deutschen Krankenhausgesellschaft und den Krankenhausgesellschaften der verschiedenen Bundesländer, den Zweckverbänden oder auch anderen Initiativen wie Clinotel zur Verfügung gestellt werden, und Richtwerte, die im Rahmen der Beurteilung der Wirtschaftlichkeit von Krankenhäusern Anwendung finden. Durch die zunehmende Ketten- und Verbundbildung können die Richtwerte auch aus einer Konzernholding bzw. von Seiten des Managements des Verbundes kommen. Ein Beispiel sind hier auch die Zahlen die das Netzwerk Klinikkompetenz Bayern zur Verfügung stellen.[251]

Zu (4): Planung auf der Grundlage analytischer Studien und Berechnungen

Ziel der analytischen Studien und Berechnungen ist es, die Zusammenhänge zwischen Leistungen und Kosten im Hinblick auf die Kosteneinflussgrößen[252], insbesondere die Kosteneinflussgröße Beschäftigung, transparent zu machen. Im Hinblick auf ihre Bedeutung für die Gesamtkosten des Krankenhauses kommt dabei den Personalkosten und den Kosten des medizinischen Bedarfs besondere Bedeutung zu.[253]

Zur Durchführung einer analytischen Kostenplanung führt Kilger die einstufige analytische Kostenplanung an. Unter der Annahme linearer Sollkostenfunktionen werden hier die Mengen- und Zeitvorgaben nur für eine Beschäftigung, die der Planbezugsgröße entspricht, geplant.[254]

2.2.2 Leistungsplanung

In Kapitel I wird zwischen Primärleistungen und Sekundärleistungen unterschieden.[255] Während die Primärleistung darin besteht, den Gesundheitszustand von Patienten positiv zu verändern, sind die Sekundärleistungen Mittel zur Erbringung der Primärleistung.

---

251 Vgl. https://www.klinik-kompetenz-bayern.de/, aufgerufen am 13.12.2021.
252 ▶ Kap. IV 2.1.2
253 ▶ Kap. III 1.1
254 Vgl. Kilger, W.: a. a. O., S. 290
255 ▶ Kap. I

Die Sekundärleistungen sind in diesem Sinne Betriebsleistungen, die in den verschiedenen Kostenstellen, bzw. Leistungsbereichen des Krankenhauses erbracht werden.

Vergütet erhält das Krankenhaus weder die – nicht messbare – Primärleistung noch die Sekundärleistungen, sondern i. d. R. Fallpauschalen (also: Marktleistungen), die Kostenträger im Sinne der Kosten- und Leistungsrechnung sind und in den verschiedenen Vergütungsformen der Krankenhausleistungen zum Ausdruck kommen.[256]

Als Vergütungsformen für stationäre Krankenhausleistungen sieht das Krankenhausfinanzierungsrecht hauptsächlich *Fallpauschalen* und *Zusatzentgelte (bepreiste und unbepreiste)* sowie seit 2020 die *Erstattung der Pflegekosten am Bett* – abschlägig aufgrund von Pflegetagen -vor.

Da insbesondere die Fallpauschalen auch auf Belegungsdaten abstellen, nämlich Fallzahlen, Fallschwere und Verweildauer, besteht der erste Teilschritt der Leistungsplanung in der *Belegungsplanung*.

Die Fallzahl ist zunächst einmal die Summation der behandelten Fälle in einem definierten Zeitraum, sie lässt sich nach den Abrechnungsarten wieder aufgliedern, z. B. in voll- und teilstationäre Fälle und in ambulante Fälle.[257]

Im Rahmen des G-DRG Systems werden allerdings keine Fallzahlen abgerechnet, sondern es werden bewertete Fallzahlen abgerechnet. Dies ist auch die Grundlage für die Verhandlung mit den Kostenträgern im Bereich des E1 Budget. Die Berechnung dieser bewerteten Fallzahlen genannt Case Mix erfolgt nach folgendem Verfahren:

Fallzahl x (Summe der Schweregrade (Relativgewichte) der Fälle)
= Case Mix

Die Fallschwere ist das vom InEK kalkulierte Relativgewicht eines Falles. Es wird im jeweiligen jährlichen Fallpauschalenkatalog veröffentlicht. Umgekehrt lässt sich so mit dem Case Mix Index eine weitere steuerungsrelevante Kennzahl berechnen:

Case Mix / Anzahl der Fälle = Case Mix Index

Diese Indexzahl gibt den durchschnittlichen ökonomischen Bewertungsgrad eines Falles an. Er lässt sich sowohl auf das komplette Krankenhaus, als auch auf einzelne Kliniken (Fachabteilungen) oder Bereiche beziehen.

Weitere relevante Kennzahlen zur Leistungssteuerung sind die Verweildauer und die Pflegetage. Die Zahl der Pflegetage ergibt sich als Produkt aus Fallzahl und Verweildauer.
Es gilt:

---

256 ▶ Kap. IV 4.2
257 Im Weiteren sollen im Wesentlichen die Leistungsplanung der stationären Fälle im Krankenhaus behandelt werden.

Fallzahl x Verweildauer = Pflegetage

Die *Fallzahl* ist dabei Ausdruck der Nachfrage nach Krankenhausleistungen. In der Verweildauer kommen Patientenstruktur (Krankheitsbild, Alter, allgemeiner Gesundheitszustand) und Behandlungsmethode bzw. Behandlungsintensität zum Ausdruck.

Entsprechend der Beziehung zwischen den Belegungsdaten »Fallzahl«, »Verweildauer« und »Pflegetage« sind zunächst, differenziert nach Fachabteilungen, die Fallzahlen zu planen und zwar innerhalb einer jeder Fachabteilung differenziert nach Fällen, die über

- Fallpauschalen oder
- Abteilungspflegesätze

vergütet werden. An die Planung der Fallzahlen schließt sich die *Planung der dazugehörigen Verweildauer* an. Sie hat zwangsläufig denselben Differenzierungsgrad wie die Planung der Fallzahlen.

Die Planungsmethode besteht in einem Ableiten aus Vergangenheitswerten unter Berücksichtigung erkennbarer bzw. geplanter Veränderungen. Die Leistungsplanung erfolgt durch die hierfür verantwortlichen Mitarbeiter der Verwaltung. Die zuständigen Kostenstellenleiter (Chefärzte) werden entweder in die Planung einbezogen oder aber es wird mit ihnen zumindest das Planungsergebnis abgestimmt.

Die *Betriebsleistungen*, d.h. die Leistungen in den verschiedenen Kostenstellen des Krankenhauses, werden aus den Marktleistungen abgeleitet und/oder eigenständig geplant.

Die Betriebsleistungen für die bettenführenden Abteilungen ergeben sich im Wesentlichen aus der Belegungsplanung und zwar in Form der Pflegetage und der Fallzahl.[258]

Bindeglied zwischen der Planung der Marktleistungen und der Planung der diagnostischen Leistungen ist die Leistungsdichte, d.h. der Quotient aus Leistungen einer bestimmten Leistungsart und Fallzahl.

Für den chirurgischen Operationsbereich z.B. ergibt sich dieses Bindeglied zwischen Planung der Marktleistung und Planung der Betriebsleistungen in Form der so genannten Operationsdichte durch folgende Relation:

$$\text{Operationsdichte} = \frac{\text{Zahl der operierten Patienten}}{\text{Fallzahl}}$$

Sofern stationäre Krankenhausleistungen über Fallpauschalen vergütet werden, lassen sich für standardisierte Marktleistungen übliche, d.h. unter normalen Um-

---

258 Anstelle der Zahl der Pflegetage, die Ausdruck der Bettenbelegung ist, wird alternativ auch mit der Zahl der durchschnittlich belegten Betten (Kranke je Tag) gerechnet, die eine »plastischere« Vorstellung vom Umfang der Belegung vermittelt.

ständen zu erwartende Betriebsleistungen, in Diagnose und Therapie ableiten (Standardtherapien bzw. Behandlungspfade).

Die Leistungsdichte als Bindeglied zwischen Planung der Marktleistungen und Planung der Betriebsleistungen im Bereich der Diagnostik und Therapie ist keine isoliert anzuwendende Planungsdeterminante, sondern vielmehr ein Instrument, um ausgehend von der Analyse der bisherigen Leistungsstruktur in den Medizinischen Institutionen (Kostenstellengruppen 92), die geplanten Veränderungen bei den Marktleistungen mit ihren Auswirkungen planerisch zu erfassen und in der kostenstellenbezogenen Planung umzusetzen.

Besondere Bedeutung bei der Leistungsplanung kommt insbesondere im Hinblick auf die sich anschließende Kostenplanung neuen Leistungen zu, d. h. solchen Leistungen, die das Krankenhaus bisher nicht angeboten hat.

Die *Marktleistungen des Krankenhauses* beschränken sich nicht auf stationäre Leistungen. Als Formen nichtstationärer Krankenhausbehandlung sind Leistungen des ambulanten Operierens (§ 115 b SGB V) und der vor- und nachstationären Behandlung (§ 115 a SGB V) sowie ambulante Leistungen der Ärzte des Krankenhauses und des Krankenhauses selbst (Institutsambulanz, Allgemeine Spezialärztliche Versorgung) zu planen. Für das ambulante Operieren geschieht das in Form von Art und Anzahl der Eingriffe. Für die übrigen ambulanten Leistungen sind die Fallzahlen[259], differenziert nach Fachabteilungen und Ambulanzarten[260], Bezugsgröße für die Kostenplanung.

In jedem Fall sind geplante Marktleistungen und geplante Betriebsleistungen zu dokumentieren, da sie nicht nur Grundlage der nachfolgenden Kostenplanung, sondern auch der laufenden Kostenkontrolle sind.

2.2.3 Planung der Personalkosten

Die Planung der Personalkosten erfolgt differenziert nach Kostenstellen und innerhalb einer Kostenstelle differenziert nach Dienstarten[261] bzw. nach Aufgabenbereichen, wenn innerhalb einer Dienstart diese Differenzierung angezeigt ist.[262]

Die Planung der Personalkosten erfolgt getrennt nach der *Mengenkomponente* (quantitativer Personaleinsatz, z. B. in Vollkraft) und der *Preiskomponente* (monetäre Bewertung des Personaleinsatzes, z. B. in Euro).

---

259 In Anlehnung an die kassenärztliche Terminologie gibt die Fallzahl die während eines Quartals in Behandlung befindlichen Patienten an. Hinter einem »Fall« stehen demnach die während eines Quartals erbrachten Leistungen, die in mehreren Patientenbesuchen erbracht wurden.
260 Kassenambulanz, Privatambulanz, Durchgangsarztambulanz
261 Zu den verschiedenen Dienstarten im Krankenhaus ▶ Kap. III 1.2.2.
262 Zum Medizinisch-technischen Dienst gehören in der Röntgendiagnostik z. B. Medizinisch-technische Assistentinnen, die Röntgenuntersuchungen durchführen und ärztliche Schreibkräfte, die für die Befundschreibung zuständig sind. Im OP-Bereich gehören zu den Mitarbeitern des Funktionsdienstes OP-Pflegefachpersonal (OP-Schwestern) und Anästhesiepflegefachpersonal (Anästhesieschwestern) mit unterschiedlichen Aufgaben. Letztere unterstützen nicht nur die Anästhesisten bei ihrer Tätigkeit im OP, sondern betreuen auch Patienten im Aufwachraum.

2.2.3.1 Planung des Personaleinsatzes

Die Planung des Personaleinsatzes erfolgt leistungs- und /oder zeitraumbezogen. Instrument zur Planung des Personaleinsatzes ist die Personalbedarfsrechnung, der im Krankenhaus ein hoher Stellenwert zukommt.

Die Beziehung zwischen Betriebsleistungen und leistungsbezogenem Personalbedarf werden je nach Dienstart und Kostenstelle durch folgende Kennzahlen zum Ausdruck gebracht:

(1) Minuten/Leistung
(2) Leistungen/Kraft und Jahr
(3) Durchschnittlich belegte Betten/Kraft bzw. (stationäre) Fälle/Kraft.

Zu (1): Minuten/Leistung

Die Bewertung geplanter Leistungen mit einer durchschnittlichen zeitlichen Bindung pro Leistung, die im Wesentlichen aus externen Wirtschaftlichkeitsmaßstäben[263] gewonnen werden, findet vor allem bei diagnostischen Leistungen (z. B. Röntgendiagnostik, Endoskopie, Ultraschall) und bestimmten therapeutischen Leistungen (z. B. physikalische Therapie) Anwendung.

Voraussetzung für eine Bewertung von Leistungen mit derartigen *Minutenfaktoren*, die keinen Vorgabecharakter im Sinne eines Leistungslohnes haben, sondern lediglich Orientierungshilfen bei der Ermittlung des leistungsbezogenen Personalbedarfs sind, ist eine exakte Leistungsdefinition und eine klare Festlegung, welche für die Leistungserbringung erforderlichen Tätigkeiten abgegolten sind. Hierbei geht es zum einen um die Frage, ob Rüst- und Verteilzeiten im Minutenfaktor bereits berücksichtigt sind und zum anderen darum, ob mit einer »Kernleistung« zusammenhängende Nebenleistungen gesondert anzurechnen sind oder ob diese ebenfalls mit dem Minutenfaktor berücksichtigt sind.

Das Produkt aus geplanten Leistungen/Jahr und durchschnittlicher zeitlicher Bindung in der Dimension Minuten/Leistung ergibt die zeitliche Bindung in der Dimension »Minuten/Jahr«.

Der Personalbedarf selbst wird im Krankenhaus in der Dimension »Vollkräfte« angegeben.

Mit dem Begriff »Vollkraft« (kurz: Kraft) wird in der Krankenhausterminologie die Kapazität eines Mitarbeiters bzw. einer Mitarbeiterin beschrieben, der (die) mit voller tariflicher Arbeitszeit während des ganzen Jahres beschäftigt ist.

---

263 Vgl. z. B. Bayrischer Kommunaler Prüfungsverband (Hrsg.): Die Personalbemessung im Krankenhaus – Anhaltszahlen und Erfahrungswerte – München 1984; Ministerium für Wirtschaft, Mittelstand und Technologie (Hrsg.): Richtlinien für die Prüfung der wirtschaftlichen und sparsamen Betriebsführung der Krankenhäuser vom 18. Juli 1984 – Az. IV 3817.321/346..

Die Kapazität einer Vollkraft in der Dimension Minuten/Jahr bzw. Stunden/Jahr ist abhängig von der regelmäßigen tariflichen Arbeitszeit im Beispiel: 38,5 Std./Woche), der Anzahl der Wochenfeiertage und den Ausfallzeiten.[264]

Bei durchschnittlich 11 Wochenfeiertagen und einer Ausfallquote von 15% ergibt sich folgende jährliche Arbeitszeit:

Tage/Jahr	365
Samstage, Sonntage	104
Zwischenergebnis	261
Wochenfeiertage	11
Sollarbeitstage	250

250 Tage/Jahr x 7,7 Std./Tag[265] = 1.925 Stunden/Jahr
− 15 % Ausfallquote bzw. x 85% »Anwesenheitsquote«
= 1.636 Stunden/Jahr

Zu (2): Leistungen/Kraft und Jahr

Eine wesentliche Kennzahl zu Steuerung und damit auch zur Personalplanung stellen die Leistungen / Kraft dar. Dabei wird die Summe der Bewertungsrelationen eines Krankenhauses bzw. eines Bereiches in Relation zum dazugehörigen Vollzeitäquivalent aller oder einzelner spezifischer Berufsgruppen gesetzt.

Casemix / VK Gesamt = Casemix je VK

Dies stellt eine Personalkennzahl zur Bemessung der Wirtschaftlichkeit und Leistungsdichte einer Fachabteilung oder Klinik dar. Die Kennzahl dient Planungszwecken und kann zum internen und externen Vergleich von Abteilungen benutzt werden. Sie wird im Wesentlichen durch die tatsächliche Produktivität des Personals getrieben, aber auch von der Bewertung der Fallpauschalen beeinflusst.

Der Hinweis, dass davon ausgegangen werden kann, dass eine Schreibkraft/Jahr 15.000 Röntgenbefunde schreiben kann bzw. sollte, ist auch für die betroffenen Mitarbeiter*innen eine wenig vorstellbare Aussage. Die Aussage, dass demnach rd. 7 Minuten/Befund[266] zur Verfügung stehen, ist schon eher geeignet, die Brauchbarkeit dieses Maßstabes zu beurteilen.

---

264 Im Krankenhaus werden die Ausfallzeiten zu den möglichen Arbeitszeiten ins Verhältnis gesetzt und so eine Ausfallquote errechnet. Dies geschieht in der Regel monatlich durch die Gegenüberstellung von Ausfallstunden und Sollarbeitsstunden. Es gilt die Beziehung:

$$\text{Ausfallquote} = \frac{\text{(bezahlte) Ausfallzeit in Stunden}}{\text{(bezahlte) Sollarbeitszeit in Stunden}} \times 100$$

265 Durchschnittliche tägliche Arbeitszeit bei einer 38,5 Stunden pro Woche.

266 $\frac{98.160 \text{ Minuten/Kraft/Jahr}}{15.000 \text{ Befunde/Jahr}} = 7$ Minuten/Befund

Das gewählte Beispiel der Befundschreibung macht ein Merkmal auch anderer vergleichbarer Vorgabewerte deutlich:

Es wird nur eine mittelbare Beziehung zwischen »Leistung« und Personalbedarf hergestellt. Im vorliegenden Fall hängt die Antwort auf die Frage, wie viele Befunde eine Mitarbeiterin pro Jahr schreiben kann, wesentlich davon ab, wie umfangreich die Befunde sind (Anzahl der Anschläge/Befund), ob Textbausteine verwendet werden können, wie die Leistung »Befund« definiert ist (untersuchungsbezogen oder patientenbezogen), welche Schreibgeschwindigkeit (Anschläge/Minute) unterstellt wird und welcher Anteil der Arbeitszeit auf das Schreiben der Befunde und welcher Anteil auf sonstige Tätigkeiten (z. B. Ablage, Archivierung, Vervielfältigen, Unterschriften einholen) entfällt.

Mit diesem Beispiel wird auch deutlich, was es bedeutet, externe Vorgabewerte den betriebsindividuellen Gegebenheiten, hier insbesondere dem Umfang der Befunde und der Arbeitsverteilung, anzupassen, insbesondere wenn nun auch noch Prozesse mit unterschiedlichen Digitalisierungsgraden verglichen werden.

Zu (3): Durchschnittlich belegte Betten/Kraft

Diese Kennzahl stellt in noch stärkerem Maße als Vorgabewerte im Sinne von Leistungen/Kraft und Jahr eine mittelbare Beziehung zwischen Leistungen, genauer gesagt zwischen einer Bezugsgröße als Maßgröße der Kostenverursachung, und dem Personalbedarf her.

Die Anwendung belegungsbezogener Richtwerte bzw. Anhaltszahlen, wie sie durch die PPuGV wieder gesetzlich eingeführt wurden, hat vor allem im Pflegedienst Bedeutung. Stellt man eine derartige Relation her, so geht man von der Annahme aus, dass ein »belegtes Bett« bestimmte pflegerische und ggf. auch ärztliche Leistungen verursacht. Eine Festlegung dieser Leistungen erfolgt weder nach Menge noch nach Qualität. Damit ist das Kernproblem der Anhaltszahlrechnung angesprochen, nämlich die Frage, was ist mit der Anhaltszahl abgegolten? Die Antwort auf diese Frage wiederum ist Voraussetzung für die Berücksichtigung betriebsindividueller Besonderheiten.

Auch heute noch basieren personalbedarfsrechnerische Ansätze im Krankenhaus auf den Anhaltszahlen der Deutschen Krankenhausgesellschaft aus dem Jahre 1969. Trotz der Veränderungen bei den zu erbringenden Leistungen, die bedingt sind durch Entwicklungen im Bereich der Diagnostik und Therapie, führt eine *Personalbedarfsrechnung auf der Grundlage der Anhaltszahlen* zu durchaus brauchbaren Ergebnissen, da die individuellen diagnostischen und therapeutischen Leistungen eines Hauses bei der heutigen Ausgestaltung des personalbedarfs-rechnerischen Ansatzes berücksichtigt werden.

Für die operativen Fächer geschieht das in der Weise, dass der Personalbedarf für die operative Leistung entsprechend der tatsächlichen zeitlichen Bindung ermittelt wird.[267]

---

[267] Dies geschieht in Form der operierten Patienten, der durchschnittlichen OP-Dauer und des durchschnittlichen OP-Teams (Präsenzfaktor).

In den konservativen Fächern werden neuere therapeutische und diagnostische Verfahren, deren Anwendung 1969 noch nicht üblich war, personalbedarfsrechnerisch zusätzlich berücksichtigt.

Durch die auf diese Weise vorgenommene Fortschreibung der Leistungsentwicklung und Berücksichtigung des individuellen Leistungsspektrums beschränkt sich die belegungsbezogene Pauschalierung nur noch auf die Basisversorgung auf der Station.

Diese Art der Fortschreibung basiert auf der Annahme, dass – um es anhand der Arbeitszeitverkürzung seit 1969 zu zeigen – die Leistungen, die früher während einer 47 Stunden-Woche erbracht wurden, heute in 38,5 Stunden erbracht werden.

Erhebungen hinsichtlich der zeitlichen Belastung z. B. des ärztlichen Dienstes haben gezeigt, dass diese Annahme an der Realität vorbeigeht. Das bedeutet, dass Leistungen, die personalbedarfsrechnerisch der Regelarbeitszeit zugeordnet werden, teilweise im Bereitschaftsdienst erbracht werden und damit nicht die Dimension Personalbedarf (gemessen in Vollkräften) betreffen, sondern die Inanspruchnahme eben dieser Bereitschaftsdienste, die sich in der Dimension Euro auswirkt.

Insgesamt führen die Berücksichtigung der Leistungsentwicklung sowie die Art der linearen Fortschreibung der Anhaltszahlen um die Arbeitszeitverkürzung beim ärztlichen Dienst zu personalbedarfsrechnerischen Ergebnissen, die rund 30 – 50 % über dem Personalbedarf liegen, der sich laut Anhaltszahlrechnung »alter Fassung« ergibt, obwohl Teile der Leistungen, die früher der Regelarbeitszeit zugeordnet wurden, heute während des Bereitschaftsdienstes erbracht werden.

So wie sich Vorgabewerte in der Dimension Leistungen/Kraft und Jahr in Minuten/Leistung umrechnen lassen, so ist das auch für die Anhaltszahlen möglich. Im Pflegedienst z. B. wurde schon vor Inkrafttreten der Pflegepersonalregelung die bettenbezogene Anhaltszahl in Pflegeminuten/Patient und Tag umgerechnet. Die auf die 38,5-Stunden-Woche fortgeschriebene Anhaltszahl für die Innere Medizin (1 Arzt für 17 belegte Betten) bedeutet, dass arbeitstäglich für jeden Patienten durchschnittlich rund 24 Minuten[268] zur Verfügung stehen.

Dieser Wert stellt, wie bereits festgestellt, einen »Grundwert« dar, über den hinaus neuere diagnostische und therapeutische Maßnahmen personalbedarfsrechnerisch zu berücksichtigen sind. Im Endergebnis führen Personalbedarfsermittlungen bei Anwendung einer sachgerechten Fortschreibung der Anhaltszahlrechnung zu ähnlichen Ergebnissen, wie sie auch mit arbeitswissenschaftlichen Methoden gewonnen wurden.[269]

Im Zusammenhang mit der Wertung der Anhaltszahlrechnung wurde darauf hingewiesen, dass nur die Leistungen einen Personalbedarf (gemessen in Vollkräften) begründen, die während der Regelarbeitszeit erbracht werden. Leistun-

---

268 $\dfrac{98.160 \text{ Minuten/Kraft/Jahr}}{250 \text{ Tage/Jahr} \times 17 \text{ Patienten/Kraft/Jahr}} \times \dfrac{40 \text{ Stunden/Woche}}{38,5 \text{ Stunden/Woche}} = 24$ Min./Patient

269 Vgl.: Borzutzki, R.: Die Erarbeitung von Personalkennzahlen im Krankenhausbetrieb. Schriftenreihe der Deutschen Krankenhausgesellschaft, Bd.11, Köln 1983, S. 126ff.

gen, die in die Zeit des Bereitschaftsdienstes fallen, wirken sich ausschließlich in der Dimension Euro aus, da die Bereitschaftsdienste von den vorhandenen – personalbedarfsrechnerisch auch ermittelten – Kräften erbracht und zusätzlich vergütet werden.[270]

Um diesen Zusammenhang personalbedarfsrechnerisch berücksichtigen zu können, ist es erforderlich, von den insgesamt erbrachten Leistungen diejenigen abzuziehen, die dem Bereitschaftsdienst zuzuordnen sind. Soweit diese Differenzierung nicht im Rahmen der Leistungsrechnung vorgenommen wird, besteht ersatzweise die Möglichkeit, die Leistungen des Bereitschaftsdienstes näherungsweise über dessen Kapazität zu berechnen. Das sei anhand eines Beispiels aus der Röntgendiagnostik verdeutlicht:

Daten:
Istbesetzung: 7,0 Vollkräfte für Röntgenuntersuchungen
Bereitschaftsdienst, Stufe B: 126 Stunden/Woche

Berechnung der Leistungen im Bereitschaftsdienst:
Bei rund 6.640 Bereitschaftsdienststunden/Jahr (126 Stunden/Woche und zusätzliche Berücksichtigung der Wochenfeiertage), einer Inanspruchnahme des Bereitschaftsdienstes von 15 % (laut Erhebung zur Eingruppierung des Bereitschaftsdienstes) sowie einem geschätzten Effizienzfaktor von 80 %[271] ergibt sich für den Bereitschaftsdienst folgende Kapazität:

6.640 Stunden/Jahr x 0,15 x 0,80 = 797 Stunden/Jahr

Diese zeitliche Bindung entspricht 0,5 Vollkräften.[272] Die Gesamtkapazität beträgt damit:

7,0 Vollkräfte + 0,5 Vollkräfte = 7,5 Vollkräfte

Der Kapazitätsanteil des Bereitschaftsdienstes beträgt:

$$\frac{0{,}5 \text{ Vollkräfte} \times 100}{7{,}5 \text{ Vollkräfte}} = 7\,\%$$

---

270 Soweit Bereitschaftsdienste nicht in Geld, sondern in Freizeit abgegolten werden, führt diese Form der Vergütung zu einem zusätzlichen Personalbedarf, in dem eine Lücke während der Regelarbeitszeit zu schließen ist. Die Zeiten, in denen Zeitausgleich für geleistete Bereitschaftsdienste gewährt wird, stellen keine Ausfallzeiten dar. Das ist besonders zu beachten, wenn es um die Ermittlung von Ausfallquoten und deren personalbedarfsrechnerische Berücksichtigung geht.
271 Aufgrund der spezifischen Bedingungen, unter denen Leistungen im Bereitschaftsdienst erbracht und Arbeitszeiten im Bereitschaftsdienst gemessen werden, haben Arbeitsstunden während der Regelarbeitszeit und Arbeitsstunden während des Bereitschaftsdienstes nicht die gleiche Effizienz.
272 $\dfrac{797 \text{ Stunden/Jahr}}{1.636 \text{ Stunden/Kraft/Jahr}} = 0{,}5 \text{ Vollkräfte}$

Unter der Annahme, dass die Istbesetzung von 7 Vollkräften durch Leistungen begründet ist, und auch die Eingruppierung des Bereitschaftsdienstes den tatsächlichen Leistungen entspricht, wurden im vorliegenden Fall rund 7% der Leistungen im Bereitschaftsdienst erbracht. Umgekehrt bedeutet das, dass für die Personalbedarfsrechnung 93% der erbrachten Leistungen zu berücksichtigen sind.

Die leistungsbezogene Personalbedarfsrechnung betrifft, wie deutlich gemacht wurde, die Zeiten, die nicht durch Bereitschaftsdienst (Anwesenheitsbereitschaft oder Rufbereitschaft) abgedeckt werden. Die personalbedarfsrechnerischen Betrachtungen können sich jedoch nicht allein auf den durch die Leistungserbringung bedingten Personalbedarf beschränken, sondern haben gegebenenfalls zusätzlich Aspekte der Mindestbesetzung bzw. Dienstplangestaltung zu berücksichtigen.

Die *Mindestbesetzung* ist unabhängig von der Zahl der erbrachten Leistungen. Sie wird bestimmt durch:

- *Erfordernisse der Leistungsbereitschaft im Sinne einer Mindestkapazität.*

In diesem Sinne ist die Mindestbesetzung eines Leistungsbereiches der Einsatz eines Mitarbeiters bzw. einer Mitarbeiterin einer bestimmten Dienstart. Können die zu erbringenden Leistungen (z. B. Operationen) nicht von einer Person allein erbracht werden, so ist das bei der Mindestbesetzung entsprechend zu berücksichtigen. Liegt die Anzahl der einzusetzenden Personen fest, so ergibt sich der Personalbedarf durch Division der Präsenzstunden/Jahr durch die Jahresarbeitszeit einer Vollkraft. Sind beispielsweise 24 Stunden eines jeden Tages zwei Personen dienstplanmäßig anwesend, so resultiert hieraus folgender Personalbedarf:

$$\frac{24 \text{ Stunden/Kraft} \times 2 \text{ Kräfte/Tag} \times 365 \text{ Tage/Jahr}}{1.636 \text{ Stunden/Kraft/Jahr}} \times 10{,}7 \text{ Kräfte}$$

Beträgt dabei die tatsächliche Ausfallquote 20 % anstelle der in der Jahresarbeitszeit berücksichtigten 15 %, so erhöht sich der Personalbedarf auf:

$$10{,}7 \text{ Kräfte} \times \frac{85}{80} = 11{,}4 \text{ Kräfte}$$

Eine Mindestbesetzung im beschriebenen Sinne ist nicht zu verwechseln mit der Besetzung, die aufgrund der zu erbringenden Leistungen »mindestens« für erforderlich gehalten wird. Eine Abgrenzung, die in der praktischen Arbeit immer wieder zu Missverständnissen führt.

- *Tarifrechtliche Vorschriften hinsichtlich der organisatorischen Gestaltung von Bereitschaftsdiensten.*

Je nach Eingruppierung der Bereitschaftsdienste ist pro Mitarbeiter bzw. Mitarbeiterin monatlich nur eine bestimmte Anzahl von Diensten zulässig. Liegt diese Grenze beispielsweise bei 6 Diensten, so bedeutet das bei durchschnittlich 30 Tagen/Monat den Einsatz von 5 Mitarbeitern bzw. Mitarbeiterinnen, der unabhängig vom Umfang der erbrachten Leistungen vorzusehen ist.

Der Personalbedarf insgesamt wird bestimmt durch die zu erbringenden Leistungen und die Dienstplangestaltung. Der Personalbedarf wird in *Vollkräften* ausgedrückt, einem abstrakten Kapazitätsbegriff, der nicht identisch ist mit Personen.[273]

2.2.3.2 Planung der Kosten des Personaleinsatzes

Die Kosten des Einsatzes von Produktionsfaktoren ergeben sich als Produkt aus Menge und Preis.

Die Mengenkomponente der Personalkosten liefert die Personalbedarfsrechnung. Die Preiskomponente ergibt sich aus den tarifrechtlichen Bestimmungen über das Entgelt der eingesetzten Mitarbeiter, wie sie insbesondere im Tarifvertrag Öffentlicher Dienst-Krankenhaus (TVÖD, z. T. TVL etc.)) und den Richtlinien für Arbeitsverträge in den Einrichtungen des Deutschen Caritasverbandes (AVR) festgelegt sind. Diese Tarife regeln nicht nur die Vergütung der regelmäßigen Arbeitszeit, sondern auch die für geleistete Bereitschaftsdienste zu zahlenden Vergütungen.

Im Hinblick auf die Personalkosten insgesamt sind die an den einzelnen Mitarbeiter zu zahlenden Vergütungen nur eine Komponente. Darüber hinaus sind die Personalnebenkosten entsprechend der Differenzierung der Aufwandsarten laut KHBV und unter Beachtung der einschlägigen Vorschriften und Gesetze zu berücksichtigen.

Im Hinblick auf Kostenverursachung und Kostenkontrolle sollte dabei unterschieden werden zwischen Kosten der Regelarbeitszeit und Kosten der Bereitschaftsdienste.[274]

2.2.3.3 Dienstplangestaltung und Personalkosten

In den Leistungsbereichen bzw. Kostenstellen, in denen die Leistungsbereitschaft über einen längeren Zeitraum als die regelmäßige tarifliche Arbeitszeit sicherzustellen ist, stellt sich die Frage, welche Zeiten durch Regelarbeitszeit und welche Zeiten durch Bereitschaftsdienst abzudecken sind.

---

273 Im Gegensatz zu Stellenplänen werden daher Ergebnisse der Personalbedarfsrechnung rechnerisch genau angegeben. Dezimalstellen hinter dem Komma finden sich im Übrigen auch bei den Istbesetzungen und sind durch Teilzeitarbeit, Fluktuation, Überstunden und dergleichen bedingt

274 ▶ Kap. III 1.2.2

Die obigen Ausführungen haben deutlich gemacht, dass diagnostische und therapeutische Leistungen, die insbesondere durch den ärztlichen Dienst, den medizinisch-technischen Dienst und den Funktionsdienst erbracht werden,[275] sich nicht auf die regelmäßige Arbeitszeit von 38,5 Stunden/Woche beschränken. Die Auswertungen von Bereitschaftsdienstaufzeichnungen, die zur Eingruppierung der Bereitschaftsdienste durchgeführt werden, zeigen, dass die ersten Stunden des Bereitschaftsdienstes oft durch eine 80–100-prozentige Arbeitsbelastung gekennzeichnet sind.

In einer derartigen Situation führt eine Ausdehnung der durch Anwesenheit abgedeckten Zeiten zu einer Reduzierung der Bereitschaftsdienststufe und damit bei konstantem Leistungsvolumen zu insgesamt niedrigeren Personalkosten.

Die Zusammenhänge zwischen der zeitlichen Verteilung des Arbeitsanfalles und der Dienstplangestaltung mit dem damit verbundenen Optimierungsproblem zwischen Personalbedarf und Kapazität der Bereitschaftsdienste werden in der Krankenhauspraxis zunehmend erkannt und berücksichtigt.

2.2.4 Planung der Sachkosten

2.2.4.1 Leistungsbezogene Kostenplanung

Ein Blick auf die Struktur der Sachkosten[276] zeigt, dass 50 % der Sachkosten auf den medizinischen Bedarf entfallen und jeweils weitere rd. 10 % auf Lebensmittel, Wirtschaftsbedarf und Instandhaltung.

Damit entfallen rd. 80 % der Sachkosten auf vier Kostenartengruppen, von denen die Instandhaltung und der Wirtschaftsbedarf in wesentlichem Umfang Fremdleistungen beinhalten. Beim Wirtschaftsbedarf sind dies insbesondere die Kosten der Gebäudereinigung sowie die Wäschereinigung.

Im Hinblick auf die Planung der Sachkosten ist entscheidend, ob diese im Wesentlichen leistungsbezogen anfallen, es sich also um variable Kosten handelt, oder ob sie überwiegend zeitraumbezogen entstehen und insofern Fixkostencharakter haben.

Die Kostenplanung muss je Kostenstelle differenziert nach Kostenarten erfolgen. Das Leistungsprogramm eines Betriebes ist dabei weniger entscheidend für die Kostenplanung als vielmehr die Möglichkeit für die Aktivitäten der einzelnen Kostenstellen Bezugsgrößen als Maßgrößen der Kostenverursachung zu finden.[277] Dieser grundsätzliche Hinweis ist für Krankenhäuser deswegen von Bedeutung, weil er zeigt, dass die Möglichkeiten der Kostenplanung und damit auch der Kostenkontrolle eben nicht vom Differenzierungsgrad des Leistungsprogramms im Sinne der Kostenträgerrechnung abhängt.

---

275 Im Pflegedienst wird generell rund um die Uhr gearbeitet, so dass sich hier die Entscheidung »Regelarbeitszeit oder Bereitschaftsdienst« nicht stellt.
276 Vgl. Webel 2017, u. a. ▶ Kap. III 1.2.3
277 Vgl. Kilger, W.: a. a. O., S. 254

Ist für eine Kostenstelle und Kostenart die *Bezugsgröße* grundsätzlich festgelegt, so ist in einem zweiten Schritt die *Planbezugsgröße*, d. h. die mengenmäßige Ausprägung für die Bezugsgröße im Planungszeitraum zu bestimmen.

Die Planung von Menge bzw. Wert der einzusetzenden Produktionsfaktoren muss insbesondere bei den Artikeln des medizinischen Bedarfs in enger Zusammenarbeit mit den verantwortlichen Kostenstellenleitern bzw. den von diesen mit der Kostenplanung beauftragten Mitarbeitern erfolgen.

Das Verfahren der leistungsbezogenen Planung der Sachkosten wird im Folgenden beispielhaft anhand der Lebensmittelkosten und einigen Kostenarten innerhalb des medizinischen Bedarfs (Arzneimittel, OP-Bedarf, Röntgenbedarf) skizziert, um die Planungsschritte und die damit verbundenen Entscheidungen deutlich zu machen.

(a) Lebensmittel

Bezugsgröße für die Planung der Kosten für Lebensmittel sind die Beköstigungstage.

Da Beköstigungen vor allem für Patienten erbracht werden, sind zunächst die Beköstigungstage für Patienten zu planen. Ausgangspunkt hierfür ist die Belegungsplanung mit der Information »Pflegetage«.

In vielen Fällen ist es ausreichend, die Zahl der Pflegetage und die Zahl der Beköstigungstage für Patienten gleichzusetzen. Die Genauigkeit der Planung der Planbezugsgröße (geplante Beköstigungstage) wird erhöht, wenn man die Tage, an denen Patienten nicht mit Lebensmitteln von der Küche verpflegt werden (z. B. Tag der Operation, Aufenthalt auf der Intensivstation) in einem gesonderten Planungsschritt ermittelt und von der Zahl der Pflegetage abzieht.

Da Diätverpflegung grundsätzlich aufwändiger als Normalkost ist, sind die Diätbeköstigungstage entsprechend zu gewichten.[278]

Die *Beköstigungstage für Patienten* ergeben sich demnach aus der Summe der Beköstigungstage mit Normalkost und den mit einem Gewichtungsfaktor multiplizierten Beköstigungstagen mit Diätkost.

Die *Beköstigungstage für Mitarbeiter* und Dritte werden anhand der bisherigen Beköstigungstage unter Berücksichtigung erkennbarer Veränderungen geplant.

Liegt die Planbezugsgröße (geplante gewichtete Beköstigungstage) fest, so wird diese mit den geplanten Kosten pro Beköstigungstag multipliziert, um die geplanten Lebensmittelkosten für den Planungszeitraum zu erhalten. Der Faktor »Euro/Beköstigungstag«, der die Verbindung herstellt zwischen der Planbezugs-

---

278 In der Personalbedarfsrechnung wird davon ausgegangen, dass der Aufwand für einen Diätbeköstigungstag bis zu 50 % höher ist als ein Normalbeköstigungstag. Dieser Wert stellt für personalbedarfsrechnerische Überlegungen eine Obergrenze dar und kann nicht ungeprüft für den Lebensmitteleinsatz übernommen werden. Die Frage der Gewichtung der Diätkost gegenüber der Normalkost wird wesentlich durch die Art der Diät beeinflusst und sollte betriebsindividuell in Zusammenarbeit mit der Küchenleitung festgelegt werden.

größe und den daraus abgeleiteten Kosten wird vor allem durch den Speiseplan und die Einkaufspreise der Lebensmittel bestimmt.[279]

Da die Lebensmittel im Einzelnen keine hochwertigen Artikel darstellen, wird bei der Kostenplanung auf eine getrennte Mengen- und Preisplanung verzichtet.

(b) Arzneimittel

Arzneimittel werden vor allem auf den Stationen und im OP-Bereich verbraucht.

Die Frage, ob für den Arzneimittelverbrauch die Pflegetage oder die Fallzahl Bezugsgröße für die Kostenverursachung ist, stellt sich nur beim Arzneimittelverbrauch auf den Stationen. Bezugsgröße im OP-Bereich ist die Zahl der operierten Patienten. Die Planbezugsgröße ergibt sich dabei aus der Fallzahl der operativen Abteilungen unter Berücksichtigung der OP-Dichte. Es gilt die Beziehung:

Operierte Patienten = Fallzahl x OP Dichte

Auch der *Arzneimittelverbrauch* auf den Stationen wird primär durch die Zahl der behandelten Patienten (Fallzahl) bestimmt. Bei gegebener Verweildauer ist es jedoch möglich und aus Gründen der Kostenkontrolle auch angezeigt, die Bezugsgröße Fallzahl durch die Bezugsgröße Pflegetage zu ersetzen.

Die Bezugsgröße Fallzahl oder Zahl der operierten Patienten ist nur bei gegebener Patientenstruktur und gegebenen Behandlungsmethoden die direkte Bezugsgröße. Eine Analyse des Verbrauchs an Arzneimitteln setzt folglich bei Art und Anzahl der Therapien an, die den Arzneimittelverbrauch nach Menge und Struktur (Differenzierung nach Indikationsbereichen) begründen. Als weitere Einflussgröße sind die Therapiegewohnheiten des jeweiligen Arztes (Indikationsstellung für eine bestimmte Therapie und Dauer der Therapie) zu nennen.

Diese Zusammenhänge machen die Komplexität der Kostenplanung beim Arzneimittelverbrauch deutlich. Da sich der Aufwand im Zusammenhang mit der Kostenplanung in einem angemessenen Kosten-Nutzen-Verhältnis zum erreichbaren Ergebnis bewegen muss, kann man sich auf die Bezugsgröße Patient beschränken und – bezogen auf den Planungszeitraum – einen Durchschnittswert pro Patient zugrunde legen. Lediglich Patientengruppen (Fallgruppen) mit hohem spezifischen Arzneimittelaufwand (z. B. Chemotherapie, Therapie von Gerinnungsstörungen) werden hinsichtlich des fallbezogenen Arzneimittelaufwandes besonders geplant und kontrolliert.

---

279 In den Einkaufspreisen spiegeln sich nicht nur Marktverhältnisse und Einkaufverhalten des Küchenleiters wider, sondern auch der Vorfertigungsgrad der eingekauften Lebensmittel. Die Möglichkeit, bestimmte Lebensmittel mit unterschiedlichem Vorfertigungsgrad einzukaufen (z. B. Kartoffeln, Fleisch, Nachspeisen), wirkt sich auf die Preise dieser Artikel aus und hat außerdem Einfluss auf den Personalbedarf. Das heißt, es besteht innerhalb bestimmter Grenzen eine Substitutionsmöglichkeit zwischen Eigenleistung und einem höheren Vorfertigungsgrad (Einsatz von Convenience), der eine Fremdleistung darstellt und sich in höheren Einkaufspreisen niederschlägt. Auch unterschiedliche Fertigungsarten können sich auf die Einkaufspreise auswirken (z. B. Cook-and-Chill).

Da die Kostenplanung, wie bereits festgestellt wurde, differenziert nach Kostenstellen und Kostenarten zu erfolgen hat, werden mit dem beschriebenen Verfahren auch die Anforderungen, die die Fallpauschalen an die Kostenplanung und Kostenkontrolle stellen, erfüllt.[280]

Die Arzneimittel haben generell den Charakter von Kostenträgereinzelkosten, da sie sich grundsätzlich patientenbezogen erfassen und zuordnen lassen. Insofern ist die Bezugsgröße für die Kostenverursachung der Kostenträger (Patient) selbst.

Für den Differenzierungsgrad der Planung bedeutet das, dass er bestimmt wird durch den Differenzierungsgrad der Kostenträger bzw. der Vergütungsformen im Krankenhaus.

Bei der Kostenplanung ist dabei klar zu unterscheiden, ob die Kosten einer Kostenstelle (hier: die Arzneimittelkosten) für alle Patienten insgesamt oder differenziert nach den in den Vergütungsformen vorgesehenen Patientenkategorien geplant werden.

Im ersten Fall wird die Planbezugsgröße (Fallzahl einer Kostenstelle) mit den geplanten Kosten in der Dimension Euro/Fall multipliziert. Im zweiten Fall wird sowohl die Planbezugsgröße als auch der geplante Arzneimittelverbrauch pro Fall differenziert nach Patientenkategorien geplant.

Eine derart differenzierte Planung ist nur dann möglich und sinnvoll, wenn die laufende Kostenerfassung den gleichen Differenzierungsgrad aufweist; denn nur dann ist eine Kostenkontrolle mit entsprechender Abweichungsanalyse möglich.

Planung, Kontrolle und Steuerung des Arzneimittelverbrauchs gehören zu den schwierigsten Aufgaben im Krankenhaus. Das gilt insbesondere für Allgemeinkrankenhäuser, in denen in einer Vielzahl von Fachabteilungen die unterschiedlichsten Krankheiten diagnostiziert und therapiert werden. Ansätze zur Entwicklung von Standardtherapieprogrammen (Behandlungspfade) finden sich vor allem bei Therapien, die bei einer relativ homogenen Patientenstruktur häufig zum Einsatz kommen.

(c) OP-Bedarf

Bezugsgröße für die Planung der Kosten des OP-Bedarfs ist wie bei den Arzneimitteln die Zahl der Patienten, genauer gesagt der operierten Patienten.

Will man die Beziehung zwischen der Zahl der operierten Patienten und den Kosten des OP-Bedarfs transparent machen, so ist es unverzichtbar, innerhalb des OP-Bedarfs bestimmte Artikelgruppen zu differenzieren.[281] Das bedeutet, dass

---

280 Das Verfahren der Kostenplanung lässt sich dadurch verfeinern, dass die Kostenart Arzneimittel weiter nach Indikationsbereichen differenziert wird. Eine getrennte Mengen- und Preisplanung dagegen ist unter Berücksichtigung von Kosten-Nutzen-Überlegungen nur in Ausnahmefällen, wie z. B. beim Verbrauch von Antibotika, angezeigt.
281 Auf die weitere Differenzierung von Kostenarten zum Zwecke der Kostenkontrolle wurde in ▶ Kap. III 1.2.3 bereits hingewiesen.

für jede dieser Kostenarten innerhalb des OP-Bedarfs eine getrennte Kostenplanung erfolgt.

Erst diese Differenzierung macht es möglich, nicht nur Vergangenheitswerte in der Dimension Euro/operierter Patient fortzuschreiben, sondern den mengen- und wertmäßigen Verbrauch einer Analyse zu unterziehen, die Grundlage der Kostenplanung ist.

Aufgrund der Vielzahl der Artikel muss sich die Differenzierung der Kostenarten auf die hinsichtlich des wertmäßigen Verbrauches wichtigsten Artikel bzw. Artikelgruppen beschränken. Die übrigen sind unter einer Position »Sonstiges« zusammenzufassen.

Wie bei den Arzneimitteln soll auch beim OP-Bedarf und anderen Artikeln des medizinischen Bedarfs eine differenzierte Planung eine entsprechende Kontrolle ermöglichen. Das bedeutet, dass der Differenzierungsgrad der Planung nicht höher sein kann als die Differenzierung in der Kostenerfassung bzw. Kostenzuordnung.

(d) Röntgenbedarf

Bezugsgröße für die Planung der Kosten des Röntgenbedarfs sind die Ergebnisse der Leistungsplanung (Patienten, Untersuchungen, Aufnahmen). Die in Kapitel III 2.2.4.2 angestellten Überlegungen haben gezeigt, dass die geeignete Bezugsgröße für die Röntgendiagnostik die Anzahl der Untersuchungen in der Definition der GOÄ ist, da sie nicht nur die Zahl der Untersuchungen angibt, sondern auch zumindest grobe Hinweise auf die Anzahl der Aufnahmen pro Untersuchung.[282]

Die Bewertung der Untersuchungen mit Punkten laut GOÄ jedoch ist eine Verrechnungsbezugsgröße (indirekte Bezugsgröße)[283], die für die Kostenplanung nicht geeignet ist.

Die Bezugsgröße für die Planung der Kosten des Röntgenbedarfs hängt davon ab, ob die Kosten des Röntgenbedarfes insgesamt geplant werden oder ob innerhalb des Röntgenbedarfs eine weitergehende Kostenartengliederung vorgenommen wird (z. B. Kontrastmittel, Katheter und Führungsdrähte, sonstiger Röntgenbedarf). Für die gesonderte Planung des Kontrastmittel- und Katheterverbrauchs sind z. B. die Bezugsgrößen die Anzahl der Untersuchungen einer bestimmten Art.

Für eine aussagefähige Kostenplanung, die Grundlage der Kostenkontrolle sein kann, ist beim Röntgenbedarf eine weitere Differenzierung der Kosten zu empfehlen, da die Artikel innerhalb des Röntgenbedarfs so unterschiedlich sind, dass eine aussagefähige Kostenkontrolle nur schwer möglich ist. Zur Vereinfachung des Planungsverfahrens kann dabei für die Planung der Aufnahmen ersatzweise von der Zahl der Untersuchungen ausgegangen werden. Bindeglied zwischen beiden Größen ist die durchschnittliche Anzahl von Aufnahmen/Untersuchungen.

---

282 ▶ Kap. III 2.2.4.2
283 Vgl. Kilger, W.: a. a. O., S. 246

Der Röntgenbedarf ist ein Beispiel dafür, wie unter einer Kostenart Artikel zusammengefasst werden, die ihrem Wesen nach sowohl den Charakter von Kostenträgereinzelkosten haben (Kontrastmittel und Katheter) als auch von Artikeln, die als Kostenträgergemeinkosten anzusehen sind. Die fehlende Differenzierung in Kostenträgereinzelkosten und Kostenträgergemeinkosten ist typisch für die Kostenrechnung der Krankenhäuser, bei der alle Kosten über die Kostenstellenrechnung geleitet werden.[284]

2.2.4.2 Zeitraumbezogene Kostenplanung

Bei den Sachkostenarten, die zeitraumbezogen geplant werden, handelt es sich um solche Kosten, die von der Beschäftigung unabhängig sind. Sie können durch die Betriebsgröße bestimmt sein (z. B. Gebäudereinigung, Heizkosten) oder dispositionsbestimmt (z. B. Beratungsleistungen, Instandhaltung).

Bei einer zeitraumbezogenen Kostenplanung gibt es keine Bezugsgröße im Sinne der Plankostenrechnung. Soweit derartige Kosten im Rahmen der Kostenstellenrechnung, z. B. anhand der Nutzflächen (qm), weiter verrechnet werden, handelt es sich hierbei nicht um eine Bezugsgröße, sondern lediglich um eine Verteilungsgrundlage für die Weiterverrechnung fixer Kosten.[285]

2.2.5 Bereitschaftskosten und Leistungskosten

Die bisherigen Überlegungen im Zusammenhang mit der Planung der Personal- und Sachkosten haben sich darauf konzentriert, die Kosten für die Planbezugsgröße (Planbeschäftigung) differenziert nach Kostenstellen und, innerhalb der jeweiligen Kostenstelle, differenziert nach Kostenarten zu ermitteln.

Ziel einer *flexiblen Plankostenrechnung* ist es jedoch, nicht nur Plankosten für die Planbeschäftigung, sondern eine Sollkostenfunktion vorzugeben, anhand derer sich für jede beliebige Beschäftigung die Sollkosten ermitteln lassen.

Erst die Kenntnis der Sollkostenfunktion macht deutlich, in welchem Ausmaß eine kostenmäßige Anpassung an Beschäftigungsschwankungen während des Planungszeitraums möglich ist.

In der einstufigen analytischen Kostenplanung werden Sollkosten in der Weise ermittelt, dass die für die Planbeschäftigung geplanten Kosten in ihre fixen und variablen Bestandteile zerlegt werden.[286]

---

284 Hierzu ist festzustellen, dass auch in Industriebetrieben zunehmend Kostenträgereinzelkosten zu Zwecken der Kostenkontrolle über die Kostenstellenrechnung geleitet werden. Vgl. Kilger, W.: a. a. O., S. 181
285 Vgl. Kilger, W.: a. a. O., S. 272
286 In der mehrstufigen analytischen Kostenplanung werden für verschiedene Beschäftigungsstufen Plankosten ermittelt und zu einer Sollkostenfunktion entwickelt. Heute wird dieses Verfahren nur noch selten angewandt, da es bei Annahme linearer Sollkostenfunktionen ausreicht, für die Planbeschäftigung Kosten zu planen. Vgl. Kilger, W.: a.a.O, S. 348f.

Diese Aufteilung der Plankosten in fixe und variable Bestandteile wird als *Kostenauflösung* bezeichnet.[287] Hierfür stehen folgende Verfahren zur Verfügung:

(1) buchtechnische Kostenauflösung,
(2) mathematische Kostenauflösung,
(3) planmäßige Kostenauflösung.

Zu (1): Buchtechnische Kostenauflösung

Die buchtechnische Kostenauflösung ist vom Grundsatz her ein Verfahren der Istkostenrechnung. Dabei werden die Buchungsbelege für jede einzelne Kostenart daraufhin untersucht, inwieweit sich die Kosten den fixen und variablen Kosten zuordnen lassen. Dieses Verfahren ist »für die Kostenplanung ungeeignet, da sich viele Kostenarten nicht alternativ den fixen oder proportionalen Kosten zuordnen lassen, sondern Bestandteile beider Kostenkategorien enthalten.«[288]

Zu (2): Mathematische Kostenauflösung

Die mathematische Kostenauflösung geht auf Schmalenbach zurück. Hierbei werden für zwei Beschäftigungsgrade (B_1, B_2) die jeweils angefallenen Gesamtkosten (K_1, K_2) ermittelt. Die Differenz der Gesamtkosten wird dann durch die Differenz der Beschäftigungsgrade dividiert. Diese Größe hat Schmalenbach[289] als *proportionalen Satz* bezeichnet, der die variablen Kosten je Leistungseinheit darstellt.

Die Kostenauflösung unter Verwendung des proportionalen Satzes zeigt die folgende Abbildung (▶ Abb. 16). Dabei gilt:

$$\text{proportionaler Satz} = \frac{K_2 - K_1}{B_2 - B_1}$$

Die mathematische Kostenauflösung hat den Nachteil, dass sie von Istkosten ausgeht und daher für die analytische Kostenplanung ungeeignet ist.[290]

Zu (3): Planmäßige Kostenauflösung

Bei der planmäßigen Kostenauflösung »geht man so vor, dass diejenigen Plankosten den fixen Kosten zugeordnet werden, die auch dann noch anfallen sollen, wenn die Beschäftigung einer Kostenstelle gegen Null tendiert, aber die Betriebsbereitschaft zur Realisierung der Planbezugsgröße beibehalten wird.«[291]

---

287 Vgl. Kilger, W.: a.a.O., S. 291
288 Kilger, W.: a.a.O., S. 291
289 Vgl. Schmalenbach, E., 1963
290 Vgl. Kilger, W.: a.a.O., S. 291
291 Kilger, W.: a.a.O., S. 292

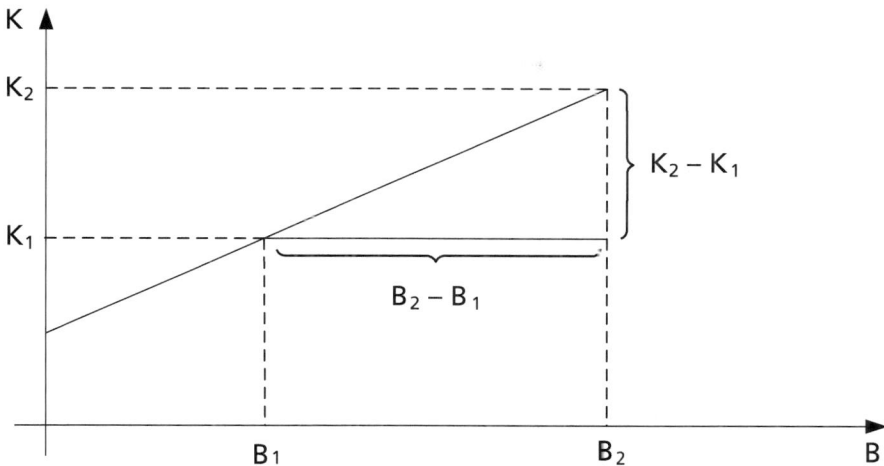

Abb. 16: Kostenauflösung unter Verwendung des proportionalen Satzes

Das Ergebnis der planmäßigen Kostenauflösung hängt wesentlich vom Planungszeitraum ab oder anders formuliert, von der Fristigkeit der Kostenplanung.

Von planmäßiger Kostenauflösung wird deswegen gesprochen, »weil wegen der Dispositionsbestimmtheit vieler Kostenarten eine betriebswirtschaftlich sinnvolle Aufteilung in fixe und proportionale Kosten stets nur in Verbindung mit einer Kostenplanung möglich ist.«[292]

Entscheidend für das Verständnis der planmäßigen Kostenauflösung ist der Hinweis, dass dabei nicht festgelegt wird, wie sich die Kostenarten verhalten werden, sondern wie sie sich unter Zugrundelegung bestimmter Dispositionen bzw. Dispositionsmöglichkeiten verhalten sollen.[293] Das bedeutet, dass eine Trennung der Kosten in fixe und variable Bestandteile nur im Rahmen der Kostenplanung möglich ist; denn mit dieser Trennung sollen zukunftsbezogen Anpassungsmöglichkeiten an Beschäftigungsänderungen aufgezeigt werden, die wiederum, wie bereits festgestellt wurde, vom Planungszeitraum abhängen.

Im Krankenhaus gilt aber tendenziell, dass die Personalkosten fast zu 100 % fixe Kosten sind. Ausnahmen stellen z. B. die Kosten für Honorar- und Konsiliarärzte dar. Dagegen sind die Kosten für den Medizinischen Bedarf und Lebensmittel im hohen Maße variabel, sowohl in der Mengen- also auch vor allem in der Kostenkomponente. Da der Anteil der fixen Kosten allerdings nicht nur von der Fristigkeit der Planung abhängt, sondern darüber hinaus dispositionsbestimmt ist, bestimmen die Dispositionsmöglichkeiten und deren Realisierung den Anteil der fixen Kosten.

---

292 Kilger, W.: a.a.O., S. 292. Auf den engen Zusammenhang zwischen Kostenplanung und Kostenauflösung weist auch Haberstock hin. Vgl. Haberstock, L. bearbeitet von Breithecker, V.: (Grenz-)Plankostenrechnung, Berlin 2004, S. 227
293 Vgl. Kilger, W.: a.a.O, S. 292

Für die Personalkosten nennt Kilger[294] folgende Möglichkeiten zur Anpassung an Beschäftigungsschwankungen:

Bei rückläufiger Beschäftigung:

- Abgabe von Arbeitskräften an andere Kostenstellen,
- Beantragung von Kurzarbeit,
- Verzicht auf den Ersatz ausscheidender Arbeitskräfte,
- Entlassung von Arbeitskräften.

Bei steigender Beschäftigung:

- Übernahme von Arbeitskräften von anderen Kostenstellen,
- Einsatz von Überstunden und Zusatzschichten,
- Verlängerung von Arbeitsverhältnissen,
- Einstellung neuer Arbeitskräfte.

Der *Austausch von Arbeitskräften* zwischen verschiedenen Kostenstellen setzt gegenläufige Beschäftigungsschwankungen voraus und ist nur möglich, wenn die Qualifikation der Mitarbeiter einen derartigen Austausch zulässt.

Aufgrund der besonderen Beschäftigungsbedingungen im Krankenhaus kommt *Kurzarbeit* hier nur in wenigen Ausnahmefällen in Frage.

Soll der mögliche *Verzicht auf den Ersatz ausscheidender Mitarbeiter* im Rahmen der Personalkostenplanung bzw. Kostenaufspaltung berücksichtigt werden, so sind hierfür Informationen über den Altersaufbau und die Fluktuationsrate erforderlich.

Für das Krankenhaus sind die genannten Anpassungsmöglichkeiten zu ergänzen, um die *Wahlmöglichkeit bei der Vergütung von Bereitschaftsdiensten* (Vergütung in Geld oder Freizeit) sowie die *Auswirkungen von Dienstplanänderungen* im Hinblick auf eine Verschiebung zwischen Kosten der Regelarbeitszeit und Kosten der Bereitschaftsdienste.

In beiden Fällen ist es unter Beachtung tarifrechtlicher Vorschriften möglich, bei gegebener Mitarbeiterzahl die Personalkosten innerhalb bestimmter Grenzen an eine rückläufige Beschäftigung anzupassen.

In welchem Umfang die genannten Anpassungsmöglichkeiten wirksam werden bzw. wirksam werden können, hängt nicht nur von der Fristigkeit der Kostenplanung, sondern auch von der Anzahl der Arbeitskräfte je Kostenstelle ab. Je geringer die Anzahl der Mitarbeiter einer bestimmten Dienstart je Kostenstelle ist, desto geringer sind in der Regel die Anpassungsmöglichkeiten über Fluktuation und Dienstplangestaltung. Erfordernisse der Dienstplangestaltung (Mindestbesetzungen) begrenzen zusätzlich die mögliche Anpassung an eine rückläufige Beschäftigung.

---

294 Vgl. Kilger, W.: a. a. O., S. 295

Die am Beispiel der Personalkosten aufgezeigten Anpassungsmöglichkeiten an Beschäftigungsschwankungen machen deutlich, dass es »naturgegebene« Fixkostenanteile für bestimmte Kostenarten nicht gibt. Zwar sind Tendenzaussagen, welcher Kostenkategorie eine Kostenart überwiegend zuzuordnen ist, möglich, eine für die Kostenplanung verwertbare Aussage ist jedoch nur auf den Einzelfall bezogen möglich, wobei nochmals darauf hinzuweisen ist, dass durch die Kostenauflösung nicht festgelegt wird, wie sich die Kostenarten verhalten werden, sondern wie sie sich unter Berücksichtigung der vorhandenen Dispositionsmöglichkeiten verhalten sollen. Diese Aussage macht auch deutlich, dass die Anpassung von Kosten an Beschäftigungsschwankungen Entscheidungen und das Umsetzen von Entscheidungen in konkrete Maßnahmen der verantwortlichen Führungskraft/-kräfte verlangt. Derartige Anpassungen erfolgen nicht »automatisch«.

3 Kostenkontrolle

3.1 Grundlagen der Kostenkontrolle

Hauptaufgabe der Plankostenrechnung im Krankenhaus ist die Kostenkontrolle, die in der Kostenstellenrechnung stattfindet, nicht in der Kostenträgerrechnung.

Wie bei der Kostenplanung, so wirkt sich auch bei der Kostenkontrolle eine Besonderheit der Kostenrechnung im Krankenhaus aus, nämlich der Verzicht auf eine Differenzierung in Kostenträgereinzelkosten und Kostenträgergemeinkosten. Insofern wird bei der Kostenkontrolle ebenso wenig wie bei der Kostenplanung differenziert in Kostenträgereinzelkosten und Kostenträgergemeinkosten.

Grundsätzlich wird zwischen *drei Möglichkeiten der Kostenkontrolle* unterschieden:

(1) Zeitvergleich
(2) Zwischenbetrieblicher Vergleich (Betriebsvergleich)
(3) Soll-/Istvergleich

Zu (1): Zeitvergleich

Beim Zeitvergleich werden die Istkosten aufeinander folgender Abrechnungsperioden einander gegenübergestellt. Diese Gegenüberstellung bezieht sich auf Gesamtkosten und/oder Durchschnittskosten.

Mit dem Zeitvergleich lässt sich lediglich eine Aussage über die absolute oder relative d. h. leistungsbezogene Kostenentwicklung machen. Eine Aussage über die Wirtschaftlichkeit der Leistungserstellung ist nicht möglich. Die begrenzte Aussagekraft des Zeitvergleichs hat Schmalenbach[295] mit dem Hinweis beschrieben, dass dabei »Schlendrian mit Schlendrian« verglichen wird.

Da aufgrund der spezifischen Bedingungen der Leistungserstellung im Krankenhaus die Grenze zwischen »Schlendrian« und Wirtschaftlichkeit nicht immer eindeutig zu ziehen ist, ist der Zeitvergleich dadurch, dass er relative Veränderungen zum Ausdruck bringt, ein Verfahren der Kostenkontrolle, das insbesondere dann unverzichtbar ist, wenn eine differenzierte Kostenplanung im Sinne einer Plankostenrechnung fehlt.

---

295 Schmalenbach, E., 1963

Zu (2): Zwischenbetrieblicher Vergleich (Betriebsvergleich)

Beim zwischenbetrieblichen Vergleich werden die Kosten des eigenen Krankenhauses mit den Kosten anderer, vergleichbarer Krankenhäuser verglichen. Grundlage hierfür waren die Auswertungen der Kosten- und Leistungsnachweise, die von der Deutschen Krankenhausgesellschaft bundesweit und von den Landeskrankenhausgesellschaften für die jeweiligen Bundesländer zur Verfügung gestellt wurden. Mit Inkrafttreten des Krankenhausentgeltgesetzes ist diese Möglichkeit entfallen.

Mögliche alternative Vergleichsansätze für Kosten lassen sich innerhalb von Konzernen oder Verbünden bzw. Benchmarkingzirkeln finden.

Auch für den zwischenbetrieblichen Vergleich gilt, dass er keinen Maßstab für die zu erreichende Wirtschaftlichkeit angibt. Es lässt sich lediglich feststellen, ob das eigene Krankenhaus bei bestimmten Kostenarten über den durchschnittlichen Kosten anderer Krankenhäuser liegt.

Zu (3): Soll-/Istvergleich

Beim Soll-/Istvergleich werden die Istkosten mit Sollkosten verglichen, die als geplante Kosten mit Vorgabecharakter als Wirtschaftlichkeitsmaßstab geeignet sind.[296]

Als Verfahren für den Soll-/Istkostenvergleich[297] ist die *Kostenabweichungs-Analyse* zu nennen:

Bei der Kostenabweichungs-Analyse werden für alle Kostenstellen differenziert nach Kostenarten Kostenabweichungen ermittelt. Die Kostenabweichungen ergeben sich aus der Gegenüberstellung von Istkosten, Sollkosten und Plankosten. Entsprechend werden in der Systematik der flexiblen Plankostenrechnung *Preisabweichungen, Beschäftigungsabweichungen und Verbrauchsabweichungen* unterschieden.[298]

Die Kostenabweichungs-Analyse kann als geschlossener Soll-/Istvergleich erfolgen, bei dem alle Kostenarten in die Abweichungsanalyse einbezogen werden, auch solche Kostenarten, die der verantwortliche Kostenstellenleiter nicht beeinflussen kann.

Beim partiellen Soll-/Istkostenvergleich beschränkt sich die laufende Kostenkontrolle und Abweichungsanalyse auf die vom Kostenstellenleiter beeinflussbaren Kostenarten.

---

296 Aufgrund der spezifischen Bedingungen der Leistungserbringung im Krankenhaus und der in weiten Bereichen trotz festzustellender Fortschritte noch ungenügenden analytischen Durchdringung des Leistungsgeschehens, wird der Wirtschaftlichkeitsmaßstab »Sollkosten« im einzelnen Krankenhaus im Zeitablauf auch einer Entwicklung unterliegen.
297 Vgl. Kilger, W.: a. a. O., S. 358ff
298 ▶ Kap. II 5.2.3

3.2 Abweichungen beim Soll-/Istvergleich

3.2.1 Preisabweichungen

Im Zusammenhang mit der Kostenerfassung wurde in Kapitel III 1.2.1 zwischen getrennter Mengen- und Preiserfassung sowie undifferenzierter Werterfassung unterschieden.[299]

Die Kostenplanung erfolgt zum Beispiel bei den Personalkosten getrennt nach Menge und Wert[300], während bei den Sachkosten[301] überwiegend Werte geplant werden.

Soweit Menge und Wert des Faktoreinsatzes getrennt geplant und erfasst werden, lassen sich zwei Arten von Abweichungen im Rahmen des Soll-/Istvergleichs feststellen: *Preisabweichungen und Mengenabweichungen*.

Entsprechend der Art der Kostenplanung im Krankenhaus, bei der für die Personalkosten Menge und Preis gesondert geplant werden, kommt vor allem der *Tarifabweichung* Bedeutung zu. Gründe für Tarifabweichungen können sein:

- generelle Tarifänderungen, die von den geplanten Änderungen abweichen,
- unplanmäßige Höhergruppierungen von Mitarbeitern,
- geänderte Eingruppierungen (Dienstaltersstufe, Ortszuschlag) bei im Rahmen der Fluktuation neu eingestellten Mitarbeitern,
- in der Kostenplanung nicht berücksichtigte Veränderungen bei der Vergütung von Bereitschaftsdiensten (zum Beispiel abweichende Eingruppierung der Bereitschaftsdienste aufgrund einer veränderten Inanspruchnahme).

Kilger nennt zur Erfassung von Tarifabweichungen folgende Möglichkeiten[302]:

- Planungsüberholung, d. h. Neubewertung des gesamten Mengengerüstes
- doppelte Bruttolohn- und Bruttogehaltsabrechnung,
- Erfassung mit Hilfe von Lohn- und Gehaltserhöhungsfaktoren,
- Nachträgliche Eliminierung aus den Kostenstellenabweichungen.

Sehr exakte Ergebnisse liefert eine doppelte Brutto-Gehaltsabrechnung, die auch dem Ansatz zur Ermittlung von Preisabweichungen in vollem Umfange gerecht wird. Hierbei wird unterschieden in Istkosten im Sinne der Istkostenrechnung und Istkosten im Sinne der Plankostenrechnung. Dabei gilt folgende Definition:

$Istkosten_{IKR}$ = Istmenge x Istpreis
$Istkosten_{PKR}$ = Istmenge x Planpreis

---

299 ▶ Kap. III 1.2.1
300 ▶ Kap. IV 2.2.3
301 ▶ Kap. IV 2.2.4
302 Vgl. Kilger, W.: a. a. O., S. 188

Die Preisabweichung ergibt sich demnach als Differenz aus Istmenge x Istpreis und Istmenge x Planpreis.

Laut Kilger hat es sich in der Praxis am besten bewährt, die Brutto-Gehaltsabrechnung mit den effektiven Gehältern durchzuführen und die eingetretenen Veränderungen durch Erhöhungsfaktoren zu berücksichtigen.[303]

Ein für Krankenhäuser möglicher Weg ist die nachträgliche Eliminierung von Kosten aus den Kostenstellenabweichungen. Das bedeutet, dass die Kostenstellen mit den effektiven Personalkosten belastet werden und die darin enthaltenen, bei der Kostenplanung nicht berücksichtigten Abweichungen erst bei der Durchführung des Soll-/Istvergleichs eliminiert werden.

Ziel der Differenzierung der Kostenabweichung in Preisabweichungen und Mengenabweichungen ist es, die Mengenabweichung sichtbar zu machen, die der Kostenstellenleiter zu vertreten hat.

Im Krankenhaus lassen sich Mengenabweichungen beim Personaleinsatz im Rahmen der Personalstatistik feststellen, so dass von daher ein geschlossenes Preisabweichungs- bzw. Tarifabweichungssystem für die Mengenkontrolle nicht zwingend ist. Informationen über Tarifabweichungen werden vor allem für dispositive Zwecke benötigt.

3.2.2 Verbrauchsabweichung

Die Verbrauchsabweichung ist definiert als Differenz zwischen Istkosten und Sollkosten.[304] Dabei sind sowohl Istmengen als auch die Sollmengen des Faktorverbrauchs zu Planpreisen bewertet. Die Verbrauchsabweichung im Sinne der Plankostenabrechnung ist eine Mengenabweichung, die in ihrer reinen Form erst dann ermittelt werden kann, wenn die Istmengen mit Planpreisen bewertet sind.

Der Begriff der Verbrauchsabweichung bezieht sich bei der Plankostenrechnung auf die Kostenträgergemeinkosten, die kostenstellenweise kontrolliert werden. Allerdings wird auch in den Fällen, in denen zwischen Kostenträgereinzelkosten und Kostenträgergemeinkosten unterschieden wird, die Kontrolle der Kostenträgereinzelkosten zunehmend je Kostenstelle durchgeführt.[305]

Das Ermitteln der Verbrauchsabweichungen geschieht in folgenden Schritten:[306]

- Erfassung der Istkosten,
- Erfassung der Istbezugsgröße,
- Errechnen der Sollkosten entsprechend der Istbezugsgröße,
- Abweichungserrechnung.

---

303 Vgl. Kilger, W.: a. a. O., S. 138. Da in der Kostenrechnung der Krankenhäuser nicht unterschieden wird zwischen Kostenträgereinzelkosten und Kostenträgergemeinkosten, bezieht sich die Verbrauchsabweichung auf die gesamten Kostenstelleneinzelkosten, differenziert nach Kostenarten.
304 ▶ Kap. II 5.2.3
305 Vgl. Haberstock, L. bearbeitet von Breithecker, V.: a. a. O., S. 298
306 Vgl. ebenda: a.a.O, S. 296ff.

Bei der Erfassung der Istkosten ist darauf zu achten, dass die Kostenerfassung und Kostenzurechnung in gleicher Weise erfolgt wie bei der Kostenplanung, d. h. es ist auf die sachliche, zeitliche und örtliche (kostenstellenmäßige) Abgrenzung zu achten, da ansonsten die errechnete Verbrauchsabweichung falsch interpretiert wird.

Das Ermitteln der Istbezugsgröße erfolgt im Krankenhaus im Rahmen der innerbetrieblichen Leistungsverrechnung.[307]

Die für Krankenhäuser typische Situation, dass im Wesentlichen die Betriebsleistungen Bezugsgrößen im Sinne der Kostenplanung und Kostenkontrolle darstellen, ist vor allem dadurch bedingt, dass, wie bereits mehrfach erwähnt, in der Kostenrechnung der Krankenhäuser nicht zwischen Kostenträgereinzel- und Kostenträgergemeinkosten differenziert wird. Das bedeutet, dass die Kostenstelleneinzelkosten im Wesentlichen einen direkten Bezug zu den Betriebsleistungen der jeweiligen Kostenstellen haben, soweit es sich nicht um Fixkosten handelt.

Das Errechnen von Sollkosten setzt eine Kostenaufspaltung, d. h. die Trennung der Kosten in fixe und variable Bestandteile voraus. Wird diese Trennung nicht vorgenommen, so lässt sich nur eine Gesamtabweichung errechnen, die nicht nur die Verbrauchsabweichung, sondern auch die Beschäftigungsabweichung[308] umfasst.

Die Abweichungserrechnung als Differenz zwischen Istkosten und Sollkosten wird für jede Kostenstelle, und innerhalb der Kostenstelle differenziert nach Kostenarten, durchgeführt.

Die Gegenüberstellung von Istkosten und Sollkosten erfolgt üblicherweise anhand von Kostenstellenblättern, die differenziert nach Kostenarten variable Istkosten, variable Sollkosten und Fixkosten[309] ausweisen. Diese Daten werden sowohl pro Monat als auch kumuliert dargestellt, um monatliche und kumulierte Abweichungen zeigen zu können. Diese Vorgehensweise ist deswegen erforderlich, weil die Kosten zwar pro Jahr geplant, jedoch monatlich kontrolliert werden (u. U. ist auch eine Periodisierung von Kosten sinnvoll).

3.2.3 Beschäftigungsabweichung

Die Beschäftigungsabweichung ist definiert als Differenz zwischen Sollkosten und verrechneten Plankosten.

---

307 ▶ Kap. III 2.2.4.3
308 ▶ Kap. IV 3.2.3
309 Bei den Fixkosten wird nicht differenziert in Ist- und Sollkosten, da sich eine Trennung zwischen fixen und variablen Kosten nur im Rahmen der Kostenplanung nicht bei der Istkostenerfassung durchführen lässt. Das heißt, es wird bei der Abweichungsermittlung davon ausgegangen, dass die geplanten Fixkosten in dieser Höhe realisiert werden, so dass sich die Kostenabweichung auf die variablen Kosten beschränkt. Lediglich für den Fall, dass innerhalb einer Kostenstelle eine Kostenart ausschließlich den Fixkosten zuzuordnen ist, kann eine Fixkostenabweichung errechnet werden, die sich dann allerdings mit der Gesamtabweichung deckt.

Die verrechneten Plankosten werden dabei aus folgender Beziehung abgeleitet:

$$\text{Verrechnete Plankosten} = \text{Plankosten} \times \frac{\text{Istbeschäftigung}}{\text{Planbeschäftigung}}$$

Die Beschäftigungsabweichung ist eine Kostenabweichung infolge nicht erfolgter Anpassung an Beschäftigungsschwankungen. Damit ist die Beschäftigungsabweichung das Maß für die Nutzung der fixen Kosten. Sie stimmt mit den Leerkosten der Istbeschäftigung überein.

Die Analyse der Fixkosten umfasst die *Auslastungsanalyse*, mit der Beschäftigungsabweichungen bzw. Leerkosten ermittelt werden, und die *Abweichungsanalyse* in den Fällen, in denen geplante Fixkosten nicht eingehalten werden.

Eine derartige Abweichung ist im Krankenhaus in der Regel die Folge von Kapazitätsänderungen mit der Folge sprungfixer Kosten, insbesondere Personalkosten.

Wie in Kapitel III 2.2 bereits festgestellt wurde, wird bei unveränderten Kapazitäten davon ausgegangen, dass Planfixkosten und Istfixkosten übereinstimmen.[310]

Obwohl die Beschäftigungsabweichung bzw. die Höhe der Leerkosten vom Kostenstellenleiter nicht zu verantworten ist, wird teilweise der Leerkostenprozentsatz im Kostenstellenblatt angegeben.[311]

Ein über längere Zeit hoher Leerkostenprozentsatz bzw. eine hohe Beschäftigungsabweichung gibt Hinweise für eine evtl. notwendige (quantitative) Kapazitätsanpassung.

Die Beschäftigungsabweichung kann auch interpretiert werden als zu niedrige oder zu hohe Verrechnung von Fixkosten auf Kostenträger. Aus dieser Interpretation wird deutlich, dass das Ziel eines jeden Betriebes darin besteht bzw. bestehen muss, vorhandene Kapazitäten auszulasten. Das gilt auch und insbesondere für Krankenhäuser.

3.3 Abweichungsauswertung

Soll die Krankenhauskostenrechnung ihre Aufgabe als Instrument der *Wirtschaftlichkeitskontrolle* und *Betriebssteuerung* erfüllen, so darf die Kostenkontrolle nicht mit der Errechnung der Abweichungen, die sich entsprechend dem systematischen Ansatz der Plankostenrechnung ergeben, enden. Es muss sich eine weitergehende Abweichungsanalyse anschließen, die der Kostenplaner bzw. Controller und der Kostenstellenleiter durchführen.

In einer anschließenden Kostendurchsprache werden zunächst die Ursachen für die Abweichungen geklärt. Diese Klärung ist vielfach nicht allein anhand der

---

310 ▶ Kap. III 2.2
311 Vgl. Haberstock, L. bearbeitet von Breithecker, V.: a. a. O., S. 367ff.

IV Kostenplanung und Kostenkontrolle

Daten der Kosten- und Leistungsrechnung möglich, sondern erfordert die Einbeziehung vorgelagerter Nebenrechnungen (Personalrechnung, Materialrechnung, Patientenabrechnung). Dieser Sachverhalt macht deutlich, dass nicht nur die Kosten- und Leistungsrechnung, sondern auch die Personalrechnung[312] mit den zusätzlichen Informationen »Istbesetzung« und »geplanter Personalbedarf«, die Materialrechnung (vor allem mit den Informationen über den Arzneimittelverbrauch) sowie die Patientenabrechnung »Datenlieferanten« für die Wahrnehmung der Controlling-Funktion sind.

Die *Controlling-Funktion* als Führungsfunktion beschränkt sich nicht auf einen Soll-/Istvergleich im Sinne einer Nachprüfung oder Überwachung, sondern beinhaltet eine Abweichungsanalyse und die Einleitung und Steuerung von Korrekturmaßnahmen.[313]

Nur wenn die Kosten- und Leistungsrechnung in diesem Sinne Controlling-Instrument ist, wird sie ihrem instrumental-pragmatischen Charakter gerecht. Eine Kostenrechnung, die Informationen zur Verfügung stellt, die für Zwecke der Betriebssteuerung und Wirtschaftlichkeitskontrolle nicht genutzt werden, ist verzichtbar.

Das zur Verfügung stellen von Führungsinformationen auf Basis der Kosten- und Leistungsrechnung, der Personalrechnung, der Materialrechnung und Patientenabrechnung setzt eine Datenselektion und Verdichtung voraus, die den Adressaten dieser Führungsinformationen einen schnellen Überblick und damit ein »management by exception« ermöglicht. Für die tiefergehende Analyse von Soll-/Istabweichungen stehen die Detailinformationen der Kosten- und Leistungsrechnung und der vorgelagerten Nebenrechnungen zur Verfügung, die vom Controller entsprechend der spezifischen Fragestellung aufbereitet werden (z. B. zu Fragen des Pflegebudgets oder zum MD Management). Im Rahmen einer Datawarehouse Lösung sind diese Nebenrechnungen in das Reporting zu integrieren.

---

312 Zur Aufgabenstellung der Personalrechnung im Krankenhaus vgl. Heisler, W.: Personalrechnung, in: Eichhorn, S. (Hrsg.): Handbuch Krankenhaus-Rechnungswesen, 2. Aufl., Wiesbaden 1988, S. 325

313 Vgl. Hentze, J.: Die Funktionen des Krankenhausmanagements, in: ZögU, Beiheft 6, 1984, S. 50f.

4 Plankalkulation und Planerfolgsrechnung

4.1 Plankalkulation

Hauptaufgabe der Plankostenrechnung ist die kostenstellenbezogene Wirtschaftlichkeitskontrolle. Die Ergebnisse der kostenstellenbezogenen Kostenplanung sind Grundlage für die Erstellung von Plankalkulationen, die im Rahmen der Kostenträgerrechnung durchgeführt werden.

In der Plankalkulation werden die Kosten je Kostenträgereinheit für eine zukünftige Abrechnungsperiode ermittelt. Die Vorkalkulation dient der Bestimmung der Selbstkostenpreise der Krankenhausleistungen und die Nachkalkulation der Ermittlung der tatsächlich entstandenen Kosten je Kostenträgereinheit. Im Rahmen einer kurzfristigen Betriebsergebnisrechnung dient die Nachkalkulation als Grundlage der Erfolgskontrolle.

Mit zunehmender Differenzierung der Kostenträger im Krankenhaus, die den abrechnungstechnischen Kostenträger allgemeiner Pflegesatz ersetzt haben, und extern vorgegebenen Vergütungen für bestimmte Krankenhausleistungen (Sonderentgelte, Fallpauschalen) gewinnt die Plankalkulation im Hinblick auf den zwischenbetrieblichen Vergleich und im Hinblick auf die Angebotspolitik der Krankenhäuser an Bedeutung.

Die Plankalkulation baut in der Plankostenrechnung auf den Ergebnissen der Kostenarten- und Kostenstellenrechnung auf.

Für die Plankalkulation lassen sich die im Rahmen der Kostenträgerstückrechnung dargestellten Methoden[314] verwenden. In ihrem formalen Aufbau gleichen die Plankalkulationen den Istkalkulationen; der Unterschied zwischen beiden Verfahren liegt im Kostenansatz.

4.2 Planerfolgsrechnung

Wie auch in der Istkostenrechnung, kann die Plankostenträgerrechnung durch Einbeziehung der geplanten Periodenerlöse zu einer *Planerfolgsrechnung* (kurzfris-

---

314 ▶ Kap. III 3.2

tigen Erfolgsrechnung) ausgebaut werden. Dazu ist es erforderlich, eine *Planerlösrechnung* aufzubauen, deren Grundlage die geplanten Marktleistungen (Krankenhausleistungen differenziert nach Vergütungsformen) sind. Der Planerlös ergibt sich formal aus folgender Beziehung:

Planerlös = geplante Leistungsmenge x Planpreis je Leistungseinheit

Im Rahmen der Planerfolgsrechnung wird das Zusammenwirken von Plankosten und Planerlösen anhand der so genannten *Break-even-Analyse (Gewinnschwellenanalyse)* betrachtet. Dabei wird eine kritische Leistungsmenge berechnet, bei der geplante Erlöse (E) und geplante Kosten (K) deckungsgleich sind (Break-even-point) (▶ Abb. 17).

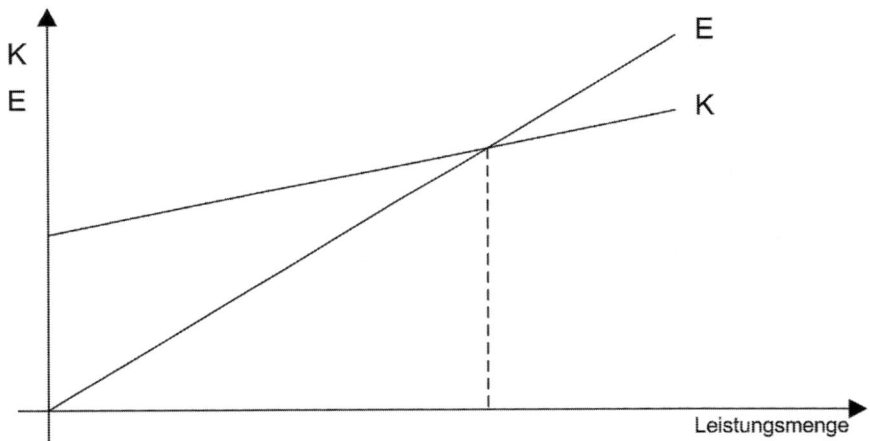

Abb. 17: Break-even-Analyse mit Kosten- und Erlösfunktion

Der Break-even-point ist dadurch bestimmt, dass bei der in diesem Punkt geplanten Leistungsmenge Kostendeckung erreicht wird. Sinkt die Leistungsmenge unter diese Plangröße, liegt eine Kostenunterdeckung (Verlust) vor. Eine Überdeckung (Gewinn) wird erzielt, wenn die Leistungsmenge über die Planmenge steigt.

Dieser grundsätzliche Zusammenhang, wie ihn die Break-even-Analyse zum Ausdruck bringt, erfährt in der Krankenhausfinanzierung eine Modifikation durch Art und Umfang der Erlösausgleiche, die festlegen, in welcher Weise die Erlöse, die über den Planerlösen liegen, dem Krankenhaus verbleiben und Mindererlöse (vgl. §4 Abs (3) KHEntgG) durch die Krankenkassen ausgeglichen werden.[315] Im Rahmen der Bemühungen durch das KHSG die Fallmengentwicklung

---

315 Vgl. hierzu ▶ Kap. IV 5 bzw. 34 KHEntG.

zu begrenzen (u. a. Fixkostendegressionsabschlag geregelt nach § 10 Abs. 13 KHEntgG) wird die Fragestellung bei einzelnen Leistungen, bei denen ein Wachstum geplant ist, auch immer dringlicher sein, ob diese mit einem positiven oder negativen Deckungsbeitrag erbracht werden können. Dazu müssen von Erlösen für die jeweilige Leistung die variablen Kosten subtrahiert werden. Das Ergebnis wird dann verglichen mit dem Erlös gemindert um den vereinbarten Fixkostendegressionsabschlag. So werden auch klassische Ansätze der Deckungsbeitragsrechnung zur Steuerung eines Krankenhauses immer relevanter.

5 Kostenplanung, externes Budget und Kostenkontrolle

Die vom Krankenhaus für einen künftigen Zeitraum (Budgetzeitraum) geplanten Leistungen und Kosten sind Ausgangspunkt für das Erstellen der Aufstellung der Entgelte und Budgetermittlung (AEB), die Grundlage für die Budgetverhandlung ist. Eine Übereinstimmung zwischen Plankosten und »Forderung« laut AEB ist nach Wegfall des Selbstkostendeckungsprinzips nicht gefordert.

Da beantragtes und vereinbartes Budget nur selten übereinstimmen, ist ausgehend vom vereinbarten externen Budget, in einer Rückwärtsrechnung (»topdown«) ein internes Budget abzuleiten, in dem für jede Kostenstelle die geplanten Leistungen und die geplanten Kosten, differenziert nach Kostenarten, vorgegeben werden. Diesen Zusammenhang bringt die folgende Abbildung zum Ausdruck (► Abb. 18).

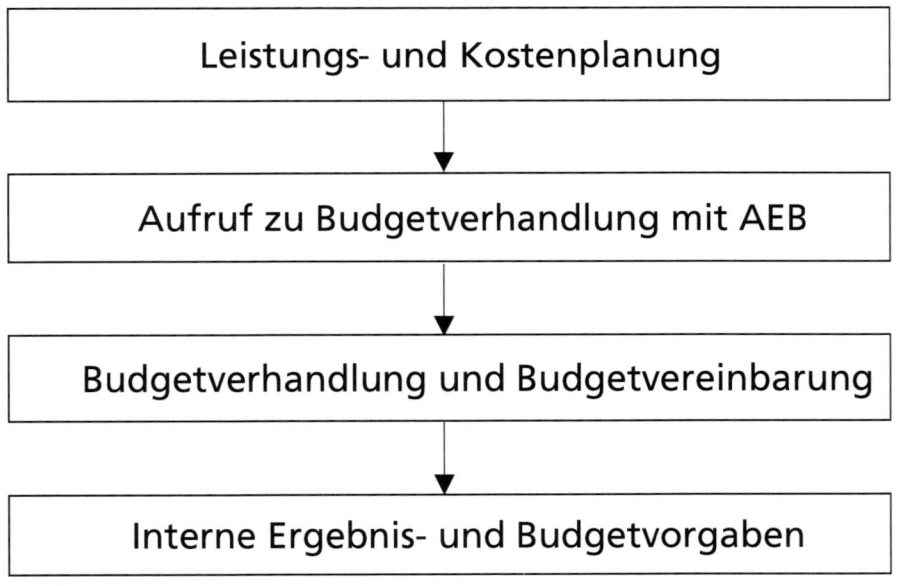

Abb. 18: Kostenplanung und Budgetierung

Ein *flexibles Budget* bleibt in der absoluten Höhe (Euro-Betrag) nur dann bestehen, wenn die in der Budgetvereinbarung zugrunde gelegte Leistung auch tatsächlich eintritt. Weicht die Leistung von der vorauskalkulierten Leistung ab, so wird das Budget in Abhängigkeit von der Leistung angepasst. Die nachfolgende Abbildung zeigt, dass das vereinbarte Budget bei rückläufiger Leistung herabgesetzt wird (ΔB_1 ▶ Abb. 19) und bei steigender Leistung entsprechend angehoben wird (ΔB_2 ▶ Abb. 19).

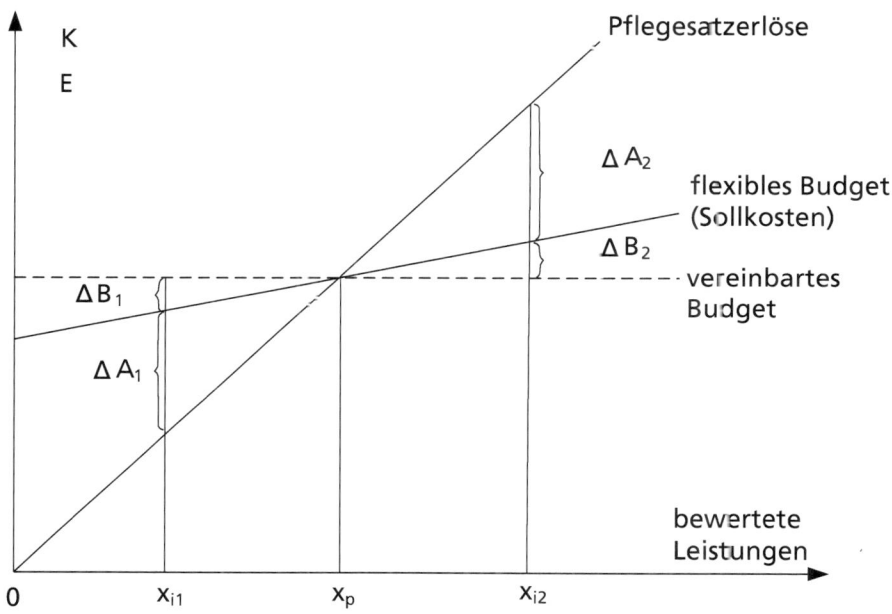

Abb. 19: Flexibles Budget[316]

Insgesamt stellt das neue Krankenhausfinanzierungsrecht nicht nur höhere Anforderungen an die Leistungs- und Kostenplanung, sondern auch an deren Kontrolle. Die Kostenkontrolle ist durch eine laufende Erlös- und Ergebniskontrolle zu ergänzen und in ein generelles System der Informationsversorgung und Entscheidungsunterstützung der Führungskräfte im Krankenhaus einzubinden.[317]

---

316 Vgl. Hentze, J.: Kosten- und Leistungsrechnung als Führungsinstrument des Krankenhausbetriebs, in: Verwaltungsmanagement, Handbuch für öffentliche Verwaltungen und öffentliche Betriebe, Mai 1989, Kapitel 16.1, S. 17
317 ▶ Kap. V

V Von der Kosten- und Leistungsrechnung zur Steuerung

Gerade auf der Grundlage der Einführung des DRG-Systems hat sich das Controlling nicht nur im Sinne eines Informationsversorgungssystems, sondern als Entscheidungsunterstützungssystem in den Krankenhäusern etabliert. Controlling ist eine zentrale Managementfunktion, die vielfach von der Planung und dem Rechnungswesen ausgeht.[318] Es geht über die Kosten- und Leistungsrechnung hinaus, generiert aber seine Informationen vielfach aus bzw. auf Grundlage der Kosten- und Leistungsrechnung.[319] Die Entwicklung des Controllings in Krankenhäusern ging u.a. einher mit der Erkenntnis, die sich parallel zur Einführung des DRG-Systems durchgesetzt hat, dass gerade die medizinischen und pflegerischen Berufsgruppen Adressaten von Controllinginformationen sind.[320]

Zu Beginn des Veränderungsprozesses waren dies vor allem Informationen zum Leistungsgeschehen, inzwischen werden auch Kosten- und Ergebnisberichte als zielführend angesehen. Die seit 2011 erstellte jährliche Studie zum Stand und zur Umsetzung des Controllings im deutschen Krankenhaussektor attestiert dem Controlling in den somatischen Krankenhäusern inzwischen ein ordentlichen bis guten Ausbau im Sinne der Erfüllung seiner Aufgaben, der Unterstützung einer zielorientierten Steuerung durch Bereitstellung von Informationen.[321] Eine relevante und zentrale Aufgabe des Controllings im Rahmen der Entscheidungsunterstützung stellt die Aufbereitung der Informationen aus der Kosten- und Leistungsrechnung dar.

---

318 Vgl. Hentze, J., Kehres, E. (Hrsg.): Krankenhaus-Controlling: Konzepte, Methoden und Erfahrungen aus der Krankenhauspraxis, 4., vollständig überarbeitete und erweiterte Auflage 2010
319 Vgl. dazu auch Zapp, W.: Kosten-, Leistungs-, Erlös- und Ergebnisrechnung im Krankenhaus, 2. Auflage 2016, S. 224.
320 Vgl. dazu u.a. Grube, R.: Controlling im Krankenhaus – eine Grundvoraussetzung für effiziente Organisation, 2. Aufl., 2013, S. 60.
321 Vgl. Crasselt, H., Heitmann, C. Maier, B. Controlling im deutschen Krankenhaussektor o.V., Münster 2016.

1 Controllingsysteme im Krankenhaus

Grundsätzlich ist das Controlling Teil des Leitungssystems einer Unternehmung und grenzt sich damit vom Leistungssystem ab. Es hat aber auch innerhalb des Leitungssystems eine besondere Stellung, da es systembildend, aber auch systemkoppelnd wirkt.[322] Aus diesem Grund übernimmt es innerhalb des Leitungssystems vielfältige Strukturierungs- und Steuerungsaufgaben. Es bildet die Schnittstelle der Kommunikation zwischen den internen Anspruchs- und Berufsgruppen (z. B. Kaufleuten, Medizinern, Therapeuten, Pflegern) sowie teilweise auch den unterschiedlichen Hierarchieebenen der Krankenhäuser.[323]

Dies wird auch deutlich bei der Analyse der Aufgaben, die dem Controlling funktional und institutional zugewiesen werden: Es ist verantwortlich für die Steuerung der Planungs-, Umsetzungs- und Kontrollprozesse und dient der Entscheidungsvorbereitung und -unterstützung. Zur Erfüllung dieser Aufgaben ist die Notwendigkeit gegeben, über vielfältige betriebswirtschaftliche, aber auch darüber hinaus gehende, etwa qualitative Informationen aus dem System und Umsystem der Organisation zu verfügen. Controlling ist zunächst einmal eine originäre Aufgabe des Managements und jedes einzelnen Managers. Es soll dazu dienen, die einzelnen Aktivitäten innerhalb des Leitungssystems zielgerichtet zu koordinieren und zu steuern.

Zusammenfassend lässt sich festhalten: Es ist ein Controllingkonzept zu erstellen und umzusetzen, das durch die drei Komponenten Controllingprozesse, Controllingstrukturen und Controllingsysteme gekennzeichnet ist. Dem Controller fällt die Aufgabe zu, diese drei Komponenten unternehmensspezifisch zu entwickeln, einzuführen und zu pflegen. Die Unternehmensleitung ist jedoch nach wie vor für die Unternehmenssteuerung verantwortlich.[324]

---

322 Vgl. Horváth, P., Gleich, R., Seiter, M.: Controlling, Vahlen, Stuttgart 2017
323 Vgl. Maier, B. Controlling in der Gesundheitswirtschaft, Kohlhammer, Stuttgart 2014
324 Vgl. Hentze, J., Kehres, E. (Hrsg.): Krankenhaus-Controlling: Konzepte, Methoden und Erfahrungen aus der Krankenhauspraxis, 4., vollständig überarbeitete und erweiterte Auflage 2010

1.1 Aufgaben des Controllings

Da das Management aufgrund der aufgezeigten vielfältigen Anforderungen aber mit der vollständigen Übernahme der Controllingaufgaben überfordert ist, hat sich in der Praxis eine Arbeitsteilung zwischen dem Manager (»Entscheider«) und dem Controller (»Lotse«) herausgebildet. Mit anderen Worten: Es hat sich eine Position bzw. eine Abteilung in der Organisation herausgebildet, an die das Management die Controllingaufgaben delegiert. So ergibt sich eine Trennung zwischen den Aufgaben des »Controlling«, die originär Manager aller Ebenen durchzuführen haben, und dem institutionellen »Controller« oder »Controlling«, der diese Aufgabe als Servicefunktion für das gesamte Management professionell übernimmt.

In einem weiteren Sinne können dem Controller folgende Aufgaben in der Organisation zugewiesen werden bzw. der Controller kann diese pro-aktiv übernehmen:

- Controller sorgen für Strategie-, Ergebnis-, Finanz- und Prozesstransparenz und tragen somit zu höherer Wirtschaftlichkeit bei.
- Controller koordinieren Teilziele und Teilpläne ganzheitlich und organisieren unternehmensübergreifend das zukunftsorientierte Berichtswesen.
- Controller moderieren und gestalten den Managementprozess der Zielfindung, der Planung und der Steuerung so, dass jeder Entscheidungsträger zielorientiert handeln kann.
- Controller leisten den dazu erforderlichen Service der betriebswirtschaftlichen Daten- und Informationsversorgung.
- Controller gestalten und pflegen die Controllingsysteme.[325]

Diese Aufzählung macht deutlich, dass sowohl das Aufgabengebiet des Controllers, als auch die Aufgaben des Controllings weit über die klassische Kosten- und Leistungsrechnung hinausgehen und doch bildet dieser Teil der Unternehmensrechnung[326] eine wichtige Grundlage für die Tätigkeit des Controllers im Krankenhaus. Im Rahmen des Controllingprozesses kann im Kernbereich zwischen der Dokumentations-, Informations- und Entscheidungsunterstützung bzw. auch Beratungsfunktion unterschieden werden.

---

325 International Group of Controlling (IGV), Parma 14.09.2002 (vgl. u. a. http://www.igc-controlling.org/DE/_leitbild/leitbild.php)
326 Vgl. dazu u. a. Schweitzer, M., Küpper, H.-U.:Systeme der Kosten- und Erlösrechnung. 11. Auflage, München 2016, S. 7–11.

1.2 Struktur und Aufbau des Controllings

Im Rahmen der Controllingstruktur ist zunächst die Entscheidung zu treffen, welche Aufgaben ein zentrales Controlling und ein dezentrales Controlling erfüllen sollen. Ersteres widmet sich zentralen Führungsaufgaben, die meist von der Planung und dem Rechnungswesen ausgehen. Ein Beispiel für ein dezentrales Controlling kann die Personalwirtschaft sein, die insbesondere wegen der relativ hohen Personalkosten, aber auch wegen der immens gestiegenen Anforderungen an die Steuerung der Personalressourcen im medizinschen und pflegerischen Bereich eine besondere Bedeutung aufweist. Im Rahmen der Controllingorganisation ist die Entscheidung über die organisatorische Einbindung als Stabs.- oder Linienstelle festzulegen.

Bei den Controllingebenen wird zwischen dem strategischen und dem operativen Controlling unterschieden. Das operative Controlling dient dabei der Ergebnissteuerung. Strategisches Controlling ist langfristig angelegt. Veränderungennotwendigkeiten und Anpassungen werden mittels eines Frühwarnsystems erkannt werden und es werden pro-aktive Maßnahmen eingeleitet, um die Ziele der Organisation dauerhaft zu erreichen. Nach Weber und Schäffer hat die Leistungsrechnung früher ein eher stiefmütterliches Dasein gefristet. Heute kommt »nicht monetären Steuerungsgrößen und auch qualitativen Informationen – mit dem Stichwort »Performance Measurement« – eine hohe Aufmerksamkeit und Relevanz zu.[327]

1.3 Informationsbeschaffung, Informationsaufbereitung und Entscheidungsunterstützung

Grundlage aller weitergehenden Schritte im Rahmen des funktionalen und institutionalen Controllingansatzes ist zunächst einmal die Dokumentationsfunktion. Diese Dokumentationsfunktion beinhaltet, dass sämtliche Geschäftsvorfälle aufgezeichnet und für die verschiedenen Rechnungssysteme aufbereitet werden. Neben den reinen Kosten-, Leistungs- und Erlösdaten sind hier zunehmend Qualitätsdaten von Interesse (z. B. für Qualitätsberichte, zukünftig auch für Qualitätsindikatoren zur finanziellen Steuerung[328]). Darüber hinaus kann zur Dokumentationsfunktion aber auch die Sammlung und Aufzeichnung von Umweltdaten,

---

[327] Vgl. Weber, J., Schäffer, U.: Einführung in das Controlling, 16. Auflage 2020, S. 167
[328] Vgl. dazu u. a. die Regelungen des § 6 KHSG i.V.m § 136c Abs. 1 SGB V zu den Qualitätsberichten und Qualitätsindikatoren.

etwa marktbezogen oder gesellschaftlicher Art, gezählt werden, die vor allem auch für eine strategische Steuerung relevant sind.

Aufbauend auf die Dokumentation der anfallenden Mengen- und Wertgerüste, aber auch der Potentiale, ist das Controlling dafür verantwortlich, eine entsprechende Informationsfunktion wahrzunehmen. Diese Informationsfunktion bedeutet, dass die dokumentierten Vorfälle entsprechend aufbereitet und an die einzelnen Managementebenen möglichst adressatengerecht weitergegeben werden. Diese Informationsfunktion beinhaltet sowohl eine regelhafte Berichterstattung (Budgetinformationen/Berichtswesen bzw. Reporting) als auch eine ad hoc Berichterstattung bei der Identifikation auffälliger Abweichungen.

Einen wesentlichen Faktor für die Erreichung der Ziele des Controllings stellt die Darstellung der Ergebnisse und damit die Vorbereitung der Ergebnisse zur Kommunikation in der Organisation dar. Dies sollte sich unterteilen in verschiedene anlass- und adressatenbezogene Berichtsformen. Kern dieses Ansatzes ist die Regelberichterstattung mit einem stark automatisierten Berichtswesen, das in regelmäßiger Abfolge erstellt und kommuniziert wird. Zur Sicherstellung einer zielgerichteten Berichterstattung muss das Management gemeinsam mit dem Controlling und den Fachabteilungen die zu reportenden Informationen festlegen, diese müssen einen möglichst direkten Bezug zu den Unternehmenszielen und zu den je nach Hierarchie- und Fachebenen anzustrebenden Zielgrößen besitzen.

Kern einer jeden regelhaften Berichterstattung sind Kennzahlen (oder auch »Key Perfomance Indicator«). Eine Kennzahl ist eine Absolut- oder Verhältniszahl, die in verdichteter, konzentrierter oder zahlenmäßig erfassbarer Form einen betriebswirtschaftlichen Tatbestand darstellt.[329] Dabei sind sowohl die Anforderungen an Kennzahlen, als auch die mit Kennzahlen verbundenen Probleme zu beachten. Über die Kennzahlen hinaus sollte versucht werden, im Berichtswesen schon ergänzende, möglichst visualisierende Hinweise zur Zielerreichung und zu möglichen Steuerungsempfehlungen zu geben. Dafür haben sich in der Praxis beispielhaft Pfeil- oder Ampelsysteme, aber auch Tachoblätter herausgebildet. Diese Visualisierungen ersetzen keine detaillierte Analyse und auch keine direkte Kommunikation, bieten aber einen schnellen Überblick über bestehende Abweichungen und sind so eine nicht zu unterschätzende Hilfestellung. Wichtig ist aber auch der Hinweis, dass in verdichtenden Kennzahlen u. U. gegenläufige Trends verdeckt werden oder durch das Berichtwesen Interdependenzen zwischen mehreren Kennzahlen nicht erkannt werden.

Die Adressatenstruktur und Regelhaftigkeit der Berichterstattung entscheiden im Wesentlichen über den Erfolg des Berichtswesens. Nur wenn die Informationen den richtigen Adressaten zur richtigen Zeit erreichen, ist es möglich, auf Grundlage der Steuerungsempfehlungen entsprechende Entscheidungen vorzubereiten und umzusetzen. Aus diesem Grund muss in einem zweistufigen Verfahren entschieden werden:

---

329 Horváth, P., Gleich, R., Seiter, M.: Controlling, Vahlen, Stuttgart 2017, S. 499

- Ist die Information für einen bestimmten Adressaten wesentlich? Und:
- Zu welchem Zeitpunkt ist diese Information für den Adressaten wesentlich?

Dabei kann es durchaus sein, dass bestimmte Informationen je nach Hierarchieebene in unterschiedlicher Detaillierungstiefe »reported« werden. Klassische Zyklen für das Reporting sind monatlich, vierteljährlich (Quartalsberichterstattung) und jährlich. Dabei ist zu beachten, dass es zwischen der Realisation, dem Aufbereiten des Reports und der Entscheidung sowie der daraus resultierenden Lenkungswirkung der Entscheidung jeweils einen Zeitversatz gibt.

Dieser Zeitversatz führt dazu, dass viele Informationen in der Praxis zu spät beim Adressaten eintreffen, damit dieser – gerade im Rahmen des operativen Controllings – noch in der aktuellen Realisationsperiode entsprechende Gegenmaßnahmen einleiten kann. Gerade diese Tatsache kann am Ende allerdings dazu führen, dass die Ziele der Organisation nicht erreicht werden. Beispielhaft sei hier nur auf Entscheidungen verwiesen, die mit einer veränderten Ressourcensteuerung zusammenhängen, so muss etwa bei zusätzlich benötigtem Personal die Akquisitionszeit oder möglicherweise bei einer Abweichung im Bereich der Sachkosten die vertragliche Bindung an spezielle Anbieter berücksichtigt werden.

Neben der Regelberichterstattung sind für das Controlling auch ad hoc-Berichte und spezielle Wirtschaftlichkeitsanalysen von Bedeutung. Diese Berichtsformen können vom Controlling sowohl auftragsbezogen durchgeführt, als auch proaktiv angefertigt werden. Gerade wenn das Controlling auch als betriebswirtschaftlicher Berater in der Organisation gefordert ist, ist die zweite Alternative von entsprechender Bedeutung.

Inhalte von ad hoc-Berichten können allerdings – bspw. auf die Regelberichterstattung – zurückgehende Erkenntnisse von negativen Abweichungen von den gesetzten Zielen sein. Dann sollte zunächst einmal untersucht werden, ob die erhobenen Kennzahlen tatsächlich ein vollständiges und korrektes Bild der tatsächlichen Lage zeigen und danach in einer tiefergehenden Analyse in die Ursachen für die Abweichungen eingestiegen werden.

Eng verbunden mit der Informationsfunktion ist die Entscheidungsunterstützungsfunktion. Dabei geht es darum, die aufbereiteten und weitergegebenen Informationen auch entsprechend zu kommentieren und ggf. unterschiedliche Szenarien oder Handlungsalternativen in ihren Auswirkungen zu deuten. Diese Funktion des Controllings wird je nach Organisation sehr unterschiedlich gehandhabt und birgt in sich auch die Gefahr der Beeinflussung oder gar Manipulation von Entscheidungen.

Ein wesentlicher Bestandteil der Führungskonzeption ist der Ansatz des Management by Objectives. Es ist eine Voraussetzung für die Durchführung eines effizienten Controllingsytems. Die vereinbarten Ziele können grundsätzlich »top down« oder »bottom up« entwickelt werden. In der Praxis wird häufig das Gegenstromverfahren (down-up-Ansatz) gewählt, das mit der Setzung und Vorgabe von Oberzielen für die nächste Ebene gekennzeichnet ist. Die Träger dieser Ebene leiten konkrete Subziele und gegebenenfalls geeignete Maßnahmen ab. Nach sukzessiver Einbeziehung aller Ebenen setzen Rückkopplungen ein, in die alle nachgeordneten Ebenen stufenweise integriert werden.

Die nach dem Regelkreisprinzip ablaufenden kontinuierlichen Kontrollen der Prämissen, des Fortschritts und der Ergebnisse stellen wichtige Informationen, Anpassungs- und Gegensteuerungsmaßnahmen zur Verfügung.

Gerade in Organisationen, in denen traditionell das Know-how und Wissen über betriebswirtschaftliche Methoden und Instrumente eher weniger entwickelt ist, ergibt sich nach dem modernen Controllingverständnis noch eine weitere Aufgabe für das Controlling: die betriebswirtschaftliche Beratung. Diese kann sich bspw. in der Begleitung bei der Umsetzung von Veränderungsprojekten oder auch von Benchmarkingprojekten widerspiegeln.

2 Ergebnisrechnungen im Krankenhaus

Im Anschluss an die in Kapitel IV 4 dargestellten Plankosten- und Planerfolgsrechnungen,[330] soll hier nun das System der Ergebnisrechnung aufbauend auf den Controllingstandards der DVKC e. V. dargestellt werden. Dieses System der Ergebnisrechnungen zielt dabei auf unterschiedliche Ebenen ab. Der Standard CS 100 stellt ein Ergebnis auf Ebene des Konzerns bzw. einzelnen Einrichtungen des Konzerns dar, der Standard CS 200 ermittelt Ergebnisse auf Ebene einzelner Bereiche in den Einrichtungen.

2.1. Ziele und Aufgabe von Standards

Standards im Controlling leisten einen Beitrag zur Verbesserung der Steuerung von Krankenhäusern. Standardisierte Instrumente und Methoden verbessern die Qualität des Controllings und des gesamten Systems (Effektivität) und führen auch durch die Möglichkeit erprobte Fachkonzepte umzusetzen zur Steigerung der Effizienz im Controlling. Die Controller und Führungskräfte können sich so auf die Steuerung und das Management der Einrichtung konzentrieren. Durch die Standardisierung wird außerdem eine allgemeine Akzeptanz der Instrumente und der Methodik angestrebt.

Ein weiterer wichtiger Grund für die Standardisierung der Instrumente und Methoden des Controllings ist, dass sie damit nicht nur Grundlage der internen Steuerung (Längsschnittvergleich), sondern auch Grundlage und Bestandteil eines Betriebsvergleichs (Querschnittsvergleich) sein können.

---

330 ▶ Kap. IV 4

2.2 Nachhaltiges Betriebsergebnis nach Standard CS 100

Zur Steuerung von Konzernen und Verbünden sowie gesamten Krankenhausbetrieben ist der nachhaltige EBITDAR ein Ansatz. Der nachhaltige EBITDAR ist ein Betriebsergebnis, das weder die für das genutzte Anlagevermögen erforderlichen Aufwendungen (Mieten, Zinsen und Abschreibungen) noch erhaltene oder verwendete Fördermittel enthält und außerdem um außerordentliche sowie periodenfremde Aufwendungen und Erträge bereinigt ist. Die Gliederung orientiert sich an der Zuordnung der Aufwendungen und Kosten nach der KHBV. Um eine einheitliche Definition dieses Schemas sicherzustellen, werden alle KHBV-Positionen zugeordnet und es werden spezielle Teilergebnisse ausgewiesen, die zur Steuerung verwendet werden können.

2.2.1 Paradigmen des Standards CS 100

Es handelt sich um eine Weiterentwicklung der häufig verwendeten Spitzenkennzahl des bereinigten EBITDA. Das Schema wurde entwickelt, damit es in der Lage ist eine von Fördermittel unabhängige Ertragslage aufzuzeigen und damit die (Eigen-)Investitionsfähigkeit unabhängig von Erhalt und Nutzung von Fördermittel darzustellen. Außerdem ist diese Spitzenkennzahl unabhängig von der Finanzierungsform, da in den Krankenhäusern neben den klassischen Investitionskrediten zunehmend Finanzierungsinstrumente wie das Leasing zur Finanzierung der Sachanlagen an Bedeutung gewinnen.

2.2.2 Berechnungslogik des Standards CS 100

Die Ergebnisrechnung des Standards CS 100 kennt die folgenden hier im Überblick dargestellten Größen nach Ziffer 8 des DVKC Standards CS 100:[331]

- Nachhaltiges EBITDAR (Earnings before Interest, Taxes, Depreciation, Amortization and Rents): Bedeutet das Ergebnis vor Abzug von Zinsen, Steuern, Abschreibungen, Mieten und Leasingraten und vor Berücksichtigung der Erträge aus Fördermitteln.
- »EBITDAR gefördert«: Das bedeutet nachhaltiges EBITDAR, nach Addition der Fördermittel.
- »EBITDA gefördert«: Ergebnis vor Abzug von Zinsen, Steuern und Abschreibungen.
- »EBIT gefördert«: Ergebnis vor Abzug von Zinsen und Steuern.
- »EBT«: Ergebnis vor Abzug von Steuern.

---

331 https://www.dvkc.de/dvkc-standard-100/

- »EAT« (Earnings after Taxes): Jahresüberschuss entsprechend den gesetzlichen Vorgaben.

2.2.3 Steuerungswirkung

Die erzielten Ergebnisse werden im Rahmen der Analyse des Jahresabschlusses mit den Vorperioden verglichen, um den Geschäftsverlauf rückblickend zu beurteilen. Das Instrument lässt sich außerdem zur mittelfristigen Planung der Ergebnisse einsetzen, die zur Finanzierung geplanter Investitionsmaßnahmen benötigt werden. Außerdem ist durch die Standardisierung der Berechnung ein Vergleich mit anderen Einrichtungen möglich. Diese kann sich sowohl auf die dargestellten Spitzenkennzahlen beziehen, als auch auf Auffälligkeiten einzelner Berechnungsgrößen.

2.3 Bereichsergebnisse nach Standard CS 200

Der Standard CS 200 macht Vorgaben zur Steuerung der einzelnen Bereiche des Krankenhausbetriebs. Der Bereich als Steuerungseinheit ist dadurch gekennzeichnet, dass er organisatorisch abgegrenzt ist. Er wird durch eine Leitungsfunktion bzw. eine Führungskraft verantwortet und erbringt betriebliche Leistungen. Dies ist unabhängig davon, ob es sich im Sinne eines Krankenhausbetriebs um primäre, sekundäre oder tertiäre Leistungen handelt. Gesteuert wird der Bereich i. d. R. über eine Zielvorgabe. Dies kann eine Ergebnisgröße oder ein Budget sein. Bereiche bestehen meistens aus mehreren Kosten- und Erlösstellen.

2.3.1 Grundlegende Paradigmen

Die Mehrstufige Bereichsergebnisrechnung (MBE) nach CS 200 folgt neben der praktischen und wissenschaftlichen Evaluation, die auf alle Standards zutrifft, einigen grundlegenden Vorgaben, die sich wie folgt zusammenfassen lassen:[332]

- Vollständige Betrachtung des Krankenhausbetriebs. Nicht nur bestimmte Bereiche (z. B. DRG-relevante Abteilungen), sondern alle Bereiche, auch ambulante Bereiche oder Nebenbetriebe werden betrachtet.
- Die Steuerung erfolgt auf Grundlage aller anfallenden Kosten (Vollkosten). Die Zuordnung der Kosten erfolgt in mehreren Ergebnisstufen auf die Bereiche.

---

332 Vgl. dazu u. a. Maier (2020), S. 1122ff. ebenso Maier/Weiß (2021), S. 66f. und Crasselt (2021), S. 364ff.

- Die Ergebnisstufen sind nach (abnehmender) Beeinflussbarkeit gegliedert. Das bedeutet, dass die Leitung auf den oberen Stufen tendenziell sowohl die Preis- als auch die Mengenkomponenten der anfallenden Kosten beeinflussen kann, auf den nachgelagerten Stufen kann ggf. nur Einfluss auf die Mengenkomponente genommen werden.
- Den Bereichen werden insbesondere auf den ersten Ergebnisstufen keine Kostenanteile nach pauschalen Schlüsselgrößen oder nach Tragfähigkeit zugerechnet, sondern Leistungen in Rechnung gestellt, die »bestellt« – also vom Bereich angefordert – wurden.
- Die Umlage einiger allgemeiner Kosten auf der letzten Stufe folgt der Idee, dass die Gesamtkosten durch das Krankenhaus zu tragen sind und sich erst dann ein mindestens ausgeglichenes Ergebnis ergibt (Tragfähigkeitsprinzip).
- Die Verrechnungspreise für angeforderte Leistungen werden soweit wie möglich am Markt eruiert und nur in Einzelfällen aus Standardkosten der intern liefernden Bereiche hergeleitet. So werden die bereichs-spezifischen Ergebnisbeiträge ebenso sichtbar wie Wirtschaftlichkeitspotenziale bei den internen Lieferanten.
- Die Verrechnung der definierten Leistungen findet an derselben Stelle statt. So ist unabhängig von der Organisations- und Finanzierungsstruktur des Betriebs (In-/Outsourcing, interne Zuständigkeiten, Finanzierungsstrukturen, Fördermittel) eine Vergleichbarkeit hergestellt.

Die Mehrstufige Bereichsergebnisrechnung (MBE) des DVKC ist steuerungs- und damit managementorientiert aufgebaut. Sie löst sich dabei – wenn nötig – ganz bewusst von einer eher buchhalterisch orientierten Logik der jeweiligen Kostenartenstruktur und führt sachlogisch zusammenhängende Sachverhalte in den einzelnen Stufen zusammen.

2.3.2 Berechnungslogik

Das hier vorgestellte Stufenmodell orientiert sich an einer medizinischen Fachabteilung, die intern Leistungen von medizinischen und nicht-medizinischen Unterstützungseinrichtungen bezieht. Die grundsätzliche Logik gilt aber genauso auch für andere Bereiche, die Ergebnisverantwortung haben, wie z. B. die Radiologie oder die Küche. Die zweite und dritte Stufe entfallen dann aber typischerweise (▶ Abb. 20).

Die Bereichsergebnisstufe 1 (BES 1) betrachtet den Leistungsprozess eines Bereichs im weitgehend »unverrechneten« Zustand. Dabei berücksichtigt man die erzielten Umsätze und das eingesetzte Personal sowie das zur Leistungserstellung direkt benötigte Material. Um auch die für andere Bereiche erbrachten Leistungen schon auf dieser Ebene sichtbar zu machen, werden hier auch interne Erlöse aus der innerbetrieblichen Leistungsverrechnung berücksichtigt. Damit wird außerdem die Möglichkeit eröffnet, die Bereiche, die ausschließlich oder weitgehend über interne Erlöse verfügen, wie beispielsweise die Sekundärleistungsbereiche, den direkt mit den Kostenträgern abrechnenden Bereichen systematisch

2 Ergebnisrechnungen im Krankenhaus

	Zurechenbare Erlöse (intern & extern)
−	Personalkosten (inkl. Overhead)
−	Kosten Materialverbrauch (inkl. Overhead)
=	BES 1
−	ILV Funktionsbereiche (OP, Röntgen, Küche, …)
=	BES 2
−	ILV patienten- und/oder fachabteilungsbezogene Administration
=	BES 3
−	ILV Nutzung Infrastruktur
=	BES 4
+/−	Fördermittel
=	BES 5
−	ILV Gemeinkosten ohne Leistungsdefinition
=	BES 6
+/−	Neutrales Ergebnis, Finanzergebnis, Steuern
=	BES 7 = EAT

Abb. 20: Exemplarische Darstellung einer Bereichsergebnisstufe (BES 1)

gleichzustellen. Auf dieser Stufe gebildete Kennzahlen wie die Umsatzrentabilität sind sowohl im Längsvergleich (das heißt im Zeitablauf) als auch im Quervergleich (das heißt für Abteilungen mit einem vergleichbaren Leistungsspektrum) einsetzbar.

- Erlöse aus externer und interner Leistungserbringung
Der weitaus größte Anteil der externen Erlöse bezieht sich auch nach der Ausgliederung der Pflegekosten auf die DRG-Fallpauschalen. Die kompletten Erlöse aus den Fallpauschalen ordnet man den behandelnden Fachabteilungen zu. Mit Ausnahme der Verlegungsfälle ist dies ein eher unproblematischer Vorgang. Der Standard geht von einer Erlösverteilung (auch Erlössplitting genannt) aus, eine reine Kostenverrechnung ist nicht standardkonform. Dabei präferiert der Standard das EKMP-Verfahren[333] als am besten geeignete Verteilungsmethode. Alle weiteren der Fachabteilung zuzuordnenden Erlöse wie zum Beispiel aus Zusatzentgelten, Wahlleistungen oder ambulanten Behandlungen bezieht man ebenfalls ein. Die Erlösanteile aus dem Pflegeentgelt ord-

---

333 Vgl. zu EKMP Verfahren u. a. Wacker, F.: Erlösverteilungsverfahren bei krankenhausinternen Verlegungsfällllen, in: Zapp, W./Terbeck, J.: Kosten versus Erlösverteilung im DRG System, Wiesbaden 2014, S. 39ff

net man leistungserbringenden Stationen zu. Diese können bei Verlegungen ohne weiteres tageweise zugeordnet werden. Auch die Erlöse aus der Wahlleistungsunterbringung ordnet man den Stationen zu.

- Erlöskorrekturen sowie Zu- und Abschläge
Erlöskorrekturen aus den Verfahren mit dem Medizinischen Dienst (MD) erfolgen ebenfalls in dieser Stufe. Da in vielen Fällen die Verfahren im Berichtsjahr noch gar nicht abgeschlossen sind, werden zu erwartende Kürzungen beziehungsweise Rückzahlungsverpflichtungen hier kalkulatorisch zu berücksichtigen sein. Dieser Anspruch sorgt für die Notwendigkeit, die in vielen Häusern für das externe Berichtswesen derzeit unterjährig gebildete MD-Rückstellung (vgl. DVKC-Controlling-Standard CS 100) nach Abteilungen zu splitten. Gleiches gilt für Erlösausgleiche und den Fixkostendegressionsausgleich. Der grundsätzliche Ansatz ist hier, jede einzelne Abteilung wie eine eigene Einrichtung zu behandeln. Die auf der Einrichtungsebene entstehenden Kompensationseffekte sollen separat ausgewiesen werden.
Interne Erlöse entstehen aus der Leistungserbringung eines Bereichs für einen anderen. Die Zuordnung der Erlöse erfolgt nach dem Grundsatz, dass dem Besteller der Leistung ein Verrechnungspreis in Rechnung gestellt wird, der sich an marktüblichen Konditionen bei einem externen Leistungsbezug orientiert. Anders ausgedrückt: wer die entsprechenden Leistungen bestellt, muss auch dafür bezahlen. Das bedeutet, dass die leistungsanfordernde Stelle Kosten entsprechend der in Anspruch genommenen Leistungen belastet wird, und dass die leistungserbringende Stelle einen Erlös in gleicher Höhe erhält. Um die Ergebnisse zu objektivieren, die Leistungsfähigkeit von internen Dienstleistern aufzuzeigen, und um eine willkürliche Erlös- und damit Ergebnisverschiebung zu vermeiden, sieht der Standard die Verrechnung zum Marktpreis als Regelfall vor. Dies soll letztlich der Akzeptanz des Modells dienen.

- Personal- und Sachkosten
Zu den direkten Personalkosten eines Bereiches zählen die zuordenbaren Kosten der Kontengruppen 60 bis 64. Des Weiteren sollen wegen des sachlichen Zusammenhangs die Kosten für das eingesetzte Fremdpersonal in den Personalkosten ausgewiesen werden und nicht, wie nach der Krankenhausbuchführungsverordnung (KHBV) vorgesehen, im medizinischen Bedarf (Kontengruppe 66). Durch diese Darstellung wird die Inanspruchnahme personeller Ressourcen für den Leistungserstellungsprozess vollständig dargestellt. Damit werden sowohl Längs- als auch Quervergleiche der Personalkosten und daraus abgeleiteter Kennzahlen hinsichtlich ihres Aussagewerts deutlich verbessert.
Die in der BES 1 dargestellten verbrauchsbedingten Sachkosten umfassen ausschließlich den direkten Materialverbrauch. Dieser ist aber nicht betragsgleich mit den in den Kontengruppen 65 bis 69 gebuchten bezogenen Leistungen. Der Grund dafür ist, dass der Standard vorsieht, den Materialaufwand den Empfängern nicht zum Einkaufspreis zu verrechnen, sondern einen höheren Verrechnungspreis, der auch das interne »Handling« (Transport, Logistik, Verwaltung) wie beim externen Bezug der gleichen Leistung mit berücksichtigt. So können unterstützende Bereiche wie die Apotheke ebenfalls ein Ergebnis

ausweisen, denn sie erhalten letztlich einen Marktpreis für ihre erbrachten Leistungen und können diese den internen Erstellungskosten gegenüberstellen. Diese sind bei Apotheken relativ leicht zu ermitteln. Sie entsprechen den Preisen, die bei Betrieb oder auch Bezug einer Lieferapotheke in Rechnung gestellt werden.

Für andere Bereich ergibt sich daraus allerdings das Problem, woher tatsächliche Marktpreise bezogen werden können. Auf Sicht beabsichtigt der DVKC eine entsprechende Datenbank einzurichten. Bis dahin werden die Einrichtungen die Preise nach eigener Recherche ermitteln oder schätzen müssen. Diese Recherche erfordert einen gewissen Aufwand, damit wird aber auch die Fähigkeit zur Einschätzung und Bewertung der eigenen Erstellungskosten geschärft.

Weitere Bereichsergebnisstufen: BES 2–BES 7

Zur Darstellung und Berechnung der weiteren Bereichsergebnisstufen soll hier ein kurzer Überblick gegeben werden:

- BES 2: Es erfolgt die Verrechnung der diagnostischen und therapeutischen Leistungen an die einzelnen Bereiche zu Marktpreisen. So stellt man die Kosten teilweise outgesourcter Laborleistungen mit eigenerstellten Leistungen, die als Kostenstelleneinzelkosten geführt werden, zusammen dar.
- BES 3: In dieser Stufe werden die Kosten sonstiger patienten- und/oder fachabteilungsbezogener Leistungen berücksichtigt. Beispielhaft werden hier die Kosten der Speisen- und Wäscheversorgung, die Aufbereitung des Sterilgutes und sonstiger bezogener Leistungen wie z. B. die Kodierung und Arztbriefschreibung zu Martkpreisen dargestellt. Auch die Verrechnung dieser Leistungen erfolgt jeweils möglichst zum Marktpreis.
- BES 4: Auf dieser Ergebnisstufe werden die Kosten der genutzten Infrastruktur belastet. Mit der nach Inanspruchnahme differenzierten Belastung der einzelnen Bereiche ist zudem die Annahme verbunden, dass auch die Inanspruchnahme von Raum, Energie und Medizintechnik im Zeitablauf veränderlich und verhältnismäßig zur Leistungserstellung sein muss.
- BES 5: Als Gegenposition zur genutzten Infrastruktur werden auf dieser Stufe die Fördermittel, Zuschüsse und Spenden auf die Bereiche verrechnet. Die Herkunft dieser Geldflüsse ist dabei nicht von Bedeutung, allerdings ihre Zuordenbarkeit zum einzelnen Bereich.
- BES 6: In der Bereichsergebnisstufe 6 berücksichtigt man die Kostenumlagen für die Bereiche, die keinen direkt ableitbaren Bezug zur Leistungserstellung aber häufig einen hohen koordinierenden und systemkoppelnden Wert haben (u. a. Geschäftsführung, Controlling, Datenschutz etc.). Umlage auf die einzelnen Bereiche erfolgt nach im Standard definierten Schlüsselgrößen.
- BES 7: Berücksichtigt sind das neutrale Ergebnis, das Finanzergebnis und die Ertragsteuern. Das neutrale Ergebnis beinhaltet periodenfremde und außerordentliche Ergebnisbestandteile. Das Finanzergebnis enthält keine Ergebniskomponenten aus Investitionsdarlehen (im BES 5 enthalten).

Die Summe der ausgewiesenen Ergebnisse auf der BES 7 stimmt mit dem im CS 100 definierten Ergebnis EAT (Earnings After Taxes) überein.

Steuerungswirkung

Die Übernahme der Systematik der MBE führt für das Krankenhaus zu einer zeitlichen Entlastung der Personalressourcen im Controlling, aber auch in den eingebundenen Leistungsbereichen. Es werden Fragen der Kosten- und Erlösstruktur aufgeworfen. Es soll ein Dialog entstehen über inhaltliche und fachliche Fragen der Wirtschaftlichkeit der Leistungserstellung und der Ressourcennutzung.

3 Controllinginstrumente im Krankenhaus

In den somatischen Krankenhäusern hat sich in den letzten Jahren eine Vielzahl von Controllinginstrumenten etabliert. Controlling setzt in vielen Fällen auf die ermittelten Werte der Kosten- und Erlösrechnung auf, insbesondere diese Instrumente werden hier dargestellt. Ein Überblick dazu gibt die nachfolgende Abbildung (▶ Abb. 21)

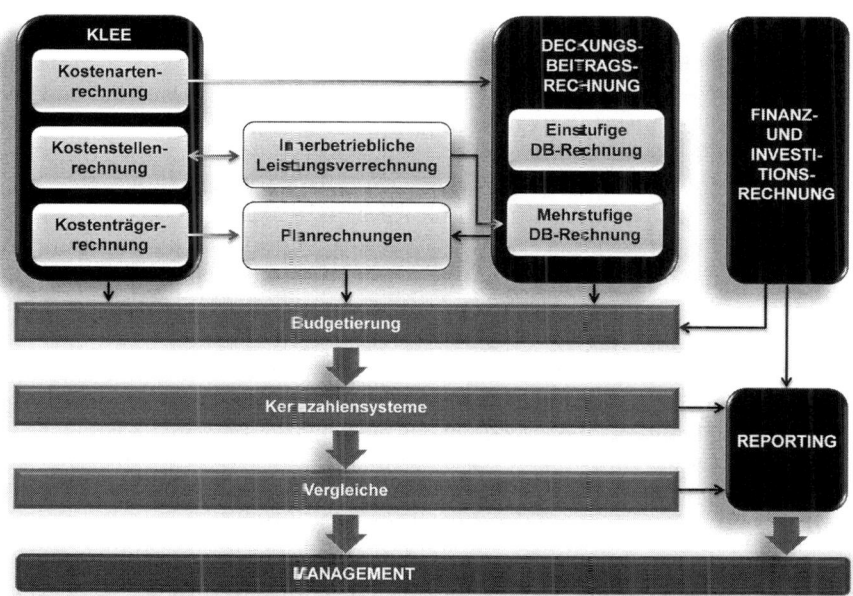

Abb. 21: Zusammenspiel der ausgewählten operativen Controllinginstrumente zur kurzfristigen Führung des Gesundheitsbetriebs (Quelle: überarbeitete Darstellung nach Maier 2014)

Im Folgenden soll ein knapper Überblick über die dargestellten Instrumente, insbesondere ihrer Zielsetzung, Wirkungen und ihrer Verbindungen zur KLR gegeben werden.

- Budgetierung und Ergebnissteuerung
  Die Budgetierung erfolgt zur dezentralen Steuerung des Erfolgs von Betriebsteilen, Kliniken und Abteilungen. Mit dem Budgetverantwortlichen werden zu diesem Zwecke Erlös-, Leistungs-, Kosten- oder Verbrauchsmengenbudgets vereinbart und sein persönlicher Erfolg wird an der Zielerreichung – der Einhaltung des Ergebnisses bzw. der Budgets – gemessen. Ergebnissteuerung und Budgets sind eng verknüpft mit Führungsmodellen wie Management by Objectives.[334]
  Eine Ergebnissteuerung erfolgt im Wesentlichen bei Bereichen oder Betriebsteilen, die in Form eines Profit Centers[335] geführt werden können und die externe Marktbeziehungen haben (Kliniken, Fachabteilungen) oder bei denen ein interner Markt gut simuliert werden kann (Speiseversorgung, Radiologie). Die Budgetierung erfolgt meist auf Ebene von Abteilungen bzw. Unterabteilungen, die in der Regel in Form eines Cost Centers geführt werden.
  Für das Bereichs- oder auch Center Konzept gilt: Die Dokumentation und damit der Kostenstellenplan sollten so angepasst werden, dass die Verantwortung für Budgets und die Verantwortung für die Kostenstelle synchronisiert werden können. Dies bedeutet, dass die Erfassung der Kostenstellen in der Regel differenzierter erfolgen muss als in der KHBV vorgegeben. Auch die Kostenarten sollten in der Budgetübersicht so ausgewiesen sein, dass zumindest eine Differenzierung nach Personal- und Materialkosten bzw. auch nach innerbetrieblichen Verrechnungen (Umlagen) möglich ist.
  Zur Ermittlung der Budgets und ihrer Aushandlung bzw. Bestimmung dienen die Kostenstellenrechnung und ggf. auch die Plankostenrechnungen (Soll- bzw. Plankosten). Der Abgleich unterjährig erfolgt mit den in der Kostenstellenrechnung ermittelten Istdaten.
- Kennzahlensysteme
  Kennzahlensysteme stellen den Erfolg von Betriebsteilen, Kliniken und Abteilungen dar. Die Kennzahlen[336] in ihrem Zusammenspiel geben dabei einen Überblick über die Ursachen des Erfolgs und die Wirkungen. Es lassen sich so auch Anhaltspunkte zur Verbesserung bzw. Optimierung des Betriebserfolgs finden. Im Sonderfall der Werttreiberbäume[337] gibt das Kennzahlensystem auch einen Überblick, welche Kenn-oder Maßzahl auf die höherwertigen Kennzahlen einwirkt, um deren Ausprägung zu verändern.
  Viele für die Steuerung relevanten Kennzahlen werden aus der Kosten- und Leistungsrechnung gewonnen. Dies gilt zum einem für die Mengengerüste der Leistungszahlen (u. a. Fälle, CM, CMI) und ihre resultierenden Erlöse (DRG-Erlöse, Zusatzentgelte etc.), aber auch für die Kostendaten. Hier sind einfache

---

334 Zu Management by Objectives vgl. u. a. Busse, R., Schreyögg, J., Stargardt, T.: Management im Gesundheitswesen: Das Lehrbuch für Studium und Praxis, 3. Auflage 2013, S. 464.
335 Zu Profit Center, vgl. u. a. Horváth 2017
336 Zu den Anforderungen an Kennzahlen,vgl. u. a. Maier, B.: Controlling in der Gesundheitswirtschaft, Kohlhammer, Stuttgart 2014, S. 90.
337 Vgl. u. a. Franz, K. P. 2004, S. 97ff.

3 Controllinginstrumente im Krankenhaus

Kostenkennzahlen zu nennen, wie die Personalkosten (ggf. bezogen auf Dienstarten und etwa Abteilungen), aber auch die Sachkosten. Daneben gibt es auch sehr relevante abgeleitete Kennzahlen, die eine Beziehung zwischen Leistungen bzw. Erlösen und Kosten herstellen (z. B. Kosten ärztlicher Dienst je CM Punkt oder auch das Verhältnis DRG-Erlöse zu Personalkosten), auch diese Beziehungen können wieder auf Teilbereiche heruntergebrochen werden.

Auch in diesem Zusammenhang wird die besondere Bedeutung der Dokumentation und auch der Kostenzuordnung und -zurechnung in der KLR deutlich. Nur aufbauend auf einer sehr guten Kosten- und Erlösrechnungssystematik (inkl. Konzeption von Kostenstellen und Kontierungshandbüchern) ist die Ableitung von validen Steuerungsinformationen möglich. Neben der Vollkostenrechnung können die Informationen für die Kennzahlensysteme auch aus der Teilkostenrechnung gewonnen werden.

- Reporting/Berichtswesen

  Das Reporting dient der Kommunikation wesentlicher Führungs- und Entscheidungsinformationen des Controllings an die Führungskräfte (Manager). Das Controlling fasst die wesentlichen Steuerungsinformationen in einem Report zusammen und leitet diesen in schriftlicher Form an die Führungskräfte weiter bzw. kommuniziert die Informationen im Rahmen eines Meetings. Es wird dabei insbesondere auf Zielabweichungen und kritische Abweichungen abgehoben, um entsprechende Maßnahmen zur Veränderung einzuleiten. Neben Standardreports gibt es auch ad hoc-Reports, die meist anlassbezogen zusammengestellt werden und entweder durch das Controlling in die Wege geleitet oder durch die Führungskräfte angefordert werden.

  Standardreports enthalten sehr häufig die im Abschnitt über Kennzahlensysteme angesprochenen Kennzahlen mit ihren aktuellen Wertausprägungen. Ergänzt werden diese dann entsprechend durch eine standardisierte Kommentierung (»Tachoblätter«, »Ampelsteuerung«) oder eben durch individuelle Kommentierungen des Controllers, die auf Abweichungen hinweisen, Ursachen der Abweichungen benennen oder auch Steuerungsmaßnahmen vorschlagen.

  Die Kosten- und Leistungsrechnung ist als Grundlage für die abgeleiteten Kennzahlen eine der wesentlichen Quellen für das Reporting und Berichtswesen. Insbesondere bei der ad hoc Berichterstattung ist die rasche Zusammenstellung der Informationen aus der Kosten- und Erlösrechnung eine wichtige Grundlage für zielgerichtetes Handeln.

- Vergleiche

  Vergleiche dienen der Bestimmung der Leistungsfähigkeit einzelner Bereiche. Vergleiche können sich dabei auf die Leistungsfähigkeit im Zeitablauf beziehen, aber auch im Querschnittsvergleich (zwischen Betrieben eines Konzerns oder Abteilungen einer Einrichtung) angelegt sein. Eine Sonderform des Vergleichs ist das Benchmarking, dieses wird im folgenden Kapitel gesondert beschrieben.[338]

---

338 ▶ Kap. V 4

Vergleiche in den Betrieben beziehen sich in der Regel auf die Sollvorgaben für einzelne Bereiche oder teilweise auch auf die Istzahlen der Vorjahre.[339] Die Vergleichsdaten beziehen sich dabei auf Monats-, Quartals- oder auch Jahreswerte, unterjährige Daten sind entsprechend zu glätten, das bedeutet Sondereffekte sind anzupassen oder aufzuteilen.

Die Istzahlen können – möglichst zumindest mit dem oben beschrieben Zwischenschritt – direkt aus der Kosten- und Leistungsrechnung der Vorjahre entnommen werden Die Sollzahlen lassen sich dabei durchaus auch aus den Vorjahreswerten generieren, dabei sind aber auch bekannte zukünftige Entwicklungen zu berücksichtigen und Optimierungsbemühungen und Performancesteigerungen entsprechend einzurechnen.

Die genannten Instrumente werden inzwischen nahezu flächendeckend in Krankenhäusern eingesetzt. Sie unterscheiden sich aber hinsichtlich der Professionalität des Einsatzes (z. B. Technisierungsgrad der Auswertungen, Aufbereitung der Informationen) und der Qualität der Steuerungsinformationen. Dieser letzte Punkt hängt häufig auch mit der Ausbaustufe der KLR zusammen.[340]

---

339 Der Vergleich mit Istzahlen aus dem Vorjahr gilt als umstrittenes Konzept, da er die Ineffizienzen der Vorperioden nicht berücksichtigt, vgl. dazu u. a. Zapp, W.: Kosten-, Leistungs-, Erlös- und Ergebnisrechnung im Krankenhaus (KLEE-Rechnung) Kulmbach 2. Auflage, 2016
340 Vgl. dazu u. a. Crasselt, H., Heitmann, C., Maier, B.: Controlling im deutschen Krankenhaussektor, Münster 2016.

4 Betriebsvergleiche und Benchmarking

Benchmarking ist die Suche nach den besten Verfahren und daraus resultierend: dem »Lernen vom Besten«. Es lässt sich definieren als kontinuierlicher Prozess zum Vergleich von Produkten, Dienstleistungen oder Prozessen verschiedener Organisationen (u. U. auch Organisationseinheiten) zur Identifikation der Best Practices.[341] Es ist in diesem Sinne ein Instrument des Controllings und dient der Strategieformulierung und der Steuerung.

Beim Betriebsvergleich handelt es sich um die Vorbereitung von rationalen Entscheidungen in Organisationen (z. B. Prozessoptimierung, Re-Engineering, Zielkostenrechnung). Zu diesem Zweck werden die Ausprägungen der Kennzahlen eines Betriebes den Ausprägungen der Vergleichspartner bzw. von unabhängiger Seite ermittelten Durchschnittswerten (Branchendurchschnitte etc.) gegenübergestellt.

Betriebsvergleiche und Benchmarking[342] sind damit Quervergleiche, die einen Überblick über die Leistungsfähigkeit und auch über die Leistungslücken einzelner Betriebe bzw. Teilbereiche von Betrieben geben. Verbesserungen einzelner Teilnehmer am Betriebsvergleich oder im Benchmarking lassen sich relativ – im Verhältnis zur eigenen Performance – und absolut – im Vergleich zur Performance der anderen – im Zeitverlauf festhalten. Während der Betriebsvergleich in der Regel nur auf diese Erkenntnisse abzielt, ist Benchmarking so angelegt, dass es durch die Identifikation von Best Practices versucht, die Leistungslücken zu schließen. Ziel ist es dabei, den nicht durch unveränderbare strukturelle Unterschiede bedingten Performance-Unterschied zu identifizieren und dann die Prozesse entsprechend zu modifizieren, um die Leistungsfähigkeit zu erhöhen und damit die Ergebnisse zu verbessern.

Betriebsvergleiche und Benchmarking werden in Akutkrankenhäusern inzwischen häufig eingesetzt.[343] Dabei spielen auch die aus der Kosten- und Leistungsrechnung kommenden Informationen eine sehr relevante Rolle. Im Krankenhaus sind vor allem patienten-, mitarbeiter- und kostenbezogenen Kennzahlen sowie allgemein Finanzkennzahlen von besonderem Interesse. Gerade im Rahmen von

---

341 Vgl. u. a. CIPFA (2001) bzw. Keehley et. al. (1997).
342 Zur Definition und Systematik von Betriebsvergleichen und Benchmarking, vgl. u. a. Lorei, W.: Benchmarking im Krankenhaus, in: Goldschmidt, A. W., Kalbitzer, M., Eckardt, J. (Hrsg.), Praxishandbuch Medizincontrolling, 2005; Keun, F./Prott, R.: Einführung in die Krankenhaus-Kostenrechnung: Anpassung an neue Rahmenbedingungen, 2008
343 Vgl. dazu Crasselt / Heitmann / Maier 2016, S. 13.

externen, aber auch bei internen Abteilungsvergleichen (z. B. gleiche Kliniken einer Krankenhauskette) spielen dabei die genaue Definition und die Anpassung der Messzahlen und ihrer Ableitung aus der Kosten- und Leistungsrechnung eine wesentliche Rolle. Für die Steigerung der Performance ist die Durchführung von Benchmarkingprozessen eine wichtige Grundlage, da sich daraus erhebliche positive Wirkungen ableiten lassen.[344]

4.1 InEK Betriebsvergleich bzw. Benchmarking

Eine besondere Form des Betriebsvergleichs im Krankenhaus stellt der Performance-Vergleich mit den InEK-Referenzwerten[345] dar. Allgemein lässt sich dies auch als externes Benchmarking klassifizieren.[346] Im DRG-System werden medizinische Behandlungsleistungen anhand von Fallpauschalen vergütet, die sich am durchschnittlichen Kostenniveau der beteiligten Akutkrankenhäuser für die Erbringung der Leistung orientieren. Langfristig erfolgreich ist das Krankenhaus nur, wenn es seine Leistungen mit unterdurchschnittlichen Kosten und unter Einhaltung der Qualitätsanforderungen erbringt. Aus diesem Grund ist es ein guter Performance-Indikator, wenn das Krankenhaus seine eigenen Kostenpositionen mit den Werten der InEK-Matrix vergleicht und damit Leistungslücken identifiziert und daraus die Suche nach Verbesserungspotenzialen resultiert. Ein weiterer Vorteil dieses Ansatzes ist die freie Zugänglichkeit der Daten der DRG-Matrix.[347] Ein Nachteil kann u. U. der Zeitversatz von ca. 18–24 Monaten bis zur Veröffentlichung der Daten sein, in diesem Zeitraum können sich die Kostenstrukturen (u. a. Preisverfall bei Medizinprodukten) schon wieder verschoben haben.

Ein zusätzlicher Wert des INEK Benchmarks ergibt sich aus der Größe der Grundgesamtheit, aus der die Werte ermittelt werden. Sie zeigen einen Durchschnitt unterschiedlicher Krankenhäuser auf, außerdem wurde durch das KHSG die Repräsentativität der Stichprobe durch eine Teilnahmeverpflichtung von Krankenhäusern erhöht (»geschichtete Stichprobe«).[348] Nicht übersehen werden darf aber, dass der Vergleich sich aus den geschilderten Gründen mit einem Durchschnittswert des Ressourcenverbrauchs und Werteverzehrs und nicht, wie im Benchmarking propagiert, mit einer Spitzenleistung oder dem Klassenbesten

---

344 Vgl. dazu u. a. Crasselt / Heitmann / Maier 2016, S. 13.
345 Vgl dazu u. a. Hesse, H., Leve, J., Goerdeler, P. & Zapp, W. (2013): Benchmarking im Krankenhaus – Controlling auf der Basis von InEK-Kostendaten
346 Vgl. Hesse, H., Leve, J., Goerdeler, P. & Zapp, W.: Benchmarking im Krankenhaus – Controlling auf der Basis von InEK-Kostendaten, 2013, S. 9.
347 Vgl. dazu http://www.g-drg.de/Kalkulation2/DRG-Fallpauschalen_17b_KHG
348 Vgl. dazu KHSG und auch http://www.g-drg.de/Kalkulation2/Erhoehung_der_Repraes entativitaet_der_Kalkulation

ergibt.[349] Es ist vielmehr davon auszugehen, dass die eigene Leistungslücke zu den Best Practice Krankenhäusern noch deutlich höher ist.

Trotzdem können durch den Vergleich mit den InEK Benchmarks die Wirtschaftlichkeit der eigenen Leistungserbringung und bestehende Leistungslücken ermittelt werden und dadurch Optimierungspotenziale aufgedeckt werden. Als günstig erweist sich auch die Tatsache, dass die Werte in genormter Weise in regelmäßigen Abständen (Jahresrhythmus) neu erhoben werden und damit für ein kontinuierliches Benchmarking zur Verfügung stehen.

4.2 Andere Benchmarkingansätze

Das InEK Benchmarking ist ein wichtiger Ansatz zur Performance Optimierung von Krankenhäusern. Gleichwohl hat es, wie beschrieben, einige systematische Schwachstellen. Aus diesem Grund scheint es angezeigt, weitere Benchmarkingvergleiche durchzuführen, um Spitzenleistungen identifizieren zu können und dauerhaft die eigene Leistungsfähigkeit zu steigern.

Dabei können Benchmarkingprojekte sowohl anlassbezogen, z. B. um die Performance eines bestimmten Prozesses (z. B. innerbetriebliche Logistik) zu steigern, aber auch flächendeckend durchgeführt werden. In diesem Falle sind Daten der Kosten- und Leistungsrechnung und Kennzahlen, die daraus ableitbar sind, meist eine wesentliche geeignete Quelle, um Benchmarks zu ermitteln.

Benchmarkingprojekte werden teilweise von privaten Betreibern, Krankenhauszweckverbünden und in anderen Kooperationsformen angeboten und durchgeführt. Für die erfolgreiche Identifikation der Spitzenleistungen und zur Schließung der Leistungslücken ist aber eine Standardisierung der verwendeten Benchmarkingmesszahlen und der ermittelten -werte die wesentliche Voraussetzung. Benchmarkingprozesse scheitern normalerweise nicht an strukturellen Unterschieden, deren Relevanz ist ermittelbar, sondern in der Regel an der schlechten und ungenügenden Datendefinition und -erhebung. Aus diesem Grund wäre ein Standardsetting für Benchmarks von Krankenhäusern ein wichtiger Ansatz zur Verbesserung der Benchmarkingansätze.

---

349 Vgl dazu Hesse, H., Leve, J., Goerdeler, P. & Zapp, W.: Benchmarking im Krankenhaus – Controlling auf der Basis von InEK-Kostendaten, 2013, S. 9.

5 Balanced Scorecard (BSC) als Steuerungsinstrument

Die Balanced Scorecard (BSC) ist eine Methodik zur Operationalisierung einer von der Geschäftsführung entwickelten Unternehmensstrategie. Von ihrem Ansatz her stellt sie ein Bindeglied zwischen der Strategiebildung und der Strategieumsetzung dar. Sie dient der Kommunikation der Strategie und ist eine Methode zur Bestimmung der Notwendigkeit mittel- und kurzfristiger Steuerungsmaßnahmen in der Organisation auf Grundlage der strategischen Erfordernisse. In der Praxis wird sie zunehmend eingesetzt[350] und gilt als Ansatz zur Schließung der Lücke zwischen der operativen und strategischen Steuerung.[351] Dies bedeutet u. a. auch, dass Informationen aus der Kosten- und Leistungsrechnung in die Bewertung der strategischen Maßnahmenplanung und Zielerreichung einfließen.

Die BSC ist ein Steuerungselement, das durch seine Betrachtungsvielfalt zur qualitativen und quantitativen Verbesserung beitragen soll und damit die Erreichung unterschiedlicher strategischer Ziele unterstützt. Sie eignet sich aus diesem Grund insbesondere zum Einsatz in Gesundheitsbetrieben, die ein mehr- sowie multidimensionales Zielsystem verfolgen.[352]

Die Entwicklung der BSC geht auf die beiden US-Amerikaner Kaplan und Norton zurück, die diese Methodik Anfang der 1990 Jahre erarbeiteten.[353] Bei der BSC handelt es sich um ein Steuerungssystem für Unternehmungen und Organisationen, das auf der Annahme fußt, dass die Finanz- und Erfolgskennzahlen nur einen Teil der Unternehmensrealität abbilden. Außerdem stellen sie häufig lediglich eine retrospektive Betrachtung dar und lassen insbesondere zukünftige Entwicklungen und Potenziale unberücksichtigt.[354]

Aus diesem Grund entwickelten Kaplan und Norton diese Methodik zur mehrdimensionalen Betrachtung von Organisationen, die, neben der rein finanziellen Perspektive, auch die Prozess-, Lern-, und Kundensicht als Perspektiven in die Betrachtung mit einbezieht. Dabei dient die BSC nicht nur zur Informa-

---

350 Vgl. u. a. Drucker (1990); Fischbach / Spitaler (2004); Badelt / Meyer / Simsa (2007) oder auch: Badura / Schröder / Vetter (2009), S. 127–136.
351 Dabei darf allerdings auch nicht übersehen werden, dass in Gesprächen mit Praktikern immer wieder Ernüchterung über den Aufwand zur Entwicklung und Umsetzung sowie den daraus resultierenden beschränkten »praktischen« Nutzen geäußert wird. Vgl. u. a. Horváth et. al. (2009), S. 116-171; Niven (2005); Horvath & Partner (2004), S. 22-27.
352 Vgl. u. a. Teterin (2006), S. 35-45; Witt / Purtschert /Schauer (2004), S. 17-27.
353 Kaplan / Norton (1992), S. 71-79; Kaplan / Norton (1993), S. 134-147.
354 Vgl. u. a. Coenenberg / Salfeld (2003).

tion des Managements. Es werden auch Vorgaben und Maßnahmen mit einbezogen, die als Meilensteine für die Umsetzung der Strategie erarbeitet werden.[355]

Die BSC besitzt durch die beschriebene Betrachtungsvielfalt und den damit verbundenen expliziten Einbezug eines mehrdimensionalen Zielsystems der Organisation eine große Beliebtheit bei Non-Profit-Organisationen und Betrieben der Gesundheitswirtschaft, die neben den rein finanziellen Aspekten weitere Perspektiven in ihrem Zielsystem verankert haben.[356] Die Ziele für Organisationen in diesem Bereich werden meist mit einem Zieldreieck beschrieben.[357] Dabei sind natürlich Zielkonflikte[358] auch innerhalb der BSC nicht immer auszuschließen bzw. sind sie auch im Zielbildungsprozess nicht vollständig eliminierbar.

Bei konsequenter Anwendung und Umsetzung der wirtschaftlichen Prinzipien wird relativ schnell deutlich, dass ein rationales Verhalten zur Lösung dieser Konflikte nur durch die konsequente Anwendung des Wirtschaftlichkeitsprinzips (Minimal- bzw. Maximalprinzips) durchgeführt werden kann. Dabei muss ein Faktor als konstant definiert werden, bspw. die Forderung nach einer »befriedigenden Qualität des Outputs«, der andere Faktor kann dann entsprechend optimiert werden – in diesem Falle würde dies bedeuten, die »Kosten der Input-Faktoren« zu minimieren.

In einer BSC lassen sich von ihrer grundsätzlichen Konstruktion solche Zielkonflikte relativ gut abbilden, wenn die angestrebten Zielwerte mit entsprechenden Vorgaben und Maßnahmen verknüpft sind.

---

355 Vgl. Kaplan / Norton (1996); Kaplan / Norton (2001), S. 133-161; Horvath & Partner (2004), S. 37-75 und 121-152.
356 Beispielhafte Einsatzformen sind u. a. in ▶ Kap. 4.1.3 und ▶ Kap. 4.7.3 beschrieben.
357 ▶ Kap. V 1
358 Vgl. u. a. Gethmann (2004), S.109-185; Schreyögg (2004), S. 1675-1680; MacDonald / McDonald / Wayne (2002), S. 67-74.

VI Neue Entwicklungen in der Steuerungssystematik

1 Qualitätsberichterstattung

Seit 2005 sind alle nach § 108 SGB V zugelassenen Krankenhäuser gesetzlich dazu verpflichtet, in Qualitätsberichten gemäß § 137 SGB V über ihre Arbeit zu informieren. Der Gemeinsame Bundesausschuss (G-BA) legt im Auftrag des Gesetzgebers fest, welche Informationen Qualitätsberichte enthalten und wie sie gegliedert und bereitgestellt werden müssen.[359] Sie enthalten u. a. Angaben zum Diagnose- und Behandlungsspektrum (kodiert nach ICD-10 mit Angabe der OPS), zur Häufigkeit einer Behandlung, zur Personalausstattung und Anzahl der Komplikationen sowie zur Barrierefreiheit.

Die Krankenhäuser informieren mit diesen Berichten Patienten, Versicherte, einweisende Ärzte und Krankenkassen über die definierten qualitätsrelevanten Kenngrößen ihrer Häuser. Die Informationspflichten wurden und werden durch die neuen Regelungen des KHSG zukünftig weiter erhöht und präzisiert (vgl. § 6 KHSG). Der G-BA hat zur Entwicklung neuer Qualitätsparameter das Institut für Qualitätssicherung und Transparenz im Gesundheitswesen (IQTIG) eingerichtet, dadurch soll die Transparenz des Leistungsgeschehens weiter erhöht werden.

Die Angaben in den Qualitätsberichten lassen sich nutzen, um die qualitative Leistungsfähigkeit von Krankenhäusern zu vergleichen, allerdings bilden die Indikatoren meist nur einen Ausschnitt des Leistungsspektrums ab. Daneben haben sich in den letzten Jahren On- und Offline-Rankings herausgebildet, die die Qualität von Krankenhäusern vergleichen. Beispielhaft lassen sich dafür die Rankings folgender Institutionen nennen: Techniker Krankenkasse, Qualitätskliniken.de, Focus, Weisse Liste der AOK & BARMER GEK. Auch diese Rankings geben aber nur Ausschnitte wieder und fokussieren auf bestimmte Aspekte der Qualität (z. B. Patientenzufriedenheit, Strukturqualität). Die Qualitätsermittlung, sowohl bei der Struktur-, Prozess- und insbesondere auch der Ergebnisqualität, wird in den nächsten Jahren aber zunehmend an Bedeutung gewinnen und zu einem an Relevanz zunehmenden Bereich der Berichterstattung von Krankenhäusern werden.

---

[359] https://www.gesetze-im-internet.de/sgb_5/__136b.html, zuletzt aufgerufen am 17.01.2021

2 Nachhaltigkeitsberichterstattung

Der »European Green Deal« und die Initiativen zur Entwicklung der nichtfinanziellen Berichterstattung zur Nachhaltigkeitsberichterstattung auf europäischer Ebene ab 2023 werden auch für Gesundheitsbetriebe und Krankenhäuser vermehrt verpflichtende Berichterstattungen über das Thema Nachhaltigkeit einfordern. Dies geht sogar so weit, dass ein Trend erkennbar ist finanzielle und nachhaltigkeitsbezogene Berichterstattung gleichzustellen.[360]

Seit 2014 verpflichtet die Europäische Union (EU) Unternehmen, über Aspekte der Nachhaltigkeit zu berichten. Die EU verabschiedete dazu die CSR-Richtlinie 2014/95/EU, die die Pflichten der Unternehmen zur nicht-finanziellen Berichterstattung erweiterte. Ab dem 6. Dezember 2016 musste diese Richtlinie in nationales Recht umgesetzt werden. Die Fassung in nationales Recht vom 08.03.2017 zum Entwurf eines Gesetzes zur Stärkung der nichtfinanziellen Berichterstattung der Unternehmen in ihren Lage- und Konzernlageberichten stellt im Wesentlichen eine getreue Umsetzung der EU-Richtlinie vor.[361]

Das bedeutet: Seit dem 1. Januar 2017 müssen nur kapitalmarktorientierte Unternehmen und sogenannte große Kapitalgesellschaften, Kreditinstitute und Versicherungen mit einer Bilanzsumme von mindestens 20 Mio. Euro oder Umsatzerlösen von mindestens 40 Mio. Euro sowie mehr als 500 Mitarbeitern verpflichtend einen Nachhaltigkeits- oder CSR-Bericht veröffentlichen. Dies betrifft direkt und indirekt einige der großen Klinikketten in privater Trägerschaft und ggf. weitere Klinikverbünde (Kriterium der Kapitalmarktorientierung relevant). Beginnend mit dem Berichtsjahr 2023 sollen aber 2024 die Kriterien deutlich verändert werden. Es gilt nach jetzigem Stand, dass dann alle Betriebe ab 250 Beschäftigte einen Nachhaltigkeitsbericht veröffentlichen müssen. Der Nachhaltigkeitsbericht wird dann Teil des Lageberichts des Unternehmens.[362] Die genauen Inhalte sind noch nicht festgelegt.

Doch nicht nur direkt verpflichtete, große Unternehmen sind von der neuen Richtlinie betroffen. Denn im Nachhaltigkeitsbericht müssen auch Informationen über die Lieferkette veröffentlicht werden. Dadurch sind auch kleinere Un-

---

360 Vgl. dazu u. a. die Stellungnahme vom 21. April 2021 des Deutschen Rechnungslegungsstandards Committee e. V.: https://www.drsc.de/news/eu-kommissionsvorschlag-nfrd-ii/, Zugriff am 07.01.2021
361 http://www.bmjv.de/SharedDocs/Gesetzgebungsverfahren/Dokumente/RegE_CSR-Richtlinie.pdf?__blob=publicationFile&v=1, Zugriff am 07.01.2021
362 Vgl. dazu RICHTLINIE DES EUROPÄISCHEN PARLAMENTS UND DES RATES zur Änderung der Richtlinien 2013/34/EU, 2004/109/EG und 2006/43/EG und der Verordnung (EU) Nr. 537/2014

ternehmen, die als Zulieferer fungieren, aufgefordert, Daten zu erheben. Selbst wenn diese kleineren Unternehmen nicht zwingend einen Nachhaltigkeitsbericht veröffentlichen müssen, bietet sich dies an, da die Daten zur Verfügung stehen und schon aufbereitet sind.

Die EU-Richtlinie macht wenig inhaltliche Angaben, was zu berichten ist. Grundlegend soll der Nachhaltigkeitsbericht Informationen zu Umwelt-, Sozial- und Arbeitnehmerbelangen sowie die Achtung der Menschenrechte und die Bekämpfung von Korruption und Bestechung thematisieren. Für die Umsetzung in deutsches Recht ist außerdem eine Erweiterung um Themen wie Verbraucherinformation und -aufklärung, Datenschutz und Beschwerdemanagement vorgesehen. All dies sind Bereiche, die für Krankenhäuser auch aus anderen Gründen von großer Bedeutung sind. Nach Auffassung des Nachhaltigkeitsrates deckt der Deutsche Nachhaltigkeitskodex den jetzigen Stand des Gesetzesentwurfs ab oder geht sogar darüber hinaus. Auch die Leitlinien der Global Reporting Initiative (GRI) decken alle verlangten Aspekte ab.[363]

Der CSR-Bericht kann derzeit noch sowohl als Teil des Lageberichts im Geschäftsbericht als auch als eigenständiger nichtfinanzieller Bericht (Nachhaltigkeitsbericht) veröffentlicht werden. Weder die EU-Richtlinie noch der Referentenentwurf sehen bisher eine inhaltliche Prüfung der CSR-Berichte vor. Es wird also lediglich geprüft, ob die betroffenen Unternehmen den Bericht innerhalb der Frist von sechs Monaten nach Ende des Geschäftsjahres vorgelegt haben.

Inhaltlich umfasst die bisherige Nachhaltigkeitsberichterstattung (Nichtfinanzielle Erklärung) die Ermittlung, die Veröffentlichung und die Rechenschaftslegung der unternehmerischen Leistung gegenüber internen und externen Stakeholdern im Hinblick auf die Ziele einer nachhaltigen Entwicklung. Der Begriff der »Nachhaltigkeitsberichterstattung« ist sehr breit gefasst. Er wird synonym mit anderen Begriffen verwendet, die für die Berichterstattung ökonomischer, ökologischer und gesellschaftlicher/sozialer Auswirkungen der Organisation stehen.

---

363 Vgl. dazu u. a. folgende http://www.deutscher-nachhaltigkeitskodex.de/de/dnk/eu-berichtspflicht.html, Zugriff am 07.01.2021

VII Anhang

1 Kontenrahmen (Kontenklassen 0–8) lt. Anlage 4 der KHBV

Der Kontenrahmen ist die Grundlage der ordnungsgemäßen kaufmännischen Buchführung und Bilanzierung. Er schafft die Voraussetzungen für eine systematisierte Zuordnung von Einnahmen und Ausgaben bzw. von Erträgen und Aufwendungen. Er ist gleichzeitig Grundlage für die Erstellung des Kosten- und Leistungsnachweises nach der BPflV und soll die Durchführung von Betriebsvergleichen zwischen Krankenhäusern fördern.

Der als Anlage 4 der KHBV beigefügte Kontenrahmen ist auf diese Erfordernisse abgestellt und trägt den verschiedenen Rechts- und Betriebsformen, -größen und -zusammensetzungen der Krankenhäuser Rechnung. Er ist gemäß § 1 Abs. 1 Satz 1 KHBV für die Krankenhäuser verbindlich. Die Konten der Buchführung sind nach diesem Kontenrahmen einzurichten, es sei denn, dass durch ein ordnungsmäßiges Überleitungsverfahren die Umschlüsselung von einem anderen Kontenrahmen auf diesen Kontenrahmen sichergestellt wird (§ 3 Satz 2 KHBV). Auf Grund dieser Überleitungsvorschrift empfiehlt es sich für die Krankenhäuser, keinen anderen Kontenrahmen einzurichten, sondern den nach der KHBV vorgeschriebenen anzuwenden.

Der Kontenrahmen geht von dem Abschlussgliederungsprinzip aus und trägt somit den Erfordernissen des Jahresabschlusses Rechnung. Er richtet sich innerhalb der Finanzbuchhaltung an den Positionen der Bilanz sowie der Gewinn- und Verlustrechnung aus, sodass die Aufstellung der Bilanz und der Gewinn- und Verlustrechnung unmittelbar aus den Kontengruppen der Finanzbuchhaltung möglich ist. Die Kosten- und Leistungsrechnung wird dabei von der Finanzbuchhaltung getrennt und im Kostenstellenrahmen für die Kosten- und Leistungsrechnung in der Anlage 5 zur KHBV (Kontenklasse 9) gesondert aufgeführt (vgl. Anlage 3). Der Kontenrahmen ordnet die Vielzahl der Konten und legt deren Inhalt fest. Er ist, wie allgemein üblich, nach der Dezimalklassifikation aufgebaut. Dadurch werden sowohl Zusammenfassungen als auch Erweiterungen ermöglicht. Im Rahmen der besonderen Erfordernisse eines Krankenhauses kann durch die Ausnutzung freier Kontengruppen oder durch Anhängen weiterer Ziffern der Spielraum für den Kontenplan erweitert werden. Die im Kontenrahmen als »frei« bezeichneten Kontengruppen, Kontenuntergruppen und Konten sind jedoch frei zu halten. Sie unterliegen nicht der Disposition des Krankenhauses.

Es enthalten die Kontenklassen

0 und 1	die aktiven Bestandsposten der Bilanz,
2 und 3	die passiven Bestandsposten der Bilanz,
4 und 5	die Erträge der Gewinn- und Verlustrechnung,
6 und 7	die Aufwendungen der Gewinn- und Verlustrechnung,
8	die Eröffnungs- und Abschlusskonten sowie die Abgrenzungskonten zur Kosten- und Leistungsrechnung.

Da der Kontenrahmen nur ein generelles Ordnungsschema ist, wird den betriebsindividuellen Erfordernissen der einzelnen Krankenhäuser durch einen Musterkontenplan Rechnung getragen, der aus dem vorliegenden Kontenrahmen abgeleitet ist. Eingearbeitet in den folgenden Kontenrahmen sind daher nur die Zuordnungsvorschriften zum Kontenrahmen, die wie der Kontenrahmen selbst Verordnungsqualität haben.

Anlage 4

Kontenrahmen für die Buchführung

(Kontenklasse 0–8)

Kontenklasse 0: Ausstehende Einlagen und Anlagevermögen

01	**Grundstücke und grundstücksgleiche Rechte mit Betriebsbauten**
010	Bebaute Grundstücke
011	Betriebsbauten
012	Außenanlagen
02	**frei**
03	**Grundstücke und grundstücksgleiche Rechte mit Wohnbauten**
030	Bebaute Grundstücke
031	Wohnbauten
032	Außenanlagen
04	**Grundstücke und grundstücksgleiche Rechte ohne Bauten**
05	**Bauten auf fremden Grundstücken**
050	Betriebsbauten
051	frei
052	Wohnbauten
053	Außenanlagen
06	**Technische Anlagen**
060	in Betriebsbauten
061	frei
062	in Wohnbauten
063	in Außenanlagen
07	**Einrichtungen und Ausstattungen**
070	in Betriebsbauten
071	frei
072	in Wohnbauten
076	Gebrauchsgüter
0761	Wiederbeschaffte, geringwertige Gebrauchsgüter (mit Anschaffungs- oder Herstellungskosten ohne Umsatzsteuer von mehr als 51 bis 410 Euro)
0762	Wiederbeschaffte Gebrauchsgüter mit Anschaffungs- oder Herstellungskosten ohne Umsatzsteuer von mehr als 410 Euro
077	Festwerte in Betriebsbauten
078	frei
079	Festwerte in Wohnbauten
08	**Anlagen im Bau und Anzahlungen auf Anlagen**
080	Betriebsbauten
081	frei
082	Wohnbauten
09	**Immaterielle Vermögensgegenstände, Beteiligungen und andere Finanzanlagen**
090	Immaterielle Vermögensgegenstände
0901	Selbst geschaffene gewerbliche Schutzrechte und ähnliche Rechte und Werte
0902	entgeltlich erworbene Konzessionen, gewerbliche Schutzrechte und ähnliche Rechte und Werte sowie Lizenzen an solchen Rechten und Werten
0903	Geschäfts- oder Firmenwert
091	geleistete Anzahlungen
092	Anteile an verbundenen Unternehmer*)
093	Ausleihungen an verbundene Unternehmen*)
094	Beteiligungen
095	Ausleihungen an Unternehmen, mit denen ein Beteiligungsverhältnis besteht*)
096	Wertpapiere des Anlagevermögens
097	Sonstige Finanzanlagen

Kontenklasse 1: Umlaufvermögen, Rechnungsabgrenzung

10	**Vorräte**
100	Vorräte an Lebensmitteln
101	Vorräte des medizinischen Bedarfs
102	Vorräte an Betriebsstoffen
103	Vorräte des Wirtschaftsbedarfs
104	Vorräte des Verwaltungsbedarfs
105	Sonstige Roh-, Hilfs- und Betriebsstoffe
106	Unfertige Erzeugnisse, unfertige Leistungen
107	Fertige Erzeugnisse, Waren
11	**Geleistete Anzahlungen** (soweit nicht in Kontengruppe 08 auszuweisen)

VII Anhang

12	Forderungen aus Lieferungen und Leistungen	200	Gezeichnetes/festgesetztes Kapital
		2001	Gezeichnetes Kapital/festgesetztes Kapital
13	Schecks, Kassenbestand, Bundesbank- und Postgiroguthaben, Guthaben bei Kreditinstituten	2002	Nicht eingeforderte ausstehende Einlagen
		2003	Eingefordertes Kapital
		201	Kapitalrücklagen
14	Wertpapiere des Umlaufvermögens	202	Gewinnrücklagen
		203	Gewinnvortrag/Verlustvortrag
140	Anteile an verbundenen Unternehmen*)	204	Jahresüberschuss/Jahresfehlbetrag
15	Forderungen nach dem Krankenhausfinanzierungsrecht	21	Sonderposten aus Zuwendungen Dritter
150	Forderungen nach dem KHG		
151	Forderungen nach der Bundespflegesatzverordnung	22	Sonderposten aus Fördermitteln nach dem KHG
16	Sonstige Vermögensgegenstände	23	Sonderposten aus Zuweisungen und Zuschüssen der öffentlichen Hand
160	Forderungen an Gesellschafter bzw. den Krankenhausträger	24	Ausgleichsposten aus Darlehensförderung
161	Forderungen gegen verbundene Unternehmen*)	27	Pensionsrückstellungen
162	Forderungen gegen Unternehmen, mit denen ein Beteiligungsverhältnis besteht*)	28	Andere Rückstellungen
		280	Steuerrückstellungen
163	Andere sonstige Vermögensgegenstände	281	Sonstige Rückstellungen
164	Eingefordertes, noch nicht eingezahltes Kapital	29	frei

Kontenklasse 3: Verbindlichkeiten, Rechnungsabgrenzung

17	Rechnungsabgrenzung		
170	Disagio		
171	Andere Abgrenzungsposten	30	frei für spätere Entwicklungen
18	Ausgleichsposten nach dem KHG	31	frei für spätere Entwicklungen
180	Ausgleichsposten aus Darlehensförderung	32	Verbindlichkeiten aus Lieferungen und Leistungen
181	Ausgleichsposten für Eigenmittelförderung	33	Verbindlichkeiten aus der Annahme gezogener Wechsel und der Ausstellung eigener Wechsel
19	Aktive latente Steuern, Aktiver Unterschiedsbetrag aus der Vermögensverrechnung		
190	Aktive latente Steuern	34	Verbindlichkeiten gegenüber Kreditinstituten
191	Aktiver Unterschiedsbetrag aus der Vermögensverrechnung	35	Verbindlichkeiten nach dem Krankenhausfinanzierungsrecht

Kontenklasse 2: Eigenkapital, Sonderposten, Rückstellungen

		350	Verbindlichkeiten nach dem KHG
20	Eigenkapital	351	Verbindlichkeiten nach der Bundespflegesatzverordnung

36	Erhaltene Anzahlungen	411		Erlöse aus gesondert berechneter Unterkunft
37	Sonstige Verbindlichkeiten	413		Erlöse aus sonstigen nichtärztlichen Wahlleistungen
370	Verbindlichkeiten gegenüber Gesellschaftern bzw. dem Krankenhausträger			
371	Verbindlichkeiten aus sonstigen Zuwendungen zur Finanzierung des Sachanlagevermögens	42		**Erlöse aus ambulanten Leistungen des Krankenhauses**
		420		Erlöse aus Krankenhausambulanzen
372	Verbindlichkeiten gegenüber verbundenen Unternehmen*)	421		Erlöse aus Chefarztambulanzen einschl. Sachkosten
373	Verbindlichkeiten gegenüber Unternehmen, mit denen ein Beteiligungsverhältnis besteht*)	422		Erlöse aus ambulanten Operationen nach § 115b SGB V
374	Andere sonstige Verbindlichkeiten	43		**Nutzungsentgelte (Kostenerstattung und Vorteilsausgleich) und sonstige Abgaben der Ärzte**
38	Rechnungsabgrenzung			
39	Passive latente Steuern	430		Nutzungsentgelte für wahlärztliche Leistungen
Kontenklasse 4: Betriebliche Erträge		431		Nutzungsentgelte für von Ärzten berechnete ambulante ärztliche Leistungen
40	**Erlöse aus Krankenhausleistungen**			
400	Erlöse aus tagesgleichen Pflegesätzen	433		Nutzungsentgelte der Belegärzte
		434		Nutzungsentgelte für Gutachtertätigkeit u. ä.
4001	Erlöse aus Basispflegesatz, vollstationär	435		Nutzungsentgelte für die anteilige Abschreibung medizinisch-technischer Großgeräte
4003	Erlöse auf Abteilungspflegesätzen, vollstationär			
4004	Erlöse auf Abteilungspflegesätzen, teilstationär	44		**Rückvergütungen, Vergütungen und Sachbezüge**
4005	Erlöse auf Pflegesätzen für besondere Einrichtungen, vollstationär	440		Erstattungen des Personals für freie Station
4006	Erlöse auf Pflegesätzen für besondere Einrichtungen, teilstationär	441		Erstattungen des Personals für Unterkunft
401	Erlöse aus Fallpauschalen und Sonderentgelten	442		Erstattungen des Personals für Verpflegung
4010	Erlöse aus Fallpauschalen	443		Erstattungen des Personals für sonstige Leistungen
4011	Erlöse aus Sonderentgelten			
402	Erlöse aus vor- und nachstationärer Behandlung	45		**Erträge aus Hilfs- und Nebenbetrieben, Notarztdienst**
4020	Erlöse aus vorstat. Behandlung nach § 115a SGB V	450		aus Hilfsbetrieben
		451		aus Nebenbetrieben
4021	Erlöse aus nachstat. Behandlung nach § 115a SGB V	452		aus der Bereitstellung von Krankenhausärzten für den Notarztdienst
403	Erlöse aus Ausbildungskostenumlage			
404	Ausgleichsbeträge nach BPflV			
405	Zuschlag nach § 18b KHG	46		**Erträge aus Fördermitteln nach dem KHG**
41	**Erlöse aus Wahlleistungen**	460		Fördermittel, die zu passivieren sind
410	Erlöse aus wahlärztlichen Leistungen	461		Sonstige Fördermittel

VII Anhang

47	Zuweisungen und Zuschüsse der öffentlichen Hand sowie Zuwendungen Dritter
470	Zuweisungen und Zuschüsse der öffentlichen Hand zur Finanzierung von Investitionen (soweit nicht unter 46)
471	Zuwendungen Dritter zur Finanzierung von Investitionen
472	Zuweisungen und Zuschüsse der öffentlichen Hand zur Finanzierung laufender Aufwendungen
473	Zuwendungen Dritter zur Finanzierung laufender Aufwendungen
48	Erträge aus der Einstellung von Ausgleichsposten aus Darlehensförderung und für Eigenmittelförderung
49	Erträge aus der Auflösung von Sonderposten, Verbindlichkeiten nach dem KHG und Ausgleichsposten aus Darlehensförderung
490	aus der Auflösung von Sonderposten aus Fördermitteln nach dem KHG, zweckentsprechend verwendet
491	aus der Auflösung von Sonderposten aus Zuweisungen und Zuschüssen der öffentlichen Hand
492	aus der Auflösung von Ausgleichsposten aus Darlehensförderung

Kontenklasse 5: Andere Erträge

50	Erträge aus Beteiligungen und anderen Finanzanlagen
500	Erträge aus Beteiligungen
5000	Erträge aus Beteiligungen an verbundenen Unternehmen*)
501	Erträge aus anderen Finanzanlagen
5010	Erträge aus anderen Finanzanlagen in verbundenen Unternehmen*)
51	Sonstige Zinsen und ähnliche Erträge
510	Sonstige Zinsen und ähnliche Erträge aus verbundenen Unternehmen*)
52	Erträge aus dem Abgang von Gegenständen des Anlagevermögens und aus Zuschreibungen zu Gegenständen des Anlagevermögens
520	Sachanlagevermögen
521	Finanzanlagevermögen
5210	Finanzanlagen in verbundenen Unternehmen*)
53	frei
54	Erträge aus der Auflösung von Rückstellungen
55	Bestandsveränderungen und andere aktivierte Eigenleistungen
550	Bestandsveränderungen der fertigen und unfertigen Erzeugnisse
551	Bestandsveränderungen der unfertigen Leistungen
552	Andere aktivierte Eigenleistungen
56	frei
57	Sonstige Erträge
58	Erträge aus Ausgleichsbeträgen für frühere Geschäftsjahre
59	Übrige Erträge
590	(weggefallen)
591	Periodenfremde Erträge
592	Spenden und ähnliche Zuwendungen

Kontenklasse 6: Aufwendungen

60	Löhne und Gehälter
6000	Ärztlicher Dienst
6001	Pflegedienst
6002	Medizinisch-technischer Dienst
6003	Funktionsdienst
6004	Klinisches Hauspersonal
6005	Wirtschafts- und Versorgungsdienst
6006	Technischer Dienst
6007	Verwaltungsdienst
6008	Sonderdienste
6010	Personal der Ausbildungsstätten
6011	Sonstiges Personal
6012	Nicht zurechenbare Personalkosten
61	Gesetzliche Sozialabgaben (Aufteilung wie 6000–6012)

1 Kontenrahmen (Kontenklassen 0–8) lt. Anlage 4 der KHBV

62	Aufwendungen für Altersversorgung (Aufteilung wie 6000–6012)			
63	Aufwendungen für Beihilfen und Unterstützungen (Aufteilung wie 6000–6012)			
64	Sonstige Personalaufwendungen (Aufteilung wie 6000–6012)			
65	Lebensmittel und bezogene Leistungen			
650	Lebensmittel			
651	Bezogene Leistungen			
66	Medizinischer Bedarf			
6600	Arzneimittel (außer Implantate und Dialysebedarf)			
6601	Kosten der Lieferapotheke			
6602	Blut, Blutkonserven und Blutplasma			
6603	Verbandmittel, Heil- und Hilfsmittel			
6604	Ärztliches und pflegerisches Verbrauchsmaterial, Instrumente			
6606	Narkose- und sonstiger OP-Bedarf			
6607	Bedarf für Röntgen- und Nuklearmedizin			
6608	Laborbedarf			
6609	Untersuchungen in fremden Instituten			
6610	Bedarf für EKG, EEG, Sonographie			
6611	Bedarf der physikalischen Therapie			
6612	Apothekenbedarf, Desinfektionsmaterial			
6613	Implantate			
6614	Transplantate			
6615	Dialysebedarf			
6616	Kosten für Krankentransporte (soweit nicht Durchlaufposten)			
6617	Sonstiger medizinischer Bedarf			
6618	Honorare für nicht im Krankenhaus angestellte Ärzte			
67	Wasser, Energie, Brennstoffe			
68	Wirtschaftsbedarf			
680	Materialaufwendungen			
681	Bezogene Leistungen			
69	Verwaltungsbedarf			

Kontenklasse 7: Aufwendungen

70	Aufwendungen für zentrale Dienstleistungen
700	Zentraler Verwaltungsdienst
701	Zentraler Gemeinschaftsdienst
71	Wiederbeschaffte Gebrauchsgüter (soweit Festwerte gebildet wurden)
72	Instandhaltung
720	Pflegesatzfähige Instandhaltung
7200	Instandhaltung im Sinne des § 17 Abs. 4b Satz 2 KHG, soweit nicht gefördert
7201	Instandhaltung Medizintechnik
7202	Instandhaltung Sonstiges
721	Nicht aktivierungsfähige, nach dem KHG geförderte Maßnahmen
73	Steuern, Abgaben, Versicherungen
730	Steuern
731	Sonstige Abgaben
732	Versicherungen
74	Zinsen und ähnliche Aufwendungen
740	Zinsen und ähnliche Aufwendungen für Betriebsmittelkredite
741	Zinsen und ähnliche Aufwendungen an verbundene Unternehmen
742	Zinsen und ähnliche Aufwendungen für sonstiges Fremdkapital
75	Auflösung von Ausgleichsposten und Zuführungen der Fördermittel nach dem KHG zu Sonderposten oder Verbindlichkeiten
750	Auflösung des Ausgleichspostens aus Darlehensförderung
751	Auflösung des Ausgleichspostens für Eigenmittelförderung
752	Zuführungen der Fördermittel nach dem KHG zu Sonderposten oder Verbindlichkeiten
753	Zuführung zu Ausgleichsposten aus Darlehensförderung
754	Zuführung von Zuweisungen oder Zuschüssen der öffentlichen Hand zu Sonderposten oder Verbindlichkeiten (soweit nicht unter KUGr. 752)

755	Zuführung der Nutzungsentgelte aus anteiligen Abschreibungen medizinisch-technischer Großgeräte zu Verbindlichkeiten nach dem KHG	83	frei
		84	frei
		85	Eröffnungs- und Abschlusskonten
76	**Abschreibungen**		
760	Abschreibungen auf immaterielle Vermögensgegenstände	86	Abgrenzung der Erträge, die nicht in die Kostenrechnung eingehen
761	Abschreibungen auf Sachanlagen		
7610	Abschreibungen auf wiederbeschaffte Gebrauchsgüter	87	Abgrenzung der Aufwendungen, die nicht in die Kostenrechnung eingehen
762	Abschreibungen auf Finanzanlagen und auf Wertpapiere des Umlaufvermögens	88	Kalkulatorische Kosten
763	Abschreibungen auf Forderungen	89	frei
764	Abschreibungen auf sonstige Vermögensgegenstände		
765	Abschreibungen auf Vermögensgegenstände des Umlaufvermögens, soweit diese die im Krankenhaus üblichen Abschreibungen überschreiten		

Zuordnungsvorschriften zum Kontenrahmen

77	**Aufwendungen für die Nutzung von Anlagegütern nach § 9 Abs. 2 Nr. 1 KHG**	Kontengruppe, -untergruppe bzw. Konto	
78	**Sonstige Aufwendungen**	03 und 052	Hier sind Wohnbauten zuzuordnen, die für den Krankenhausbetrieb nicht unerlässlich notwendig sind und deshalb nach dem KHG nicht gefördert werden. Sie müssen gegenüber Kontengruppe 01 und 050 ausreichend abgegrenzt werden.
781	Sachaufwand der Ausbildungsstätten		
782	Sonstiges		
7821	Aufwendungen aus Ausbildungsstätten-Umlage nach § 15 Abs. 3 BPflV		
79	**Übrige Aufwendungen**		
790	Aufwendungen aus Ausgleichsbeträgen für frühere Geschäftsjahre	150	Die Fördermittel sind mit Eingang des entsprechenden Bewilligungsbescheides als Forderung in Kontengruppe 15 mit Gegenbuchung im Ertrag, Kontengruppe 46, zu buchen. Zur Neutralisierung im Ergebnis des laufenden Geschäftsjahres werden
a) die für die Anschaffung von aktivierten Anlagegütern zweckentsprechend verwendeten Fördermittel bei Kontenuntergruppe 752 als Aufwendungen gebucht und mit der Gegenbuchung bei Kontengruppe 22 in die Sonderposten aus Fördermitteln nach KHG eingestellt;
791	Aufwendungen aus dem Abgang von Gegenständen des Anlagevermögens		
792	(weggefallen)		
793	Periodenfremde Aufwendungen		
794	Spenden und ähnliche Aufwendungen		

Kontenklasse 8:

80	frei
81	frei
82	frei

soweit über die als Forderungen aktivierten Fördermittel durch Vorfinanzierung verfügt wurde, ist der entsprechende Betrag ebenfalls als Sonderposten einzustellen.

b) die noch nicht zweckentsprechend verwendeten Fördermittel bei Kontenuntergruppe 752 als Aufwendungen gebucht und mit der Gegenbuchung bei Kontengruppe 350 als Verbindlichkeiten behandelt.

200 Bei einem nicht in der Rechtsform der Kapitalgesellschaft geführten Krankenhaus ist das Konto im Einklang mit § 5 Absatz 6 entsprechend anzupassen.

60 Vergütungen für Überstunden, Bereitschaftsdienst und Rufbereitschaft, Zuschläge, Zulagen, Sachbezüge für freie Station, Mutterhausabgaben und Gestellungsgelder sind der Kontengruppe 60 „Löhne und Gehälter" zuzuordnen. Aufwendungen für fremdes Personal sind den Konten zuzuordnen, die in Anlage 2 in den Klammerhinweisen unter Nr. 10 Buchstabe b „Aufwendungen für bezogene Leistungen" oder unter Nr. 20 „sonstige betriebliche Aufwendungen" genannt sind. Kosten für Fremdleistungen sind als Sachkosten bei der Kontengruppe 70 zu buchen.

6000 Vergütung an alle Ärzte. Vergütung an Ärzte im Praktikum, soweit diese auf die Besetzung im Ärztlichen Dienst angerechnet werden. An fremde Ärzte gezahlte Honorare sind dem Konto 6618 zuzuordnen.

6001 Vergütung an die Pflegedienstleitung und an Pflege- und Pflegehilfspersonal im stationären Bereich (Dienst am Krankenbett). Dazu gehören auch Pflegekräfte in Intensivpflege- und -behandlungseinheiten sowie Dialysestationen, ferner Vergütungen an Schüler und Stationssekretärinnen, soweit diese auf die Besetzung der Stationen mit Pflegepersonal angerechnet werden (siehe auch Konto 6011 „Sonstiges Personal"). Vergütungen für Pflegepersonal, das im medizinisch-technischen Dienst, Funktionsdienst, Wirtschafts- und Versorgungsdienst oder Verwaltungsdienst eingesetzt wird, sind auf die entsprechenden Konten (6002, 6003, 6005 und 6007) zu buchen.

6002 Vergütungen an Apothekenpersonal (Apotheker, pharmazeutisch-technische Assistentinnen, Apothekenhelferinnen, Laborantinnen, Dispensierschwestern)
Arzthelfer
Audiometristen
Bio-Ingenieure
Chemiker
Chemotechniker
Cytologieassistenten
Diätassistenten
EEG-Assistenten
Gesundheitsingenieure
Kardiotechniker
Krankengymnasten
Krankenhausingenieure
Laboranten
Logopäden
Masseure
Masseure und medizinische Bademeister
Medizinphysiker
Medizinisch-technische Assistenten
Medizinisch-technische Gehilfen
Medizinisch-technische Laboratoriumsassistenten
Medizinisch-technische Radiologieassistenten
Orthoptisten
Personal für die medizinische Dokumentation
Physiker
Physikalisch-technische Assistenten
Psychagogen
Psychologen
Nichtärztliche Psychotherapeuten
Schreibkräfte im ärztlichen und medizinisch-technischen Bereich

VII Anhang

Sonstige Kräfte im medizinisch-technischen Bereich
Sozialarbeiter
Tierpfleger und Sektionsgehilfen
Zahnärztliche Helferinnen
sowie vergleichbares medizinisch-technisches Personal

Zum medizinisch-technischen Behandlungsbereich gehören:
Apotheken, Laboratorien einschließlich Stationslaboratorien, Röntgen-, EKG-, EEG-, EMG-, Grundumsatzabteilungen, Bäder- und Massageabteilungen, elektrophysikalische Abteilungen, Sehschulen, Sprachschulen, Körperprüfabteilungen usw.

6003 Vergütungen an
Krankenpflegepersonal für Operationsdienst
Krankenpflegepersonal für Anästhesie
Hebammen und Entbindungspfleger; an fremde Hebammen und Entbindungspfleger gezahlte Honorare sind dem Konto 6617 zuzuordnen
Krankenpflegepersonal in der Ambulanz
Krankenpflegepersonal in Polikliniken
Krankenpflegepersonal im Bluttransfusionsdienst
Krankenpflegepersonal in der Funktionsdiagnostik
Krankenpflegepersonal in der Endoskopie
Kindergärtnerinnen, soweit zur Betreuung kranker Kinder eingesetzt
Krankentransportdienst
Beschäftigungstherapeuten (einschließlich Arbeitstherapeuten)
Personal der Zentralsterilisation

6004 Vergütungen an
Haus- und Reinigungspersonal der Kliniken und Stationen

6005 Vergütungen an Personal, das in folgenden Bereichen bzw. mit folgenden Funktionen eingesetzt wird:
Desinfektion
Handwerker (soweit nicht in Konto 6006)
Hausmeister
Hof- und Gartenarbeiter
Hol- und Bringedienste
Küchen- und Diätküchen (einschließlich Ernährungsberaterinnen)
Lager
Reinigungsdienst, ausgenommen klinisches Hauspersonal
Transportdienst (nicht Krankentransportdienst, siehe Konto 6003)
Wäscherei und Nähstube
Wirtschaftsbetriebe (z. B. Metzgereien, Schweinemästereien, Gärtnereien, Ökonomien)
Zentrale Bettenaufbereitung
Personal, das mit Verwaltungsarbeit beschäftigt ist, muss bei Konto 6007 ausgewiesen werden.

6006 Vergütungen an Personal, das in folgenden Bereichen bzw. mit folgenden Funktionen eingesetzt wird:
Betriebsingenieure
Einrichtungen zur Versorgung mit Heizwärme, Warm- und Kaltwasser, Frischluft, medizinischen Gasen, Strom
Technische Betriebsassistenten
Technische Servicezentren
Technische Zentralen
Instandhaltung, z. B. Maler, Tapezierer und sonstige Handwerker

6007 Vergütungen für das Personal der engeren und weiteren Verwaltung, der Registratur, ferner der technischen Verwaltung, soweit nicht bei Konto 6006 (z. B. Betriebsingenieur) erfasst, z. B.
Aufnahme- und Pflegekostenabteilung
Bewachungspersonal
Botendienste (Postdienst)
Büchereien
Einkaufsabteilung
Inventar- und Lagerverwaltung
Kasse und Buchhaltung (einschließlich Nebenbuchhaltung)

	Personalverwaltung Pförtner Planungsabteilung Registratur Statistische Abteilung Technische Verwaltung, soweit nicht bei Konto 6006 erfasst Telefonisten und Personal zur Bedienung zentraler Rufanlagen Verwaltungsleitung Verwaltungsschreibkräfte Wirtschaftsabteilung	62	Beiträge zur gesetzlichen Unfallversicherung zu buchen. In ihrer Höhe gesetzlich festgelegte Arbeitnehmeranteile, die ganz oder teilweise vom Arbeitgeber übernommen werden, sind als Löhne und Gehälter zu behandeln. (Aufteilung wie 6000–6012) Hier sind nur die Aufwendungen für Altersversorgung, und zwar Beiträge zu Ruhegehalts- und Zusatzversorgungskassen sowie anderen Versorgungseinrichtungen, ferner Ruhegehälter für ehemalige Mitarbeiter des Krankenhauses zu buchen. Alle übrigen freiwilligen Sozialleistungen gehören – soweit es nicht Beihilfen und Unterstützungen sind – zu den sonstigen Personalaufwendungen.
6008	Vergütungen an Oberinnen Hausschwestern Heimschwestern Schwestern in der Schwesternverwaltung Seelsorger Krankenhausfürsorger Mitarbeiter, die zur Betreuung des Personals und der Personalkinder eingesetzt sind	63 64	(Aufteilung wie 6000–6012) (Aufteilung wie 6000–6012) Sonstige Personalaufwendungen, wie Erstattungen von Fahrtkosten zum Arbeitsplatz und freiwillige soziale Leistungen an die Mitarbeiter (freiwillige Weihnachtsgeschenke, Jubiläumsgeschenke und -zuwendungen, Zuschuss zum Mittagessen).
6010	Vergütungen für Lehrkräfte, die für diese Tätigkeit einen Arbeits- oder Dienstvertrag haben (evtl. anteilig). Sonstige Entschädigungen, z. B. Honorare für nebenamtliche Lehrtätigkeit von Krankenhausmitarbeitern oder Honorare nicht fest eingestellter Lehrkräfte, sind dem Sachaufwand der Ausbildungsstätten (KUGr. 781) zuzuordnen.	6618	Honorare für nicht am Krankenhaus angestellte Ärzte sind in der Gewinn- und Verlustrechnung der Nr. 10 Buchstabe b zuzuordnen. Im Kosten- und Leistungsnachweis werden diese Aufwendungen unter dem „sonstigen medizinischen Bedarf" ausgewiesen.
6011	Vergütungen für Famuli Schülerinnen (Schülern, soweit diese auf die Besetzung der Stationen mit Pflegepersonal nicht angerechnet werden Vorschülerinnen Praktikantinnen und Praktikanten jeglicher Art, soweit nicht auf den Stellenplan einzelner Dienstarten angerechnet Taschengelder und ähnliche Zuwendungen		**Anlage 5** **Kostenstellenrahmen für die Kosten- und Leistungsrechnung**
		90	**Gemeinsame Kostenstellen**
		900	Gebäude einschließlich Grundstück und Außenanlagen
61	(Aufteilung wie 6000–6012) Hier sind die Arbeitgeberanteile zur Kranken-, Renten- und Arbeitslosenversicherung sowie die	901	Leitung und Verwaltung des Krankenhauses
		902	Werkstätten
		903	Nebenbetriebe

904	Personaleinrichtungen (für den Betrieb des Krankenhauses unerlässlich)	942	Unfallchirurgie
		943	Kinderchirurgie
		944	Endoprothetik
905	Aus-, Fort- und Weiterbildung	945	Gefäßchirurgie
906	Sozialdienst, Patientenbetreuung	946	Handchirurgie
907	frei	947	Plastische Chirurgie
908	frei	948	Thoraxchirurgie
909	frei	949	Herzchirurgie
		950	Urologie
91	**Versorgungseinrichtungen**	951	Orthopädie
910	Speisenversorgung	952	Neurochirurgie
911	Wäscheversorgung	953	Gynäkologie
912	Zentraler Reinigungsdienst	954	HNO und Augen
913	Versorgung mit Energie, Wasser, Brennstoffen	955	Neurologie
		956	Psychiatrie
914	Innerbetriebliche Transporte	957	Radiologie
915	frei	958	Dermatologie und Venerologie
916	frei	959	Zahn- und Kieferheilkunde, Mund- und Kieferchirurgie
917	Apotheke/Arzneimittelausgabestelle (ohne Herstellung)		
918	Zentrale Sterilisation		
919	frei	**96**	**Pflegefachbereiche – abweichende Pflegeintensität**
92	**Medizinische Institutionen**	960	Allgemeine Kostenstelle
920	Röntgendiagnostik und -therapie	961	Intensivüberwachung
921	Nukleardiagnostik und -therapie	962	Intensivbehandlung
922	Laboratorien	963	frei
923	Funktionsdiagnostik	964	Intensivmedizin
924	Sonstige diagnostische Einrichtungen	965	Minimalpflege
		966	Nachsorge
925	Anästhesie, OP-Einrichtungen und Kreißzimmer	967	Halbstationäre Leistungen – Tageskliniken
926	Physikalische Therapie	968	Halbstationäre Leistungen – Nachtkliniken
927	Sonstige therapeutische Einrichtungen		
		969	Chronisch- und Langzeitkranke
928	Pathologie		
929	Ambulanzen	**97**	**Sonstige Einrichtungen**
93–95	**Pflegefachbereiche – Normalpflege**	970	Personaleinrichtungen (für den Betrieb des Krankenhauses nicht unerlässlich)
930	Allgemeine Kostenstelle		
931	Allgemeine Innere Medizin	971	Ausbildung
932	Geriatrie	972	Forschung und Lehre
933	Kardiologie	973–979	frei
934	Allgemeine Nephrologie		
935	Hämodialyse/künstliche Niere (alternativ 962)	**98**	**Ausgliederungen**
		980	Ambulanzen
936	Gastroenterologie	981	Hilfs- und Nebenbetriebe
937	Pädiatrie	982–989	frei
938	Kinderkardiologie		
939	Infektion	**99**	**frei**
940	Lungen- und Bronchialheilkunde		
941	Allgemeine Chirurgie		

2 Kostenstellenrahmen lt. Anlage 5 der KHBV

90		Gemeinsame Kostenstellen
900		Gebäude einschließlich Grundstück und Außenanlagen
901		Leitung und Verwaltung des Krankenhauses
902		Werkstätten
903		Nebenbetriebe
904		Personaleinrichtungen (für den Betrieb des Krankenhauses unerläßlich)
905		Aus-, Fort- und Weiterbildung
906		Sozialdienst, Patientenbetreuung
907		frei
908		frei
909		frei
91		Versorgungseinrichtungen
910		Speisenversorgung
911		Wäscheversorgung
912		Zentraler Reinigungsdienst
913		Versorgung mit Energie, Wasser, Brennstoffen
914		Innerbetriebliche Transporte
915		frei
916		frei
917		Apotheke/Arzneimittelausgabestelle (ohne Herstellung)
918		Zentrale Sterilisation
919		frei
92		Medizinische Institutionen
920		Röntgendiagnostik und -therapie
921		Nukleardiagnostik und -therapie
922		Laboratorien
923		Funktionsdiagnostik
924		Sonstige diagnostische Einrichtungen
925		Anästhesie, OP-Einrichtungen und Kreißzimmer
926		Physikalische Therapie
927		Sonstige therapeutische Einrichtungen
928		Pathologie
929		Ambulanzen
93–95		Pflegefachbereiche – Normalpflege
930		Allgemeine Kostenstelle
931		Allgemeine Innere Medizin
932		Geriatrie

933	Kardiologie
934	Allgemeine Nephrologie
935	Hämodialyse/künstliche Niere (alternativ 962)
936	Gastroenterologie
937	Pädiatrie
938	Kinderkardiologie
939	Infektion
940	Lungen- und Bronchialheilkunde
941	Allgemeine Chirurgie
942	Unfallchirurgie
943	Kinderchirurgie
944	Endoprothetik
945	Gefäßchirurgie
946	Handchirurgie
947	Plastische Chirurgie
948	Thoraxchirurgie
949	Herzchirurgie
950	Urologie
951	Orthopädie
952	Neurochirurgie
953	Gynäkologie
954	HNO und Augen
955	Neurologie
956	Psychiatrie
957	Radiologie
958	Dermatologie und Venerologie
959	Zahn- und Kieferheilkunde, Mund- und Kieferchirurgie
96	Pflegefachbereiche – abweichende Pflegeintensität
960	Allgemeine Kostenstelle
961	Intensivüberwachung
962	Intensivbehandlung
963	frei
964	Intensivmedizin
965	Minimalpflege
966	Nachsorge
967	Halbstationäre Leistungen – Tageskliniken
968	Halbstationäre Leistungen – Nachtkliniken
969	Chronisch- und Langzeitkranke
97	Sonstige Einrichtungen
970	Personaleinrichtungen (für den Betrieb des Krankenhauses nicht unerläßlich)
971	Ausbildung
972	Forschung und Lehre
973–979	frei
98	Ausgliederungen
980	Ambulanzen

981 Hilfs- und Nebenbetriebe
982–989 frei
99 frei

3 IBLV-Verrechnungsschlüssel

Kostenstellen der medizinischen Infrastruktur[364]

KST-Nr.	Bezeichnung der Kostenstelle	Verrechnungsschlüssel		
		Priorität 1	Priorität 2	Priorität 3
901	Ärztlicher Direktor	Vollzeitkräfte ÄD	primäre Personalkosten ÄD	
	Pflegedienstleitung	Vollzeitkräfte PD	primäre Personalkosten PD	
	Medizinischer Schreibdienst	Arbeitsstunden	Vollzeitkräfte ÄD, PD, FD	
	Archiv Patientenakten	Anzahl bearb. Dokumente	Fallzahl	
	Medizin. Dokumentation	Anzahl bearb. Dokumente	Pflegetage	
	Fotolabor	Anzahl bearb. Dokumente	Pflegetage	
	Medizincontrolling	Vollzeitkräfte	primäre Gemeinkosten	Fallzahl
	Qualitätsmanagement	Vollzeitkräfte (KoAGrp 1-3)	prim. Personalk. (KoAGrp 1-3)	
	Strahlenschutz	Vollzeitkräfte (KoAGrp 1-3)	prim. Personalk. (KoAGrp 1-3)	
902	Werkstatt (medizinisch)	Arbeitsstunden	primäre Sachkosten	
904	Zimmer Bereitschaftsdienst	Vollzeitkräfte ÄD		
905	Medizinische Bibliothek	Vollzeitkräfte ÄD		
906	Sozialdienst/Patientenbetreuung	betreute Patienten	Pflegetage	
	Krankenhausseelsorge	Pflegetage		
	Patientenbücherei	Pflegetage		
910	Milchküche (Neugeborene)	Pflegetage		
911	Bettenaufbereitung	Anzahl aufbereitete Betten	Fallzahl	
	Desinfektion	Arbeitsstunden	Pflegetage	
912	Krankenhaushygiene	Arbeitsstunden	Pflegetage	
913	Versorgung Druckluft/Sauerstoff	Verbrauchsmenge	Anzahl Anschlüsse	Fallzahl
	Versorgung medizinische Gase	Verbrauchsmenge	Anzahl Anschlüsse	Fallzahl
	Medizintechnik	Arbeitsstunden	Ausstattung Geräte	
914	Krankentransporte	Anzahl Transporte	Vollzeitkräfte	
917	Apotheke	Anzahl Bestellungen	primäre Sachkosten (KoAGrp 4)	
918	Zentralsterilisation	Anz. Sterilguteinheiten		
919	Medizinisches Zentrallager	Anzahl Lagereinheiten	primäre Sachkosten (KoAGrp 4,5,6)	

Anmerkungen zu den Verrechnungsschlüsseln

<u>Größen der leistender Kostenstellen</u> (Erfassung nach anfordernden Kostenstellen) Priorität 1

Arbeitsstunden
Anzahl Bestellungen
Anzahl bearb. Dokumente
betreute Patienten
Anzahl aufber. Betten — ggf. gewichtet nach Leistungsart
Verbrauchsmenge — gem. Zählerstand
Anzahl Transporte — ggf. gewichtet nach Entfernung/Dauer
Anz. Sterilguteinheiten — gewichtet nach Umfang/Inhalt
Anzahl Lagereinheiten — ausgegebene Lagereinheiten

<u>Größen der empfangenden Kostenstellen</u>

Vollzeitkräfte — ggf. nur einzelner Dienstarten
Ausstattung Geräte — gem. Inventarverzeichnis
Anzahl Anschlüsse
Fallzahl — administrative Entlassungen
Pflegetage
primäre Gemeinkosten — KoAGrp 1,2,3,4a,6a,7,8 (oder Auswahl)
primäre Personalkosten — KoAGrp 1,2,3 sowie PK der KoAGrp 7,8 (oder Auswahl)
primäre Sachkosten — KoAGrp 4,5,6 sowie SK der KoAGrp 7,8 (oder Auswahl)

---

[364] Vgl. DKG u. a. (2016): Kalkulationshandbuch 4.0, S. 262 (darin Anlage 8)

Kostenstellen der nicht medizinischen Infrastruktur[365]

KST-Nr.	Bezeichnung der Kostenstelle	Verrechnungsschlüssel		
		Priorität 1	Priorität 2	Priorität 3
900	Gebäude	m² Nutzfläche	m² Grundfläche	
	Grundstücke	m² Nutzfläche	m² Grundfläche	
	Außenanlagen	m² Nutzfläche	m² Grundfläche	
901	Verwaltung (allgemein)	Vollzeitkräfte	primäre Gemeinkosten	
	Krankenhausdirektion	Vollzeitkräfte	primäre Gemeinkosten	
	Zentraler Schreibdienst (allg.)	Arbeitsstunden	Vollzeitkräfte	
	Patientenverwaltung	Fallzahl		
	Finanzbuchhaltung	Vollzeitkräfte	primäre Gemeinkosten	
	Kosten-/Leistungsrechnung	Vollzeitkräfte	primäre Gemeinkosten	
	Personalabteilung	Vollzeitkräfte	primäre Personalkosten	
	Einkauf/Materialwirtschaft	Anzahl Bestellungen	primäre Sachkosten	
	EDV/IT-Support	Ausstattung Geräte	Vollzeitkräfte	
	(Betriebswirtsch.) Controlling	Vollzeitkräfte	primäre Gemeinkosten	Fallzahl
902	Werkstatt/Technik (allg.)	Arbeitsstunden	m² Nutzfläche	
904	Betriebsrat	Vollzeitkräfte	primäre Personalkosten	
	Betriebsarzt	Arbeitsstunden	Vollzeitkräfte	primäre Personalkosten
905	Seminar-/Vortragsraum	Vollzeitkräfte	primäre Personalkosten	
910	(Diät-)Küche	Anzahl Essen (gew.)	Beköstigungstage	
	Spülküche	Anzahl Essen (gew.)	Beköstigungstage	
911	Wäscherei, Schneiderei	kg Wäsche	Pflegetage	
912	Reinigungsdienst	Reinigungsfläche		
913	Wärmeversorgung	Verbrauchsmenge	m² Nutzfläche	
	Wasserversorgung	Verbrauchsmenge	m² Nutzfläche	m² Grundfläche
	Stromversorgung	Verbrauchsmenge	m² Nutzfläche	m² Grundfläche
	Abfall/Entsorgung	m² Nutzfläche	m² Grundfläche	
	Klima-/Lüftungszentrale	Verbrauchsmenge	m² klimatisierte Fläche	m² Nutzfläche
	Gebäudetechnik	Arbeitsstunden	Ausstattung Geräte	m² Nutzfläche
914	Innerbetr. Transporte	Anzahl Transporte	Vollzeitkräfte	Fallzahl
	Fuhrpark	gefahrene km	Vollzeitkräfte	Fallzahl
919	Zentrallager	Anzahl Lagereinheiten	primäre Sachkosten	

Anmerkungen zu den Verrechnungsschlüsseln

Größen der leistenden Kostenstellen (Erfassung nach anfordernden Kostenstellen) - Priorität 1

Arbeitsstunden	
Anzahl Bestellungen	
Anzahl Essen (gew.)	Gewichtung nach Herstellungsaufwand
kg Wäsche	
Reinigungsfläche	Fläche gewichtet mit Reinigungsfrequenz
Verbrauchsmenge	gem. Zählerstand
Anzahl Transporte	ggf. gewichtet nach Entfernung/Dauer
gefahrene km	gem. Fahrtenbuch
Anzahl Lagereinheiten	ausgegebene Lagereinheiten

Größen der empfangenden Kostenstellen

m² Grundfläche	gem. Raumbuch
m² Nutzfläche	gem. Raumbuch
m² klimatisierte Fläche	gem. Raumbuch
Vollzeitkräfte	ggf. nur einzelner Dienstarten
Ausstattung Geräte	gem. Inventarverzeichnis
Fallzahl	administrative Entlassungen
Pflegetage	
Beköstigungstage	
primäre Gemeinkosten	KoAGrp 1,2,3,4a,6a,7,8 (oder Auswahl)
primäre Personalkosten	KoAGrp 1,2,3 sowie PK der KoAGrp 7,8 (oder Auswahl)
primäre Sachkosten	KoAGrp 4,5,6 sowie SK der KoAGrp 7,8 (oder Auswahl)

---

365 Vgl. DKG u. a. (2016): Kalkulationshandbuch 4.0, S. 263 (darin Anlage 9)

4 Aufstellung der Entgelte und Budgetermittlung (AEB) lt. KHEntG

VII Anhang

Krankenhaus:

Seite:
Datum:

E1 Aufstellung der Fallpauschalen für das Krankenhaus *) 1) 2)

DRG Nr.	Fallzahl (Anzahl der DRG)	Bewertungsrelation nach Fallpauschalen-Katalog	Summe der Bewertungsrelationen ohne Zu- und Abschläge (Sp. 2x3)	davon Verlegungen				davon Kurzlieger				davon Langlieger				Summe der effektiven Bewertungsrelationen (Sp. 4 - (Sp. 8+12) + Sp. 16)
				Anzahl der Verlegungs-fälle	Anzahl der Tage mit Abschlag bei Verlegung	Bewertungs-relation je Tag bei Verlegung	Summe der Abschläge für Verlegungen (Sp. 6x7)	Anzahl der Kurz-liegerfälle	Anzahl der Tage mit uGVD-Abschlag	Bewertungs-relation je Tag bei uGVD-Abschlag	Summe der uGVD-Abschläge (Sp. 10x11)	Anzahl der Lang-liegerfälle	Anzahl der Tage mit oGVD-Zuschlag	Bewertungs-relation je Tag bei oGVD-Zuschlag	Summe der oGVD-Zuschläge (Sp. 14x15)	
1	2	3	4	5	6	7	8	9	10	11	12	13	14	15	16	17
Jahres-fälle:3)																
Summe Jahres-fälle3)																
Summe Über-lieger4)																
Summe insge-samt																

*) Musterblatt; EDV-Ausdrucke möglich.

1) Die Aufstellung ist unter Beachtung der Vorgaben von Fußnote 2 für die folgenden Zeiträume jeweils gesondert wie folgt aufzustellen und vorzulegen:
 – für das abgelaufene Kalenderjahr die Ist-Daten nach dem DRG-Katalog des abgelaufenen Jahres (Ziel: u. a. Ermittlung der endgültigen Erlösausgleiche),
 – für das laufende Kalenderjahr die Ist-Daten nach dem DRG-Katalog des laufenden Jahres (Ziele: Darstellung der Ist-Daten sowie Ermittlung der vorläufigen Erlösausgleiche),
 – für das laufende Kalenderjahr die Ist-Daten nach dem DRG-Katalog für den Vereinbarungszeitraum (Ziel: Grundlage für die Vereinbarung von Budget und Mehr- oder Minderleistungen),
 – für den Vereinbarungszeitraum die Forderung des Krankenhauses nach dem DRG-Katalog für den Vereinbarungszeitraum (Ziel: Grundlage für die Budgetvereinbarung).
 Für die Leistungen von Belegabteilungen ist eine gesonderte Aufstellung vorzulegen. Für noch ausstehende Ist-Daten des laufenden Kalenderjahres ist eine Hochrechnung zulässig.

2) Für die Vorlage der Ist-Daten des abgelaufenen Kalenderjahres und die Vorlage der Ist-Daten des laufenden Kalenderjahres sind alle Spalten auszufüllen. Für die Forderung des Vereinbarungszeitraums brauchen die markierten Spalten 5 – 6, 8 – 10, 12 – 14 und 16 nicht ausgefüllt werden; für diese sind lediglich die jeweiligen Endsummen zu schätzen. Für noch ausstehende Ist-Daten des laufenden Kalenderjahres ist eine Hochrechnung zulässig.

3) Aufnahmen und Entlassungen im jeweiligen Kalenderjahr, ohne Überlieger am Jahresbeginn.

4) Die Bewertungsrelationen für Überlieger sind jeweils nach dem im jeweiligen Vorjahr geltenden DRG-Katalog vorzulegen, d. h. bei Vorlage für den Vereinbarungszeitraum sind für die Überlieger die Bewertungsrelationen des DRG-Katalogs des laufenden Jahres anzuwenden.

4 Aufstellung der Entgelte und Budgetermittlung (AEB) lt. KHEntG

Krankenhaus:	Seite:
	Datum:

E2 Aufstellung der Zusatzentgelte für das Krankenhaus *) ¹)

ZE-Nr.	Anzahl der ZE	Entgelthöhe lt. ZE-Katalog	Erlössumme
1	2	3	4
Jahresfälle: ²)			
Summe der ZE bezogen auf die Jahresfälle			
Summe der ZE bezogen auf die Überlieger			
Summe ZE insgesamt			

---

*) Musterblatt; EDV-Ausdrucke möglich.
¹) Die Aufstellung ist für die folgenden Zeiträume jeweils gesondert wie folgt aufzustellen und vorzulegen:
 – für das abgelaufene Kalenderjahr die Ist-Daten nach dem ZE-Katalog des abgelaufenen Jahres (Ziel: u. a. Ermittlung der endgültigen Erlösausgleiche),
 – für das laufende Kalenderjahr die hochgerechneten Ist-Daten nach dem ZE-Katalog des laufenden Jahres (Ziele: Darstellung der Ist-Daten sowie Ermittlung der vorläufigen Erlösausgleiche),
 – für den Vereinbarungszeitraum die Forderung des Krankenhauses nach dem ZE-Katalog für den Vereinbarungszeitraum (Ziel: Darstellung für die Budgetvereinbarung).
²) Ohne Überlieger am Jahresbeginn.

VII Anhang

Krankenhaus:

Seite:
Datum:

E3 Aufstellung der nach § 6 KHEntgG krankenhausindividuell verhandelten Entgelte *) [1]) [2])

E3.1 Aufstellung der fallbezogenen Entgelte [3])

Entgelt nach § 6 KHEntgG	Untere Grenzverweildauer: Erster Tag mit Abschlag	Mittlere Verweildauer	Obere Grenzverweildauer: Erster Tag zusätzliches Entgelt	Fallzahl	vereinbarte Bewertungsrelation	Entgelthöhe (in €)	Bruttoerlössumme ohne Zu- und Abschläge (in €) (Sp. 5x7)	davon Verlegungen			davon Kurzlieger				davon Langlieger				Nettoerlössumme inkl. Zu- und Abschläge (in €) (Sp. 8 - (Sp. 12+16) + Sp. 20)
								Anzahl der Verlegungsfälle	Anzahl der Tage mit Abschlag bei Verlegung	Abschlag je Tag bei Verlegung (in €)	Summe der Abschläge für Verlegungen (in €) (Sp. 10x11)	Anzahl der Kurzliegerfälle	Anzahl der Tage mit uGVD-Abschlag	Abschlag je Tag bei uGVD-Unterschreitung (in €)	Summe der uGVD-Abschläge (in €) (Sp. 14x15)	Anzahl der Langliegerfälle	Anzahl der Tage mit oGVD-Zuschlag	Zuschlag je Tag bei oGVD-Überschreitung (in €)	Summe der oGVD-Zuschläge (in €) (Sp. 18x19)	
1	2	3	4	5	6	7	8	9	10	11	12	13	14	15	16	17	18	19	20	21
Summe:																				

*) Musterblatt; EDV-Ausdrucke möglich.

[1]) Die Aufstellung ist unter Beachtung der Vorgaben von Fußnote 2 für die folgenden Zeiträume jeweils gesondert wie folgt aufzustellen und vorzulegen:
  - für das abgelaufene Kalenderjahr die Ist-Daten nach den vereinbarten Entgelten des abgelaufenen Jahres (Ziel: u. a. Ermittlung der endgültigen Erlösausgleiche),
  - für das laufende Kalenderjahr die hochgerechneten Ist-Daten nach den vereinbarten Entgelten des laufenden Jahres (Ziele: Darstellung der Ist-Daten sowie Ermittlung der vorläufigen Erlösausgleiche),
  - für den Vereinbarungszeitraum die Forderung des Krankenhauses nach den geforderten Entgelten für den Vereinbarungszeitraum (Ziel: Darstellung für die Budgetvereinbarung).
  Für die Leistungen von Belegabteilungen ist eine gesonderte Aufstellung vorzulegen.

[2]) Für die Vorlage der Ist-Daten des abgelaufenen Kalenderjahres und die Vorlage der Ist-Daten des laufenden Kalenderjahres sind grundsätzlich alle Spalten auszufüllen. Für die Forderung des Vereinbarungszeitraums brauchen die markierten Spalten 9 – 10, 12 – 14, 16 – 18 und 20 nicht ausgefüllt werden; für diese sind lediglich die jeweiligen Endsummen zu schätzen.

[3]) Jeweils gesonderte Aufstellung und Vorlage für Entgeltvereinbarungen nach § 6 Abs. 1 oder § 6 Abs. 2 KHEntgG.

4 Aufstellung der Entgelte und Budgetermittlung (AEB) lt. KHEntG

E3.2 Aufstellung der Zusatzentgelte [4]

Zusatzentgelt nach § 6 KHEntgG	Anzahl	Entgelt-höhe	Erlössumme (Sp. 2x3)
1	2	3	4
Summe:			

E3.3 Aufstellung der tagesbezogenen Entgelte

Entgelt nach § 6 Abs. 1 KHEntgG	Fallzahl	Tage	Entgelt-höhe	Erlössumme (Sp. 3x4)
1	2	3	4	5
Summe:				

[4]) Jeweils gesonderte Aufstellung und Vorlage für Entgeltvereinbarungen nach § 6 Abs. 1 oder Abs. 2 oder Abs. 2a KHEntgG.

VII Anhang

Krankenhaus:	Seite:
	Datum:

B1   Erlösbudget nach § 4 KHEntgG

lfd. Nr.	Berechnungsschritte	Vereinbarung für das laufende Kalenderjahr	Vereinbarungs- zeitraum
	1	2	3
1	Ermittlung des Erlösbudgets Summe der effektiven Bewertungsrelationen [1]		
2	x abzurechnender Landesbasisfallwert nach § 10 Abs. 8 Satz 7		
3	= Zwischensumme		
4	+ Zusatzentgelte nach § 7 Abs. 1 Satz 1 Nr. 2		
5	Erlösbudget [2]		

[1] Summe der effektiven Bewertungsrelationen für alle im Kalenderjahr entlassenen Fälle einschließlich der Überlieger am Jahresbeginn.

[2] Erlösbudget einschließlich der Erlöse bei Überschreitung der oberen Grenzverweildauer, der Abschläge bei Unterschreitung der unteren Grenzverweildauer und der Abschläge bei Verlegungen.

5 Übersicht der Hauptdiagnosegruppen MDC

MDC	Benennung
Prä-MDC	
MDC 01	Krankheiten und Störungen des Nervensystems
MDC 02	Krankheiten und Störungen des Auges
MDC 03	Krankheiten und Störungen des Ohres, des Mundes und des Halses
MDC 04	Krankheiten und Störungen der Atmungsorgane
MDC 05	Krankheiten und Störungen des Kreislaufsystems
MDC 06	Krankheiten und Störungen der Verdauungsorgane
MDC 07	Krankheiten und Störungen an hepatobiliärem System und Pankreas
MDC 08	Krankheiten und Störungen an Muskel-Skelett-System und Bindegewebe
MDC 09	Krankheiten und Störungen an Haut, Unterhaut und Mamma
MDC 10	Endokrine, Ernährungs- und Stoffwechselkrankheiten
MDC 11	Krankheiten und Störungen der Harnorgane
MDC 12	Krankheiten und Störungen der männlichen Geschlechtsorgane
MDC 13	Krankheiten und Störungen der weiblichen Geschlechtsorgane
MDC 14	Schwangerschaft, Geburt und Wochenbett
MDC 15	Neugeborene
MDC 16	Krankheiten des Blutes, der blutbildenden Organe und des Immunsystems
MDC 17	Hämatologische und solide Neubildungen
MDC 18A	HIV
MDC 18B	Infektiöse und parasitäre Krankheiten
MDC 19	Psychische Krankheiten und Störungen
MDC 20	Alkohol- und Drogengebrauch und alkohol- und drogeninduzierte psychische Störungen
MDC 21A	Polytrauma
MDC 21B	Verletzungen, Vergiftungen und toxische Wirkungen von Drogen und Medikamenten

MDC	Benennung
MDC 22	Verbrennungen
MDC 23	Faktoren, die den Gesundheitszustand beeinflussen, und andere Inanspruchnahme des Gesundheitswesens
MDC 24	Sonstige DRGs
	Fehler-DRGs

Abbildungs- und Tabellenverzeichnis

Abbildungen

Abb. 1:	Input und Output des Krankenhausprozesses	19
Abb. 2:	Abgrenzung von Kosten und Aufwand	30
Abb. 3:	Stufen und Phasen der Kostenrechnung	37
Abb. 4:	Soll- und Plankostenkurven auf der Basis von Vollkosten in einer flexiblen Plankostenrechnung.........	45
Abb. 5:	Soll- und Plankostenkurven auf Teilkostenbasis (Grenzplankostenrechnung)	47
Abb. 6:	Grundtypen innerbetrieblicher Leistungsverflechtungen	92
Abb. 7:	Beispiel für gegenseitige Leistungsbeziehungen.................	102
Abb. 8:	Allgemeines Kalkulationsschema der differenzierenden Zuschlagskalkulation	114
Abb. 9:	Die kurzfristige Erfolgsrechnung als erweiterte Kostenträgerzeitrechnung.....................................	158
Abb. 10:	Gesamtkostenverlauf..	171
Abb. 11:	Stückkostenverlauf bei linearem Gesamtkostenverlauf	172
Abb. 12:	Nutz- und Leerkosten.......................................	173
Abb. 13:	Sprungfixe Gesamtkosten	173
Abb. 14:	Sprungfixe Stückkosten	174
Abb. 15:	Zeitliche Anpassung bei Überstunden	175
Abb. 16:	Kostenauflösung unter Verwendung des proportionalen Satzes...	194
Abb. 17:	Break-even-Analyse mit Kosten- und Erlösfunktion	206
Abb. 18:	Kostenplanung und Budgetierung	208
Abb. 19:	Flexibles Budget..	209
Abb. 20:	Exemplarische Darstellung einer Bereichsergebnisstufe (BES 1)...	223
Abb. 21:	Zusammenspiel der ausgewählten operativen Controllinginstrumente zur kurzfristigen Führung des Gesundheitsbetriebs (Quelle: überarbeitete Darstellung nach Maier 2014)	227

Tabellen

Tab. 1:	Leistungen und Erlösquellen für die einzelnen Kostenblöcke	22
Tab. 2:	Kostenrechnungssysteme	43
Tab. 3:	Sachkosten im Krankenhaus 2020.................................	52
Tab. 4:	Struktur der Personalkosten nach Dienstarten	57

Tab. 5:	Struktur der Sachkosten	59
Tab. 6:	Struktur des medizinischen Bedarfs	60
Tab. 7:	Beispielhafter Kostenstellenplan und jeweiliger Kostenstellenverantwortlicher im Überblick	69
Tab. 8:	Kostenstellenkontierungskatalog (Anlage 4 zur KHBV)	77
Tab. 9:	Summarische Kostenstellenumlage	93
Tab. 10:	Kostenstellenumlage unter Beibehaltung der Kostenartenstruktur	96
Tab. 11:	Personalbedarf als Grundlage zur Verteilung der Arztkosten im Rahmen der innerbetrieblichen Leistungsverrechnung (Chirurgie)	99
Tab. 12:	Personalbedarf als Grundlage zur Verteilung der Arztkosten im Rahmen der innerbetrieblichen Leistungsverrechnung (Anästhesie)	99
Tab. 13:	Beispiel für die innerbetriebliche Leistungsverrechnung nach dem Stufenleiterverfahren	101
Tab. 14:	Vergütungsformen für Leistungen außerhalb der stationären bzw. teilstationären Krankenhausbehandlung	124
Tab. 15:	Nettokosten am Beispiel der Kostenstelle Mammographie	128
Tab. 16:	Leistungsrechnung Mammographie	129
Tab. 17:	Umsetzung des Nettoprinzips	129
Tab. 18:	Bezugsgrößen und Verrechnungssätze	133
Tab. 19:	Nettokosten der Kostenstelle Endoskopie	135
Tab. 20:	Leistungen der Endoskopie	135
Tab. 21:	Grundlagen für die Berechnung des Personaleinsatzes (Durchschnittszeiten)	137
Tab. 22:	Grundlagen für die Berechnung des Personalkostensatzes (Jahresarbeitszeit)	138
Tab. 23:	Grundlagen für die Berechnung des Personalkostensatzes (OP-Arbeitszeit I)	139
Tab. 24:	Grundlagen für die Berechnung des Personalkostensatzes (OP-Arbeitszeit II)	141
Tab. 25:	Grundlagen für die Berechnung des Personalkostensatzes (OP-Arbeitszeit III)	142
Tab. 26:	Pflegeminuten differenziert nach Pflegekategorien	146
Tab. 27:	Kostenmatrix der DRG L60C vor Ausgliederung der Pflegepersonalkosten, Datenjahr 2019 (betrifft die Kostenartengruppen 1, 2, 3 und 13)	149
Tab. 28:	Kostenmatrix der DRG L60C nach Ausgliederung der Pflegepersonalkosten, Datenjahr 2019 (betrifft die Kostenartengruppen 1, 2, 3 und 13)	150
Tab. 29:	MD Prüfquoten auf Grundlagen von Falschabrechnungen ab dem 1. Januar 2021	157

Literaturverzeichnis

Adam, D.: Krankenhausmanagement im Konfliktfeld zwischen medizinischen und wirtschaftlichen Zielen, Wiesbaden 1972
Badelt C, Meyer M, Simsa R (2007) Handbuch der Nonprofit Organisation. Stuttgart: Schäffer-Poeschel Verlag.
Badura B, Vetter C, Schröder H (2009) Fehlzeiten Report 2003. Betriebliches Gesundheitsmanagement: Kosten und Nutzen. Heidelberg: Springer Medizin Verlag. S. 127-136.
Bauer, M. et.al.: Glossar perioperativer Prozesszeiten und Kennzahlen – Version 2020. Eine gemeinsame Empfehlung des BDA, BDC, VOPM, VOPMÖ, ÖGARI und SFOPM, in: Anästhesiologie & Intensivmedizin 61. Jahrgang – November 2020 Supplements
Bayrischer kommunaler Prüfungsverband (Hrsg.): Die Personalbemessung im Krankenhaus – Anhaltszahlen und Erfahrungswerte –, München 1984
Berger, R.: Krankenhausstudie Das Ende des Wachstums. Deutschlands Krankenhäuser zwischen Kostendruck und steigendem Wettbewerb 2019
BDO / DKI (Hrsg.): Investitionsfähigkeit der deutschen Krankenhäuser 2015
Busse, R., Schreyögg, J., Stargardt, T.: Management im Gesundheitswesen: Das Lehrbuch für Studium und Praxis, 3. Auflage, 2013
Crasselt, N.: Das Ende des sprachlichen Wirrwarrs, in: fuw 03/2021, S. 364–366
Crasselt, N., Heitmann, C., Maier, B.: Controlling im deutschen Krankenhaussektor o. V. Münster 2016.
Crasselt, N., Heitmann, C., Maier, B.: Controlling im deutschen Krankenhaussektor o. V. Münster 2021.
CIPFA (The Chartered Institute of Public Finance and Accountancy) (2001) The use of benchmarking as a management tool in the public sector to improve performance.
Coenenberg AG, Salfeld R (2003) Wertorientierte Unternehmensführung. Stuttgart.
Deutsche Krankenhausgesellschaft (DKG), Spitzenverbände der Krankenkassen (GKV), Verband der privaten Krankenversicherung (PKV), (Hrsg.): Kalkulation von Behandlungskosten, Handbuch zur Anwendung in Krankenhäusern, Version 4.0, 10. Oktober 2016
Deutsche Krankenhausgesellschaft (Hrsg.): Zahlen, Daten, Fakten, Düsseldorf 2021
Deutsche Krankenhausgesellschaft (Hrsg.): DKG-NT, Bd. I, Tarif der Deutschen Krankenhausgesellschaft für die Abrechnung erbrachter Leistungen und für die Kostenerstattung vom Arzt an das Krankenhaus, zugleich BG-T, vereinbarter Tarif für die Abrechnung mit den gesetzlichen Unfallversicherungsträgern, 27. Auflage, Stuttgart 2001
Deutsche Krankenhausgesellschaft (Hrsg.): DKG-NT, Bd. II, Tarif der Deutschen Krankenhausgesellschaft für die Kostenerstattung des Krankenhausarztes bei BMÄ/ E-GO-Leistungen und zugleich Überleitungstabelle für die L2-Leistungsstatistik nach § 16, Abs. 4, Satz 2 Nr. 2 BPflV, Stuttgart 1989
Dietz, O./Bofinger, W.: Krankenhausfinanzierungsgesetz, Bundespflegesatzverordnung und Folgerecht, Kommentare, Wiesbaden
Drucker P (1990) Managing the Non-Profit Organisation: Principles and Practices. New York: Harper Business.
Ehrt, R.: Die Zurechenbarkeit von Kosten und Leistungen auf der Grundlage kausaler und finaler Beziehungen, Stuttgart 1967
Eichhorn, S.: Krankenhausbetriebslehre. Theorie und Praxis des Krankenhausbetriebes, Bd. 1, 3. Aufl., Stuttgart 1975

Eichhorn, S.: Krankenhausbetriebslehre. Theorie und Praxis der Krankenhausleistungsrechnung, Bd. 3, Stuttgart 1987

Eichhorn, S.: (Hrsg.): Handbuch Krankenhaus-Rechnungswesen, 2. Aufl. Wiesbaden 1988

Eichhorn, S.: Krankenhausbetriebliche Grundlagen, in: Schmidt-Rettig, B. & Eichhorn, S. (Hrsg): Krankenhaus-Managementlehre, S. 81-82, 2., überarbeitete Auflage, Stuttgart 2017: Kohlhammer.

Fleßa, S.: Systemisches Krankenhausmanagement, Berlin, Boston 2018

Fischbach P, Spitaler G (2004) Balanced Scorecard in der Pflege: Eine Untersuchung im stationären Krankenhaus- und ambulanten Pflegebereich. Stuttgart: Kohlhammer.

Franz KP. Werttreiberbäume und Balanced Scorecards – ein Vergleich. In: Bensberg F., Brocke J., Schultz M.B. (eds) Trendberichte zum Controlling. Physica, Heidelberg 2004.

Gesetz über die Einführung des diagnose-orientierten Fallpauschalensystems für Krankenhäuser (Fallpauschalengesetz-FPG) vom 23.04.2002 (BGBl. I S. 1412)

Gesetz über die Entgelte für voll- und teilstationäre Krankenhausleistungen (Krankenhausentgeltgesetz-KHEntgG) vom 23.04.2002, zuletzt durch Artikel 2 des Gesetzes vom 22. Dezember 2020 (BGBl. I S. 3299)

Gesetz zur Sicherung und Strukturverbesserung der gesetzlichen Krankenversicherung (Gesundheitsstrukturgesetz vom 21. Dezember 1992 (BGB l. I, S. 2266, 2309), zuletzt geändert durch Artikel 205 der Verordnung vom 25. November 2003 (BGBl. I S. 2304)

Gesetz zur wirtschaftlichen Sicherung der Krankenhäuser und zur Regelung der Krankenhauspflegesätze (Krankenhausfinanzierungsgesetz – KHG) in der Fassung vom 10. April 1991, (BGBl. I S. 886) geändert durch das Zweite Gesetz zur Neuordnung von Selbstverwaltung und Eigenverantwortung in der gesetzlichen Krankenversicherung (2. GKV-Neuordnungsgesetz – 2. GKV-NOG) vom 23. Juni 1997 (BGBl I. S. 1520), zuletzt geändert durch Artikel 9c G. v. 29.03.2021

Gethmann CF (2004) Gesundheit nach Maß? Eine transdisziplinäre Studie zu den Grundlagen eines dauerhaften Gesundheitssystems. Berlin. S.109-185.

Gutenberg, E.: Grundlagen der Betriebswirtschaftslehre, 1. Bd.: Die Produktion, 22. Aufl., Berlin 1976

Grube, R.: Controlling im Krankenhaus – eine Grundvoraussetzung für effiziente Organisation, 2. Aufl.; 2013

Haberstock, L. bearbeitet von Breithecker, V.: Kostenrechnung I: Einführung mit Fragen, Aufgaben, einer Fallstudie und Lösungen, 12. Aufl., Berlin 2020

Haberstock, L. bearbeitet von Breithecker, V.: Kostenrechnung II: (Grenz-) Plankostenrechnung: mit Fragen, Aufgaben und Lösungen, 9. Aufl., Berlin 2008

Heisler, W.: Personalrechnung, in: Eichhorn, S. (Hrsg.): Handbuch Krankenhaus Rechnungswesen, 2. Aufl., Wiesbaden 1988, S. 321–342

Hentze, J.: Kosten- und Leistungsrechnung als Führungsinstrument des Krankenhausbetriebs, in: Verwaltungsmanagement, Handbuch für öffentliche Verwaltungen und öffentliche Betriebe, Mai 1989, Kap. I 16.1, S. 1–17

Hentze, J.: Die Funktionen des Krankenhausmanagements, in ZögU, Beiheft 6, 1984, S. 31–53

Hentze, J., Kehres, E. (Hrsg.): Krankenhaus-Controlling: Konzepte, Methoden und Erfahrungen aus der Krankenhauspraxis, 4., vollständig überarbeitete und erweiterte Auflage, Stuttgart 2010

Hesse, H., Leve, J., Goerdeler, P. & Zapp, W.: Benchmarking im Krankenhaus – Controlling auf der Basis von InEK-Kostendaten, 2013

Hesse, S., Boyke, J. & Zapp, W.: Innerbetriebliche Leistungsverrechnung im Krankenhaus, Wiesbaden 2013: Springer Gabler.

Hildebrand, R.: Kostenrechnung, in: Eichhorn, S. (Hrsg.): Handbuch Krankenhaus-Rechnungswesen, 2. Aufl., Wiesbaden 1988, S. 343–456

Horvath & Partners (2004) Balanced Scorecard umsetzen. Stuttgart

Horváth, P., Gleich, R., Seiter, M.: Controlling, Vahlen, Stuttgart 14., komplett überarbeitete Auflage. 2020

Horváth P, Gamm N, Möller K, Kastner M, Schmidt B, Iserloh B, Kliesch G, Otte R, Braun M, Matter M, Pennig St, Vogt J, Köper B (2009) Betriebliches Gesundheitsmanagement mit Hilfe der Balanced Scorecard. Forschungsprojekt F 2126, Bundesanstalt für Arbeitsschutz und Arbeitsmedizin. Dortmund, Berlin, Dresden. S. 116-171.

Horvath & Partners (2004) Balanced Scorecard umsetzen. Stuttgart. S. 22-27, 424.

Hübner, H.: Kostenrechnung im Krankenhaus. Grundlagen – Wirtschaftlichkeitsanalyse – Betriebsvergleich. 2. Aufl., Stuttgart 1980

Hummel, S.: Entscheidungsorientierter Kostenbegriff, Identitätsprinzip und Kostenzurechnung, in: ZfB, 53. Jg. (1983), S. 1204 f.

Hummel, S./Männel, W.: Kostenrechnung Bd. 1: Grundlagen, Aufbau und Anwendung, 4. Aufl. Nachdruck, Wiesbaden 1993

Hummel, S./Männel, W.: Kostenrechnung Bd. 2: Moderne Verfahren und Systeme, 3. Aufl. Nachdruck, Wiesbaden 1993

InEK (2020): Abschlussbericht zur Weiterentwicklung des a-G-DRG-Systems für das Jahr 2021.

Kaplan Robert S., Norton David P.: »The Balanced Scorecard – Measures that Drive Performance«, Harvard Business Review, 1992, January-February, S. 71-79.

Kaplan RS, Norton DP (1993) Putting the Balanced Scorecard to work. Harvard Business Review. 1993, September-October. S. 134-147.

Kaplan RS., Norton DP (1996) Translating Strategy into Action. The Balanced Scorecard. Harvard.

Kaplan RS, Norton DP (2001) The Strategy-Focused Organisation. How Balanced Scorecard Companies Thrive In The New Business Environment. Harvard Business School Press, 2001, S. 133-161.

Kehres, E./Ernst, A.: DRGs sachgerecht kalkulieren, in: KU 6/2002, Seite 458 ff.

Kehres, E.: Kosten und Kostendeckung der ambulanten Behandlung im Krankenhaus, Essen 1994

Keehley P, Medlin S, MacBride S, Longmire L (1997) Benchmarking for Best Practices in the Public Sector. San Francisco.

Keun, F./Prott, R.: Einführung in die Krankenhaus-Kostenrechnung: Anpassung an neue Rahmenbedingungen, 7., überarb. Aufl. 2008

Kilger, W.: Einführung in die Kostenrechnung, 13. durchgesehene Auflage, Wiesbaden 2012

Kilger, W.: Flexible Plankostenrechnung und Deckungsbeitragsrechnung, 11. Aufl., Wiesbaden 2003

Klockhaus, H. E.: Kosten- und Leistungsrechnung im Krankenhaus, München 1997

Koch, H.: Grundprobleme der Kostenrechnung, Köln und Opladen 1966

Koch, H.: Zur Diskussion über den Kostenbegriff, in: ZfhF, 10. Jg. 1958, S. 355–399

Kosiol, E.: Kosten- und Leistungsrechnung, Berlin 1979

Lorei, W.: Benchmarking im Krankenhaus, in: Goldschmidt, A. W., Kalbitzer, M., Eckardt, J. (Hrsg.), Praxishandbuch Medizincontrolling, 2005

McDonald C, McDonald M, Norman W (2002) Charitable Conflicts of Interest. Journal of Business Ethics, Aug2002 Vol 39 Issue 1/2. p67-74.

Maier, B.: Standards bringen Vorteile, in: fuw 12/2020, S. 1122–1124

Maier, B. / Weiß, A.: Start für den CS 200, in: fuw 01/2021, S. 66–69

Maier, B.: Controlling in der Gesundheitswirtschaft Kohlhammer, Stuttgart 2014

Martius, G.H.: Die Patientenkalkulation im Krankenhausbetrieb, Diss., Berlin 1989

Niven PR (2003) Balanced Scorecard – Schritt für Schritt. Einführung, Anpassung und Aktualisierung. Weinheim.

Rapp, B./Wahl, S.: DRG-Erlösverteilung, in: Praxiswissen DRG: Optimierung von Strukturen und Abläufen, Rapp, B., 1. Auflage, Stuttgart 2010, Kohlhammer Verlag, S. 187-209

Regelung über Maßstäbe und Grundsätze für den Personalbedarf in der stationären Krankenhauspflege (Pflege-Personalregelung-Pflege-PR), Artikel 13 des Gesundheitsstrukturgesetzes vom 21. Dezember 1992 (BGBl. I S. 2266,2316)

RICHTLINIE DES EUROPÄISCHEN PARLAMENTS UND DES RATES zur Änderung der Richtlinien 2013/34/EU 2004/109/EG und 2006/43/EG und der Verordnung (EU) Nr. 537/2014

Riebel, P.: Einzelkosten- und Deckungsbeitragsrechnung, 7. überarb. Aufl., Wiesbaden 1994

Burgmer, M., Roeder, N., Heuft, G. (2003): Fallgruppensystem der »diagnosis related groups« in Deutschland

Saul, H.-J.: Materialkosten, in: Chmielewicz, K., Schweitzer, M. (Hrsg.): Handwörterbuch des Rechnungswesens, 3. Aufl., Stuttgart 1993, Sp. 1394ff.

Schmalenbach, E.: Kostenrechnung und Preispolitik, 8. Aufl., Köln, Opladen 1963

Schreyögg G (2004) Handwörterbuch Unternehmensführung und Organisation. 4. Auflage. Stuttgart. S. 1675-1680.

Schweitzer, M., Küpper, H.-U.: Systeme der Kosten- und Erlösrechnung, 11. Aufl., München 2016

Siefert, B.: Umsatzerlöse im Krankenhaus, Neudefinition der Umsatzerlöse durch BilRUG, in: KU Gesundheitsmanagement 5/2017, S. 44-46

Statistisches Bundesamt (Destatis) (2021): Kostenaufstellung der Krankenhäuser, 2019

Teterin A (2006) Unternehmensbewertung von Nonprofit-Unternehmen. Nutzenorientierte Beteiligungsbewertung am Beispiel von Krankenhäusern. Berliner Wissenschafts-Verlag. S. 35-45.

Thiemeyer, Th.: Finanzierungsstrategische »Deformation« der Kostenrechnung von Krankenhäusern zum Zwecke der Bildung des Pflegesatzes? in: Gronemann, J., Keldenick, K. (Hrsg.): Krankenhausökonomie in Wissenschaft und Praxis, Festschrift für Siegfried Eichhorn, Kulmbach 1988

Verordnung über die Abgrenzung der im Pflegesatz nicht zu berücksichtigenden Investitionskosten von den pflegesatzfähigen Kosten der Krankenhäuser (Abgrenzungsverordnung – AbgrV) vom 12. Dezember 1985 (BGBl. I, S. 2255) zuletzt geändert durch Artikel 3 Fünfte Verordnung zur Änderung der Bundespflegesatzverordnung vom 9. Dezember 1997 (BGBl vom 16. Dezember 1997 IS. 2874), zuletzt geändert durch Artikel 6 des Gesetzes vom 21. Juli 2012 (BGBl. I S. 1613)

Verordnung über die Rechnungs- und Buchführungspflichten von Krankenhäusern (Krankenhaus-Buchführungsverordnung – KHBV) in der Fassung der Verordnung zur Neuordnung des Pflegesatzrechts vom 26. September 1994 (BGBl. I S. 2750), zuletzt geändert 21.12.2016

Verordnung zur Regelung der Krankenhauspflegesätze (Bundespflegesatzverordnung – BPflV) vom 21. August 1985, (BGBl. I, S. 1666), geändert durch Artikel 12 des Gesundheitsstrukturgesetzes (GSG) vom 21. Dezember 1992 (BGBl I, S. 2266, 2311), zuletzt geändert durch Artikel 7 des Gesetzes vom 23. Oktober 2020 (BGBl. I S. 2208)

Verordnung zur Regelung der Krankenhauspflegesetze (Bundespflegesatzverordnung – BPflV) vom 26. September 1994 (BGBl. I S. 2750), zuletzt geändert durch Artikel 7 des Gesetzes vom 23. Oktober 2020 (BGBl. I S. 2208)

Wacker, F.: Erlösverteilungsverfahren bei krankenhausinternen Verlegungsfällen, in: Zapp, W./Terbeck, J.: Kosten versus Erlösverteilung im DRG System, Wiesbaden 2014

Webel, D.: Sachkosten im Krankenhaus – Medizinischer Sachbedarf. Ein Handbuch. Stuttgart 2017

Weber, J., Schäffer, U.: Einführung in das Controlling, 16. Auflage 2020

Wöhe, G.: Einführung in die Allgemeine Betriebswirtschaftslehre, 23. 27., überarbeitete und aktualisierte Auflage. Müchen 2020

Witt D, Purtschert R, Schauer R (2004) Funktionen und Leistungen von Nonprofit-Organisationen. 6. Internationales Colloquium der NPO-Forscher. Technische Universität München 25. und 26. März 2004. Gabler Edition Wissenschaft. S.17-27.

Zapp, W.: Kosten-, Leistungs-, Erlös- und Ergebnisrechnung im Krankenhaus (KLEE-Rechnung) Kulmbach 2. Auflage 2016

Stichwortverzeichnis

A

Abweichungsanalyse, 164
Abweichungsauswertung 203
Altersversorgung 56
Ambulanz 67
Ambulanzen 88
Anästhesie 86
Anbauverfahren 100
Anpassung 174
- intensitätsmäßige 174
- quantitative 174
- zeitliche 174
Äquivalenzziffernkalkulation 111
Arzneimittel 190
Ärztlicher Dienst Anästhesie 141
Aufwand 29
Ausgabe
Auszahlung 28

B

Balanced Scorecard 235
Basisleistung 90
Basisleistungen 123
Belegungsplanung 178
Bereitschaftsdienst 55
Bereitschaftskosten 193
Beschäftigungsabweichungen 46, 203
Beschäftigungsänderung
- Kostenverhalten 170
Beschäftigungsänderungen 170
Betriebsabrechnung 36
Betriebsabrechnungsbogen 105
Betriebsergebnisrechnung 158
- kurzfristig 158
Betriebsgeschehen 163
- Steuerung des 163
Betriebsleistung 179
Betriebsvergleich 198
Bettenführende Bereiche 88
Bezugsgröße 201
Bezugsgrößenkalkulation 132
Break-even-Analyse 206
Budget 208

- externes 208
- flexibles 208
Budgetierung 228
Budgetkostenrechnung 45

D

Deckungsbeitragsrechnung 46
Diagnosis Related Groups 119
Dienstplangestaltung 187
direct costing 46
Divisionskalkulation 110
- einstufige 110
- mehrstufige 110
Durchschnittsprinzip 46

E

Einnahme
Einzahlung
Einzelkosten 31
Endkostenstelle 93
Entgelt 187
Erfolgsrechnung 29
- kurzfristige 108
Erlösfunktion 206

F

Fallpauschale 152, 205, 232
Finalbeziehung 38
Finanzbuchführung 16
Finanzierung 16
- Duale 16
Funktionsdiagnostik 85
Funktionsdienst OP 137

G

Gemeinkosten 31
Gestellungsgeld 55
Grenzkosten 33
Grenzkostenrechnung 46
Grenzplankostenrechnung 47

277

H

Hauptkosteneinflussgröße 167
Hauptkostenstelle 66

I

Intensivpflege 147
Inventurmethode 61
Istkosten 34
Istkostenrechnung 43

K

Kausalprinzip 38
Kosten 28
- beschäftigungsfixe 32
- Definition 27
- fixe 32
- indirekte 125
- kalkulatorische 29
- relevante 33
- sprungfixe 33
- variable 32
- Verteilung der 95
Kosten der
- Verbrauchsgüter 59
Kosten- und Leistungsrechnung 15, 17
- Aufgaben der 15, 17
Kostenarten 33, 36, 51, 53
- Erfassung der 53
- Gliederung der 51
Kostenartenrechnung 36, 51
Kostenauflösung 194
- buchtechnische 194
- mathematische 194
- planmäßige 194
Kostenfunktion 165
Kostenkontrolle 161, 198, 208
Kostenplanung 161, 188, 208 f.
- leistungsbezogene 188
Kostenstelle
- allgemeine 68
- indirekte 126
Kostenstellenbildung 66
Kostenstelleneinzelkosten 31
Kostenstellengemeinkosten 31
Kostenstellenkontierung 68
Kostenstellenkosten 100
Kostenstellenrahmen 67
Kostenstellenrechnung 36
Kostenstellenumlage 99
Kostentheorie 165
Kostenträger 118
Kostenträger im Krankenhaus 118

Kostenträgereinzelkosten 37, 198
Kostenträgergemeinkosten 198
Kostenträgerrechnung 36, 48
Kostenträgerstückrechnung (Kalkulation 108
Kostenträgerzeitrechnung 158
Kostentragfähigkeitsprinzip 40, 46
Kostenverteilung 49
Kreißsaal 88
Kuppelkalkulation 116

L

Laboratorien 84
Lebensmittel 189
Leerkosten 173
Leistung
- diagnostische 112
- innerbetriebliche 40
- therapeutische 45
Leistungskosten 193
Leistungsplanung 177
Leistungsprogramm 107
Leistungsrechnung 82, 115, 165
Leistungsstatistik 82
Leistungsverflechtungen 91
Leistungsverrechnung
- innerbetriebliche 76
Leistungsverrechnungen 76

M

Marktleistung 148
- Kalkulation der 148
mehrdimensionales Zielsystem 235
Minimal- bzw. Maximalprinzip 235
Musterkontenplan 52

N

Nachkalkulation 108
Nebenkostenstelle 67
Nettokosten 23
Normalkosten 34
Normalkostenrechnung 44
Nuklearmedizin 84
Nutzkosten 172

O

OP-Bedarf 191
OP-Einrichtungen 86
OP-Leistung 137

P

Pathologie 85
Patient Management Categories 119
Patientenkalkulation 152
Personalaufwendung 57
- Gliederung der 57
Personalaufwendungen
- sonstige 55
Personaleinsatz 137
Personalkosten 57, 137
- Erfassung der 55
Personalrechnung 54
Pflegedienst (Normalpflege) 146
Planbezugsgröße 193
Planerfolgsrechnung 205
Plankalkulation 205
Plankosten 34
Plankostenrechnung 44
- flexible 45
- starre 45
Preisabweichung 46, 200
Preisbildung 107
Produktionsfunktion 165
Produktionstheorie 165
Produktivitätskennziffer 54

R

Rechnungswesen
- betriebliches 16
- externes 16
- internes 16
Rechnungswesens 27
Relevanzprinzip 39
Restwertmethode 117
Röntgenbedarf 192
Röntgendiagnostik 83
Rückrechnung 61 f.
Rufbereitschaft 55

S

Sachkosten 59
- Erfassung der 59
- Kalkulation der 143
Selbstkosten 20
Skontrationsmethode 61
Soll-/Istvergleich 46
Sollkosten 34

Sozialabgabe
- gesetzliche 55
Stationsleistung 145
Steuerung
- betriebsinterne 17
Strahlentherapie 84
Stufenleiterverfahren 100

T

Teilkostenrechnung 46
Therapie 85
- physikalische 85

U

Umlagenrechnung
- differenzierte 90
Unterstützung 55

V

Verbrauchsabweichung 46, 201
Vergleich
- zwischenbetrieblicher 198
Vergütungsform 178
Verrechnungssätze 133 f.
Verrechnungssatzkalkulation 115
Verteilungsmethode 117
Verursachungsprinzip 38
Vollkostenrechnung 46
Vorkalkulation 108
Vorkostenstelle 67

W

Wahlleistungen 20
Wirtschaftlichkeit 44
Wirtschaftlichkeitskontrolle 48, 107
Wirtschaftlichkeitsprinzip 18

Z

Zeitvergleich 198
Zeitzuschläge 55
Zieldreieck 235
Zusatzentgelt 122
Zuschlagskalkulation 112
- differenzierende 113
- summarische 113